医療安全と
リスクマネジメント

岩手医科大学看護学部教授　　　京都大学大学院医学研究科
　　　　　　　　　　　　　　　人間健康科学系専攻教授

嶋森　好子　　　　　任　和子

編　集

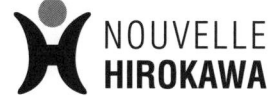

執筆者一覧（50音順）

秋山　剛	NTT東日本関東病院精神神経科部長
稲葉一人	中京大学法務総合教育研究機構教授
井上彰啓	社会福祉法人かすみ会つばきはらファクトリー生活支援員
上原鳴夫	東北大学名誉教授
内田宏美	島根大学医学部看護学科教授
梅澤昭子	四谷メディカルキューブ きずの小さな手術センター外科部長
釜　英介	都立府中療育センター看護科長
木村眞子	宮城大学看護学群教授
黒山政一	北里大学東病院薬剤部長
佐相邦英	電力中央研究所原子力技術研究所上席研究員
佐藤景二	静岡市立静岡病院医療支援部長
重森雅嘉	静岡英和学院大学短期大学部現代コミュニケーション学科教授
嶋森好子	岩手医科大学看護学部教授
杉山良子	パラマウントベッド株式会社技術開発本部主席研究員
高橋賢成	横浜市立市民病院薬剤部長
寺井美峰子	名古屋大学医学部附属病院医療の質・安全管理部病院助教
長尾能雅	名古屋大学医学部附属病院医療の質・安全管理部教授
長瀬啓介	金沢大学附属病院経営企画部教授
松月みどり	東京医療保健大学和歌山看護学部教授
柳川達生	練馬総合病院副院長
綿引哲夫	東海大学工学部医用生体工学科教授

まえがき

　医療の質と安全の確保は，患者，医療従事者をはじめとする多くの国民が願っていることである．しかし，医療の不確実性や医療提供によって傷害の生じる可能性については，日本では1999年に重大な医療事故が報道されるまで，人々が十分認識していたとはいえない．この重大な事故の発生以来，安全を求める声は大きくなり，厚生労働省は，医政局総務課に医療安全推進室を設け，医療法の施行規則の一部を改正するなど，医療安全管理体制の整備を推進してきた．すべての医療関連施設には安全管理体制の整備が義務づけられ，特定機能病院等には事故の報告が義務づけられた．診療報酬上でも，専任の医療安全管理者を設置することを要件とする医療安全管理に対する加算が行われることになった．

　これらの改革は，1999年以降の数年間で行われた．この背景には，重大な事故の公表以降，情報開示を求める人々の声が大きくなり，これに応えた医療施設側の情報の開示が推進され，医療の実態がより明らかになったことがある．これによって，医療の安全を確保することについて，人々の関心が高くなり，それが医療の安全を求める声となって政府を動かしたといえる．

　欧米においても，1990年代後半から，医療の安全確保が問題となっていた．この時期，ヨーロッパの国々における医療事故の実態をまとめた報告書が邦訳されている．また，1999年には米国医療の質委員会，医学研究所（Institute of Medicine；IOM）が，邦題「人は誰でも間違える」を出版しており，世界中でほとんど同時に医療の安全確保が大きな課題になったといえるだろう．

　日本では，先に述べたように，厚生行政の一環として医療安全体制整備の取り組みが行われると同時に，医療現場でもさまざまな取り組みが行われるようになった．事故やヒヤリ・ハットの情報の開示や安全対策の公開，それぞれの医療現場での他分野の知見を用いた具体的な安全行動の実施などの取り組みが始まっている．しかし，まだその効果が十分とはいえず，医師を含む医療従事者の労働環境の改革など新たな課題が明確になってきている．

　本書は，医療安全管理を推進して患者の安全を確保するために，現段階における医療従事者として知っておくべきことを，各分野の専門家の視点から述べていただいた．本書が医療安全を学ぶ人々の役に立つことを願っている．

2008年8月

編　者

目 次

Part I 医療安全とリスクマネジメントの概念

第1章　医療安全とリスクマネジメントの歴史と動向 ……………… 3
- 1　日本における医療事故と安全対策への認識　　（嶋森好子）4
- 2　医療安全への取り組み──事故報告の義務化　　（嶋森好子）4
- 3　医療安全から医療の質確保へ　（嶋森好子）7
  - 3.1　日本におけるリスクマネジメントの始まり　　7
  - 3.2　リスクマネジメントからセイフティマネジメント，そしてクオリティマネジメントへ　　11
- 4　医療安全の国際的動向　　（上原鳴夫）11
  - 4.1　医療安全前史──質の評価と改善　　12
  - 4.2　医療安全の取り組み　　13
  - 4.3　医療事故対策から事故を起こさない医療システムづくりへ　　15

第2章　医療におけるリスクマネジメント ……………（嶋森好子）17
- 1　医療におけるリスクマネジメントの目的と関連する用語　　18
- 2　リスクマネジメントの基本と方針　　18
  - 2.1　法的に求められている医療安全体制の理解と整備　　18
  - 2.2　組織としての取り組み　　19
  - 2.3　安全文化の醸成　　21
- 3　国・組織としての安全対策　　21
  - 3.1　国としての取り組み　　21
  - 3.2　医療機関に必要とされる安全管理体制　　22
- 4　保健・福祉現場におけるリスクマネジメント　　24

第3章　医療事故のメカニズムと人間工学的対策 ……………（佐相邦英）27
- 1　事象の連鎖として起こる事故　　28
- 2　事故発生のメカニズム…異型輸血事故を例として　　28
- 3　人間工学的対策　　30
  - 3.1　人間工学とは　　30
  - 3.2　人間工学的対策　　31

第4章　医療事故防止の考え方 ……………………………（重森雅嘉）**35**

1　医療事故防止に有用な理論と事故防止対策　36
　1.1　事故と逸脱　36
　1.2　違反の理論と防止対策　36
　1.3　ヒューマンエラーの理論と防止対策　38
2　コミュニケーションエラー防止のためのガイドライン　40
　2.1　コミュニケーションエラー防止の重要性　40
　2.2　コミュニケーションエラーとは何か　40
　2.3　発信者の問題　41
　2.4　受信者の問題　45
　2.5　コミュニケーションエラーの問題を見直すために　47

第5章　効率的な医療安全管理 ……………………………（秋山　剛）**49**

1　医療施設の社会的な使命　50
2　リスクの把握　50
3　医療安全管理に要する業務時間　52
　3.1　機能の分類　52
　3.2　業務時間の推定　52
4　医療安全管理室の効率性　61
5　ワーキンググループの活用方法　61
6　医療安全管理に必要な技能　61
　6.1　コミュニケーション技能・リーダーシップ技能　61
　6.2　マネジメント技能　62
　6.3　アサーション技能　64
7　その他の留意点　64

第6章　医療安全を推進・管理する者に求められる能力と教育研修
 ……………………………（木村眞子）**67**

1　医療安全管理に関する基本的考え方　68
2　医療安全管理に必要な能力　68
3　医療安全管理者に求められる能力　70
　3.1　医療安全管理者の活動領域　70
　3.2　医療安全管理者に求められる能力と教育研修　73

第7章　医療事故に対する倫理と法的問題 ……………（稲葉一人）**75**

- 1　法によるリスクマネジメントの全体像　76
- 2　マネジメントの関連法規　76
- 3　リスクマネジメント　77
  - 3.1　リスクマネジメントとは　77
  - 3.2　リスクマネジメントの基礎づけ　77
  - 3.3　医療法の改正　79
  - 3.4　看護の倫理　79
  - 3.5　リスクマネジメント（組織で行う安全管理）の手法　80
- 4　コンフリクトマネジメント（紛争管理）　81
  - 4.1　リスクマネジメントとコンフリクトマネジメント　81
  - 4.2　医療過誤・医療事故と法律　81
  - 4.3　コンフリクトマネジメントによる被害者・当事者支援と新しい問題解決の方法　83
- 5　コンフリクトマネジメントの手法　88
  - 5.1　コンフリクトマネジメントと医療ADR・メディエーション　88
  - 5.2　コンフリクトマネジメントの基本的問い　88
  - 5.3　当事者の支援　90

Part II　医療のリスクマネジメントのプロセスとその実践

第8章　リスクマネジメントのプロセス ……………（嶋森好子）**95**

- 1　リスクマネジメントサイクル　96
- 2　リスクの把握　97
  - 2.1　ヒヤリ・ハットや事故の報告制度によるリスクの把握　97
  - 2.2　その他のリスクの把握の方法　97
- 3　リスクの分析　98
- 4　リスクへの対応とその評価　99
- 5　事故発生時の対応　99

第9章　リスクの把握——ハザードの同定 ……………（長瀬啓介）**101**

- 1　リスクを把握するということ——ハザードとリスクの関係　102
- 2　リスクの大小　103
- 3　ハザード同定　103
  - 3.1　直感だけでは，リスクの存在を見落とす　103
  - 3.2　インシデントレポートは，ハザードを見いだすためにある　104

3.3　ハザードにともなうリスクのはかり方　105
4　ハザードの所在を広く探る　108
5　ハザード発見のためのヒント　108
　5.1　場面　109
　5.2　職種　109
6　ハザードの業務フローに基づいた分類とデータベース化　110
7　まとめ　112

第10章　リスクの分析 　（長尾能雅）**113**

1　分析の考え方――よい分析手法とは　114
2　根本原因分析（RCA）とは　115
3　RCAの準備　115
　3.1　分析したいできごとを文章に置き換える　115
　3.2　準備する物品　115
　3.3　メンバーの確保　116
　3.4　ルールの説明　116
4　RCAの実際　116
　4.1　細かく分解する（できごと流れ図を作成する）　117
　4.2　それぞれのできごとに「なぜ？」という分析を加える　118
　4.3　対策立案　120
5　RCAを上手に行うために　121
　5.1　どのような事例を選ぶか　121
　5.2　誰が分析するか　122
　5.3　できごと流れ図の作成の仕方　122
　5.4　「なぜ，なぜ」の打ち切り方　122
　5.5　根本原因の探し方　123
6　教育目的でのRCA　123
7　「なぜ」のレトリック　124

第11章　リスクへの対応 　（長尾能雅）**125**

1　対応の規模　126
2　対応すべきリスクの優先順位　127
3　「まず減らすべきリスク」とは　127
4　どうしても減らせないリスクへの対応　128
5　インシデントへの対策計画　128
6　リスク対応の実際　129

第12章　リスクへの対応の評価 ………………………………（長尾能雅）**131**

 1 評価を念頭に置いた対策立案　132
 2 評価の方法　133
  2.1 インシデントレポートによるモニタリング評価　133
  2.2 アンケートなどによる評価　133
  2.3 現地調査　134
  2.4 同僚による評価　134
  2.5 他施設との比較評価　134
 3 評価結果が良好でなかった場合　134
 4 評価結果が良好であった場合　135
 5 安全評価の難しさ　135
 6 人間心理と安全評価　136

PartⅢ　ケース・スタディ－起こりやすい医療事故とその対策－

Case Study 1　与薬：注射・点滴 ………………………………（松月みどり）**139**

 1. 事故の概要　140
 2. 事故の原因と対策　144

Case Study 2　与薬：内服・外用・麻薬 …………（高橋賢成・黒山政一）**149**

 1. 与薬準備および与薬業務に関する事故　150
 2. 検査や手術にともなう内服薬の与薬に関する事故　154
 3. 外用剤に関する事故　156
 4. 麻薬に関する事故　158

Case Study 3　チューブ・カテーテル類 …………………（寺井美峰子）**161**

 1. チューブ・カテーテル類の事故，ヒヤリ・ハットの種類と内容　162
 2. チューブ・カテーテル類に共通した事故，ヒヤリ・ハット対策　164
 3. 種類別チューブ・カテーテル関連の事故，ヒヤリ・ハット事例と対策　165

Case Study 4　転倒・転落 ……………………………………（釜　英介）**175**

 1. 転倒・転落の発生要因　176
 2. 転倒・転落を起こしやすい患者　178

3. 事例で考える転倒・転落予防対策　180
　4. 転倒・転落予防対策のポイント　184

Case Study 5　医療機器の管理と操作——ME機器を中心に
　　　　　　　　　　　　　　　　　　　　　　（佐藤景二・綿引哲夫・井上彰啓）**189**
　1. 医療機器の安全管理について　190
　2. ME機器の特徴と安全対策　192
　3. 生体情報モニターの操作とトラブル対処法　194
　4. ヒヤリ・ハット事例の多い医療機器の安全使用について　197
　5. 医療機器システムの安全確保のために　205

Case Study 6　検　査　　　　　　　　　　　　　　　　　　（柳川達生）**207**
　1. 検査ヒヤリ・ハット事例の分類，分析　208
　2. 検査ヒヤリ・ハット事例の分析・対策　211
　3. まとめ——事故とならないために　217

Case Study 7　食事・栄養　　　　　　　　　　　　　　　（内田宏美）**221**
　1. 食事・栄養関連事故の特徴とリスクマネジメントの考え方　222
　2. 食事・栄養関連事故の事例と防止対策　223

Case Study 8　手術——患者誤認　　　　　　　　　　　　（梅澤昭子）**231**
　1. 手術において生じ得る患者誤認について　232
　2. 手術における患者誤認の事例　233

演習：KYT（危険予知訓練）　　　　　　　　　　　　　　（杉山良子）**239**

付録：用語の解説　　　　　　　　　　　　　　　　　　　　　　　　**265**

索　引　　　　　　　　　　　　　　　　　　　　　　　　　　　　　**269**

Part I

医療安全とリスクマネジメントの概念

第 1 章　医療安全とリスクマネジメントの歴史と動向
第 2 章　医療におけるリスクマネジメント
第 3 章　医療事故のメカニズムと人間工学的対策
第 4 章　医療事故防止の考え方
第 5 章　効率的な医療安全管理
第 6 章　医療安全を推進・管理する者に求められる能力と教育研修
第 7 章　医療事故に対する倫理と法的問題

医療安全とリスクマネジメントの歴史と動向

[学習目標]

1. 日本における医療安全体制整備の経過を学ぶ.
2. 国際的な医療安全体制推進の流れを把握する.
3. 医療の安全と医療の質管理との関連について学ぶ.

1 日本における医療事故と安全対策への認識

　平成11（1999）年，日本の医療界を揺るがす重大事故が2つ発生した．1つは，心臓の手術が予定されていた患者が肺の手術を受け，肺の手術を予定されていた患者が心臓の手術を受けることになった患者誤認事故である．この2人の患者は，同じ病棟から1人の看護師によって手術室交換ホールに運ばれた．手術室の看護師が患者を引き継ぐ際に間違った手術室に運び込まれたが，患者に名前を呼びかけたのに対し返事があったので，それぞれ間違った手術を受けることになった．途中何度か気づくチャンスはあったが，いずれも患者間違いはないという前提でそれらの情報が解釈され，手術終了後に集中治療室の医師が患者に氏名を名乗ってもらうまで気づかなかったという事例である．もう1つは，消毒薬の誤注入事故である．この事例は同じサイズの注射器に注射薬と処置用の消毒剤が用意され，注射薬入りの注射器と間違って，消毒薬入りの注射器を病室に運び込んで患者のベッドサイドの床頭台の上に置き，これを，ナースコールで呼ばれた別の看護師が確認しないまま血管内に注入した事故である．これらの事故は，いずれも大きくマスコミに取り上げられた．当事者たちは刑事責任を追及されることになったが，同時に，国をあげて医療安全に取り組むことが必要であるとの認識を深めることになった．

　その後も，それまで表にでていなかった事故事例が，大きく報道されるようになった．マスコミでとりあげられた事故の当事者のほとんどは看護師であり，またその事故のほとんどが，事故の後で振り返ると，単純なミスがきっかけとなって重大な結果を生じていた．そのため，医療者の怠慢や倫理観のなさが事故の発生の要因になっていると批判する声が大きくなった．医療事故の多くが刑事裁判で裁かれることになり，"禁固刑"の判決を受ける例も増加した．事故を起こした医師が逮捕され，診療科が閉鎖に追い込まれるという極端な事例まで発生した．法医学会は，このような事態となる前（平成6（1994）年）から，医療事故による死亡は，医師法21条に定める"異状死"として，医師が警察に届け出るべき事項であるとの"異状死ガイドライン"をだしていたが，その判断が一般的に受け入れられるようになってきた．しかし，異状死の届出については，そもそも医療にはリスクがあり，合併症や予測された範囲の不本意な結果については，警察への届出の必要事項ではないとする，日本外科学会の意見もあり，医療における事故の取り扱いについては，さまざまな判断がされる事態が続いてきた．

2 医療安全への取り組み──事故報告の義務化

　医療現場で生じた"ヒヤリ・ハット（事故にはならなかったが，ヒヤリとしたりハッとした）**事例**"を報告することは，医療現場では，看護師たちが一般産業の安全対策にならって以前から行ってきている．しかし，これが病院全体のシステムとして取り入れられていた医療機関は，平成11年以前にはほとんどなかった．医療事故は公に報告するものではなく，病院の中で処理され，訴訟になって初めて人々が知るところになるというのが一般的であった．

　平成13（2001）年，厚生労働省は，先の重大事故以来続出する医療事故の報道と，社会からの

批判の声を受け，医政局総務課に**医療安全推進室**を設けた．これによって，厚生行政として医療安全に取り組む姿勢が明らかになった．その年の10月から，ヒヤリ・ハット事例の収集・分析事業が厚生労働科学研究として開始されている．

平成14（2002）年には，医療法施行規則の一部改正によって，医療機関は，ヒヤリ・ハット事例等，医療安全に資する情報を収集・分析するシステムを医療機関内部に設けることが義務づけられた．同時に，医療安全に関する指針の作成や教育・研修の実施も求められている．

さらに，平成15（2003）年4月からは，特定機能病院や臨床研修指定病院等に，医療安全管理を行う部署を設置し，専従者を置くことが義務づけられ，平成16（2004）年10月からは，これ

表1-1 医療事故の報告件数と医療機関数

	年	2008	2009	2010	2011	2012	2013	2014	2015	2016	2017	2018
報告件数	報告義務	1,440	1,895	2,182	2,483	2,535	2,708	2,911	3,374	3,428	3,598	4,030
	任意参加	123	169	521	316	347	341	283	280	454	497	535
	合　計	1,563	2,064	2,703	2,799	2,882	3,049	3,194	3,654	3,882	4,095	4,565
医療機関数	報告義務	272	273	272	273	273	274	275	275	276	276	274
	任意参加	272	427	578	609	653	691	718	743	755	773	797
	合　計	544	700	850	882	926	965	993	1,018	1,031	1,049	1,071

（日本医療機能評価機構，医療事故情報収集等事業2018年年報，p.4，日本医療機能評価機構ホームページより転載）

表1-2 報告範囲の考え方

原因等 \ 患者重症度	A. 死亡（恒久）	B. 障害残存（恒久）	C. 濃厚な処置・治療を要した事例（一過性）(注1)	軽微な処置・治療を要した事例または影響の認められなかった事例
1. 明らかに誤った医療行為や管理上の問題(注2)により，患者が死亡もしくは患者に障害が残った事例，あるいは濃厚な処置や治療を要した事例．	事故(注4)として報告			(注3) ヒヤリハット事例として報告
2. 明らかに誤った行為は認められないが，医療行為や管理上の問題(注2)により，予期しない形で，患者が死亡もしくは患者に障害が残った事例，あるいは濃厚な処置や治療を要した事例．				
3. その他，警鐘的意義が大きいと医療機関が考える事例 ※ ヒヤリハット事例に該当する事例も含まれる．	事故(注4)として報告			
医療行為や管理上の問題とは何ら関係もなく予期せぬ結果となった場合（薬剤による副作用・アナフィラキシーショックや医療機器の誤作動によるもの等）	報告対象外			

(注1) 濃厚な処置・治療を要する場合とは，バイタルサインの変化が大きいため，本来予定されていなかった処置や治療（消毒，湿布，鎮痛剤投与等の軽微なものを除く）が新たに必要になった場合や，新たに入院の必要が出たり，入院期間が延長した場合等をいう．
(注2) 管理上の問題には，療養環境の問題の他に医療行為を行わなかったことに起因するもの等も含まれる．
(注3) ■部分は軽微な処置・治療を要した事例を示しており，従来のヒヤリ・ハット報告では報告対象外であった項目．
(注4) 事故とは，過誤および過誤をともなわない事故の両方が含まれる．

（厚生労働省，医療安全対策のための医療法施行規則一部改正について，厚生労働省ホームページ）

表1-3 特定機能病院の承認要件等にかかわる事項と経過措置

	H28.4	H28.10	H29.4	H30.4
医療安全管理責任者の配置				
医師，薬剤師および看護師の医療安全管理部門への専従				
医療安全に資する診療内容のモニタリング等				
インシデント・アクシデント等の報告 ※全死亡事例の報告および一定基準以上の有害事象等の報告				
内部通報窓口の設置				
医薬品情報の整理，周知および周知状況の確認の徹底ならびに適応外，禁忌等の処方に係る確認および必要な指導				
管理者における医療安全管理経験の要件化および管理者，医療安全管理責任者等によるマネジメント層向け研修の受講				
監査委員会による外部監査				
特定機能病院間相互のピアレビュー				
取り組みに応じた評価・公表の仕組みおよび当該仕組みに基づく診療報酬上の対応の検討	引き続き検討を実施			
インフォームド・コンセントの適切な実施の確認等に係る責任者の配置およびインフォームド・コンセントの実施状況の確認等				
診療録の確認等の責任者の配置および診療録の記載内容の確認等				
高難度新規医療技術の実施に係る確認部門の設置，規程の作成および確認部門による規程の遵守状況の確認等(未承認の医薬品等に係る確認も同様とする)				
職員研修の必須項目の追加等				

■：経過措置機関　　■：適用機関

- 「特定機能病院に対する集中検査の結果及び当該結果を踏まえた対応について」において，「新たな取組については，可能なものから速やかに実施することとし，体制の確保等一定の準備期間を要するものについては，必要な経過措置を設けた上で実施することとする」とされていることを踏まえ，上記の通り，経過措置期間を定める．
- 具体的には，公布・施行後は，取り組みの実施を求めることとするが，一定期間を経過するまでの間は，経過措置期間として，既に承認を得ている特定機能病院については，新たな承認基準を満たしていなくても，承認基準を満たしているものとみなす．

※）既存の通知を省令に追加するものについては，経過措置を設けないものとする．

らの病院に，事故の報告が義務づけられた．医療事故の報告は，事故事例が発生した日もしくは事故発生を認識した日から2週間以内に公益社団法人日本医療機能評価機構に報告することになっている（医療事故情報収集等事業）．日本医療機能評価機構では，事故事例やヒヤリ・ハット事例の報告を受け，これらの情報の分析や対策の検討を行い，結果をまとめてホームページ等で広く一般の人々への情報公開を行っている．医療事故の報告件数の推移を表1-1，報告すべき事故の範囲を表1-2に示す．任意で参加している医療機関が毎年増加しているが，任意参加機関からの報告件数は500件程度にとどまっている．また，全国に約17万9千の医療施設（病院，一般診療所，歯科診療所）があるのに対し，参加医療機関数はごく僅かであり，任意参加医療機関と

その報告件数を増加させることが課題である．

　平成26（2014）年，医療事故調査制度を含む医療法改正法案が成立，平成27年には医療法施行規則が一部改正され，**医療事故調査制度**が施行された．医療事故調査制度の目的は，医療の安全を確保し，医療事故の再発防止を図ることである．対象となる医療事故とは，「医療機関に勤務する医療従事者が提供した医療に起因し，または起因すると疑われる死亡または死産であって，当該医療機関の管理者がその死亡または死産を予期しなかったもの」と定義されている（医療法第6条の10）．特定機能病院に限らず，病院，診療所，助産所の管理者が，医療事故と判断した事例が発生した場合には，管理者は遺族への説明後，医療事故調査・支援センター（一般社団法人日本医療安全調査機構）に報告し，速やかにその原因を明らかにするために必要な調査を行うことが義務づけられた．また，院内調査では，中立性・公正性確保のため，医療事故調査等支援団体（日本医師会，日本看護協会，学術団体など）の支援を求めることとされ，調査が終了したときは，その結果を遺族に説明し，医療事故調査・支援センターに報告することが定められている．

　平成27（2015）年4月，厚生労働省は，大学附属病院等において医療安全に関する重大な事案が相次いで発生していることを踏まえ，厚生労働省内に「大学附属病院等の医療安全確保に関するタスクフォース」を設置し，同年6月から9月にかけて集中検査を行い，その結果により医療安全確保のための改善策が検討された．その報告を踏まえ，厚生労働省に設置されている「特定機能病院及び地域医療支援病院のあり方に関する検討会」では，特定機能病院において医療を安全に提供するためのより一層高度な医療安全管理体制の確保がなされるよう，承認要件の見直し等について検討を行い，平成28（2016）年2月17日に報告書がだされた．見直し案は，具体的には，内部統制や外部監査などの医療安全管理体制の強化，インフォームド・コンセントおよび診療録等の管理体制等，高難度新規医療技術の導入プロセス，職員研修の必須項目の追加および効果測定の実施等について検討され取りまとめられた．平成28年10月以降，一定の経過措置を経て平成30年度末までに実施すべき事項を表1-3に示す．

　表1-4は，平成11（1999）年以降の医療安全対策の主な取り組みを一覧にしたものである．

3 医療安全から医療の質確保へ

3.1 日本におけるリスクマネジメントの始まり

　表1-5は，長谷川敏彦氏（前国立保健医療科学院政策科学部長）が厚生労働科学研究「病院内総合的患者安全マネジメントシステムの構築に関する研究」の主任研究者として，平成14（2002）年に行った研究報告の中で述べたものである．医療安全の考え方は，この数年の間に大きく変化，**リスクマネジメント**から**セイフティマネジメント**へ転換してきた．その経過を概観してみる．

　平成11（1999）年，2つの重大な医療事故が発生した当時，医療従事者は，医療にリスクがあるということは認識していたが，一般の人たちにこれを伝えることはしていなかった．医療事故が発生した場合でも公にされることは稀で，多くは医療機関内で処理されて，これを警察へ届けたり，分析して次の事故の防止に役立てたりするという考えはなかった．わずかに看護師の教育

表1-4 **重大な医療事故と厚生労働省事故防止体制整備の経過**(平成11年〜27年10月)

年　月	主な事故と厚生労働省の医療安全の取り組み
H11年 1 月	横浜市立大学附属病院で「患者を取り違えて手術を行う」という事故が発生
H11年 2 月	都立広尾病院で「消毒薬を静脈内に注入する」という事故が発生
H11年 5 月	「患者誤認事故防止方策に関する検討会報告書」
H12年 2 月	特定機能病院で「人工呼吸器の加温加湿器へエタノールを誤注入する」という事故が発生
H12年 3 月	厚生省健康政策局長・医薬安全局長連名通知「医療施設における医療事故防止対策の強化について」
H12年 4 月	厚生省医薬安全局長「医薬品・医療用具等関連医療事故防止対策の推進について」
H12年 9 月	厚生省健康政策局長・医薬安全局長連名"医薬品・医療器具に関連する医療事故防止のための当面の対策"に関して具体的提言を行った.
H13年 3 月	第3回医療安全対策連絡会議で，厚生労働大臣が2001年を"患者安全推進年"とすることを提唱し，毎年11月25日を含む1週間を医療安全推進週間と名づけ，患者の安全を守るための医療関係者の共同行動（PSA*）を行うこととした.
H13年 4 月	医政局総務課に医療安全推進室設置
H13年 6 月	医療安全対策検討会議ヒューマンエラー部会，ヒヤリ・ハット部会の設置
H13年10月	医療安全対策ネットワーク整備事業（ヒヤリ・ハット事例の収集・分析）開始
H14年 4 月	「医療安全推進総合対策」策定（医療安全対策検討会議）
H14年 7 月	ヒヤリ・ハット事例検討作業部会設置（至H16年3月） 医療に係る事故事例情報の取扱いに関する検討部会設置
H15年 4 月	医療法施行規則（H14年10月改正）施行 ・医療の安全管理の確保（医療に係る安全管理のための指針の整備，委員会の開催，職員研修の実施，医療安全の確保を目的とした改善のための方策を講ずる） ・特定機能病院，臨床研修病院の安全管理体制の強化（専任の安全管理者の配置，安全に関する管理を行う部門の設置，医療機関内に患者からの相談に適切に応じる体制の確保）
H15年 9 月	東京慈恵医大付属青戸病院事件で泌尿器科手術により患者が死亡
H16年 4 月	ヒヤリ・ハット事例収集の全国展開
H16年10月	医療事故の報告を義務化し（特定機能病院・臨床研修指定病院・国立病院機構の病院等），報告範囲を明示
H17年 4 月	事故の報告およびヒヤリ・ハット事例収集・分析を，厚生労働省から受託した日本医療機能評価機構医療事故防止センターが実施することとなった.
H17年 6 月	医療安全対策会議から「今後の医療安全対策について」の報告書がだされる.
H18年 4 月	4月の診療報酬改定で，医療安全管理者の配置に対して「医療安全対策加算」を実施した.
H19年 3 月	医療安全管理者の質の向上に関する検討作業部会「医療安全管理者の業務指針および養成のための研修プログラム作成指針」がだされる.
H19年 4 月	医療機関における安全管理体制の確保（医療法施行規則改正 平成19年4月1日施行）
H19年 8 月	行政処分を受けた保健師・助産師・看護師に対する再教育に関する検討会報告書がだされる
H20年 4 月	「医療の安全の確保に向けた医療事故による死亡の原因究明・再発防止等の在り方に関する試案−第三次試案−」
H21年 1 月	「産科医療補償制度」運用開始
H23年 8 月	「医療の質の向上に資する無過失補償制度等のあり方に関する検討会」設置
H24年 2 月	「医療事故に係る調査の仕組み等のあり方に関する検討部会」設置
H25年 5 月	「医療事故に係る調査の仕組み等のあり方に関する検討部会」とりまとめ
H26年 6 月	「医療事故調査制度」の創設を含む医療法の改正を盛り込んだ「地域における医療及び介護の総合的な確保を推進するための関係法律の整備等に関する法律」成立
H27年 5 月	医療事故調査制度に係る「医療法施行規則」の一部改正（H27年10月1日施行）
H27年10月	「医療事故調査制度」施行
H28年 2 月	特定機能病院及び地域医療支援病院のあり方に関する検討会報告書がだされる

＊ pacient safety action

表1-5 医療安全の新しい考え方

	旧	新
人の性質	人は間違うべきではない	人は間違うもの
過誤の原因	個人に問題	システムに問題
責任の所在	個人の責任	リーダーシップ（施設・政府）
解決の方法	医療界の中で解決	他産業から学習
管理の対象	危険管理（リスクマネジメント）	安全管理（セイフティマネジメント）
質安全の関係	質と危機管理は別	質と安全はコインの裏表

（長谷川敏彦（2003）平成14年度厚生労働科学研究費補助金医療技術評価総合研究事業：病院内総合的患者安全マネジメントシステムの構築に関する研究（総括研究報告書），第二部 院内安全システム構築より転載）

では，看護提供における安全の確保ということから，基礎教育の中でも看護技術の一つとして事故防止に関連した教育が行われていた．また，臨床看護においては，看護管理の課題として看護部門内だけで，事故防止のための報告制度を取り入れている病院も多く見られていた．

1999年に生じた2つの事故のいずれもが当事者は看護師であったことから，看護の職能団体である日本看護協会では，急きょリスクマネジメント検討委員会を立ち上げて，医療におけるリスクマネジメントのあり方について検討を始めた．当時日本看護協会の理事であった筆者は，この委員会を担当して，委員長の井部俊子氏とともに，『組織でとりくむ医療事故防止―看護管理者のためのリスクマネジメントガイドライン―』を作成して，日本看護協会の会員がいる医療機関に配付し，広く事故防止の活動を行うことを要請した．日本において，医療のリスクマネジメントについて定義したのは，このガイドラインが初めてであると評論家の柳田邦男氏は述べている．

当時，医療におけるリスクマネジメントについて，これを定義している書物は日本になく，当時の日本看護協会専門職業務部の職員を中心に日本および欧米，特に米国のリスクマネジメントに関する文献を参考にして，**リスクマネジメントガイドライン**を作成した．

このような背景から，患者の安全を確保するためにまず行われたのが，現場におけるヒヤリ・ハット事例を集めて分析し，事故の発生を防止するための活動を行うことであり，リスクマネジメントの考え方が導入された取り組みであった．またその取り組みの先導をしたのは看護師たちであった．

日本看護協会が作成した『組織でとりくむ医療事故防止―看護管理者のためのリスクマネジメントガイドライン―』では，医療におけるリスクマネジメントの目的を，「事故防止活動などを通して，組織の損失を最小に抑え，"医療の質を保証する"こと」としている．また看護におけるリスクマネジメントは，「関連部門と連携をしながら，リスクマネジメントの手法を用いて，患者・家族，来院者および職員の安全と安楽を確保することです．その結果看護の質を保証し，医療の質保証に貢献することになります」としている．

1999年11月，米国医学研究所が設置した**米国医療の質委員会**（Committee on Quality of Health Care in America）から「**To err is human;** building a safer health system.」（邦訳「**人は誰でも間違える**―より安全な医療システムを目指して」）という報告書が公表された．この報告書は，同研究所が「医療の質―谷間を越えて21世紀システムへ」という報告書をまとめるために，各種医療関連の調査や研究結果を集めていたところ，医療事故で死亡する者の数が，乳がんや交

10 　Part I　医療安全とリスクマネジメントの概念

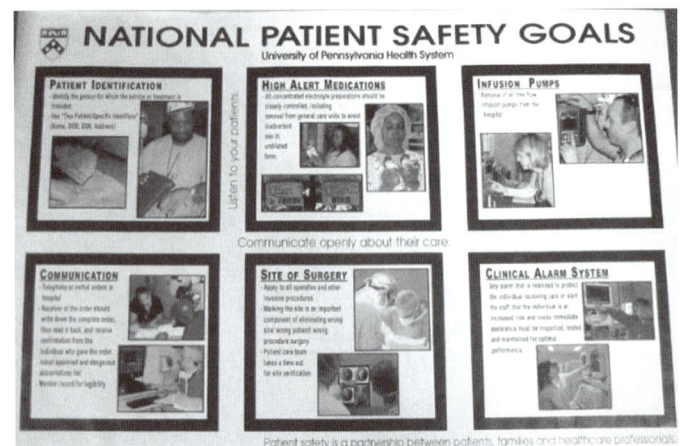

図1-1　米国が示した「医療安全のためのゴール」のポスター
（ペンシルバニア大学病院　2004年）

患者の安全確保のために現場で取り組むべき具体的な行動について，患者認証など6項目をとりあげて示したポスター．

通事故で死亡する者の数をはるかに超えているという事実が明らかになり，質の確保の基本要件でもある医療事故の防止に取り組むことが重要と認識され，急きょ公表されたものである．

　この報告書が強調していることは，表題に示すとおり"人は誰でも間違える"ことを前提とし，事故の責任を個人に負わせるのではなく，**"システムによって事故を防止する"**必要があるということである．

　2年後の2001年にまとめられた報告書「医療の質—谷間を越えて21世紀システムへ」においても，21世紀の**医療の質確保**における課題を6つあげているが，その一つが，「**安全の確保**」で，この説明には，「医療の提供によって患者に障害を起こさないこと」と書かれており，医療事故の防止を示していることは明らかである．このことは，医療の質確保における課題の一つが事故防止であることを明確に示している．

　日本と米国で，ほとんど同時期に医療事故が社会的に大きな問題として取り上げられている．先に述べた報告書「人は誰でも間違える」は，当時のクリントン米国大統領に提出されたものである．この種の報告書を大統領が受け取った場合，6ヶ月以内に対策を示さなければならないとなっていることから，クリントン大統領は，医療安全への取り組みを重要な課題として，引き続き医療の質の確保や医療安全の確保のために，調査研究を推進することにした．また，米国の保健医療施設の評価を行っている機関である**JCAHO**[1]（Joint Commission on Accreditation of Healthcare Organization；**医療施設認定合同審査会**）が，医療安全のための具体的なゴールを示して，各医療機関が医療安全に積極的に取り組むことを要請している．図1-1は，2004年に，筆者がペンシルバニア大学病院で研修を行った際に，病院の患者教育担当の看護師から了解を得て手に入れた「医療安全のためのゴール」のポスターであるが，ペンシルバニア大学病院ではさまざまな場所に貼付してあり，入院患者へのオリエンテーションにも使われていた．

---

[1]　JCAHOは2007年にJCと改称したが，本書ではJCAHOと表記する．

3.2 リスクマネジメントからセイフティマネジメント，そしてクオリティマネジメントへ

このような経過から，患者の安全を守るための活動として，まずリスクの低減化をはかるという意味から，リスクマネジメントの概念に基づいて医療事故の防止に特化した活動が行われ始めた．平成14（2002）年には，医療法施行規則の改正が行われ，平成15（2003）年4月から特定機能病院や臨床研修指定病院，国立病院機構の病院などには，**医療安全管理者**を設置することが義務づけられた．当初，看護師を専任の医療安全管理者として配置する病院が多かったが，京都大学医学部附属病院では，平成14年から医師を専任の医療安全管理者として配置している．また，大阪大学医学部附属病院では，病院にクオリティマネジメント部を設置し，その中に，医療の質確保と患者安全確保を担当する部門を設置している．最近では，大学病院の中では，専任の医師を医療安全管理者として配置し安全対策を中心に行うところも増加してきた．

医療安全管理者のための研修をいち早く始めたのは，日本看護協会であった．先に述べたリスクマネジメントガイドラインを作成して医療機関で働く会員に届けると同時に，これらの医療機関全体の安全管理を考えるために，必要な知識や技術の習得が必要と考え，リスクマネジャーの養成研修会を2段階に分けて行うことにした．当初に行われた研修のプログラムは，先に述べたリスクマネジメント検討委員会が作成したものである．各5日間の研修を2回に分けて行い，修了者にリスクマネジメント研修会の修了証が与えられた．現在ではこのような研修は，各医療関連団体などが開催している．

平成18（2006）年4月の診療報酬改訂において，**医療安全対策加算**が設けられ，一定の研修を受けた専従の医療安全管理者を配置して，組織的な医療安全対策を実施していることが要件に入れられたこともあり，研修を受講する希望者が増加し，いずれの研修においても定員をはるかにオーバーする申し込みが行われる事態となっている．

厚生労働省医政局総務課の医療安全推進室では，これらの医療安全管理者のための研修内容を明確にする必要から，平成18年9月に有識者を集めて「医療安全管理者の質の向上に関する検討作業部会」を立ち上げて，「医療安全管理者の業務指針および養成のための研修プログラム作成指針」を作成して，医療安全管理者の業務やその質の確保をはかるための検討を開始した．指針は平成19年3月に厚生労働省から公表された．筆者は，この検討会の委員として加わった．

この検討会の開始にあたって筆者は，最初に述べた長谷川敏彦氏の文献を用いて，"リスクマネジメントからセイフティマネジメント，そして**クオリティマネジメントへ**"ということについてプレゼンテーションを行った．これからの医療安全の確保に向けた活動の基盤は患者の安全を守ることを主眼にすることの共通理解を得るためでもあった．

4 医療安全の国際的動向

日本の医療安全の取り組みは平成11（1999）年1月に起きた患者取り違え手術を端緒とするが，海外の国々でも急速な医療技術革新とその普及にともなって医療事故が頻繁に起きるようになっ

ていた．しかし，「医療安全」という言葉で医療事故を防止するための抜本的な取り組みが開始されたのは，同じ年の11月に公表された米国医療の質委員会の報告書「人は誰でも間違える」を契機とする．

ここでは，米国を中心に，医療安全の取り組みの背景と国際的動向を概観する．

4.1 医療安全前史──質の評価と改善

a）コッドマンの転帰評価システムと病院標準化

マサチューセッツ総合病院の外科医だったアーネスト・エモリー・コッドマン（Codman, Ernest Amory）は，今から1世紀近く前に，「医療は不完全なものなので必ずしも思いどおりの結果にならないことはしばしばである．だからこそ，治療の結果を評価し，失敗から学び，原因を分析し，失敗をくり返さないようにしなければならない」と指摘して，自らこれを実践した（**転帰評価システム**；End Result System）．コッドマン医師は**病院の標準化**を図ることを提唱し，この考えに共鳴した外科医たちによって全米外科医師会（American College of Surgeons）が創設され（1913年），臨床を科学する道を開くとともに，医療が適切に行われる環境を確保するために病院が備えるべき最小規準を定め，病院を審査・認定する活動を始めた．同事業は5つの学会の協力で設立された「医療施設認定合同審査会」（JCAH，1987年にJCAHO，2007年にJCと改称）に引き継がれた（1951年）．病院の審査は主にストラクチュア（構造）を評価するものでアウトカム（結果）を保証するものではないため，認定を受けた病院でも医療の質や安全にいろいろな問題を生じていた．70年代後半から医療消費者運動や患者の権利運動，女性の健康運動など医療に関心の高い市民活動が盛んになり，安心して受けられる良質な医療を選びたいという機運が高まるとともに，結果に満足できない場合や医療過誤を疑うものを裁判に訴えることが多くなった．これにともなって賠償保険料は年々上昇し，病院は訴訟から医師と病院を守るためにリスクマネジメントプログラムの強化を余儀なくされた．

b）質保証から"KAIZEN"へ

ハーバード地域医療保険機構で質保証部門を担当していた医師バーウイック（Berwick, Donald Mark）は，悪いところを指摘するだけでは何の解決にもならず，むしろ悪いところを隠してしまうだけの効果しかないことに気づき，それまでの審査や監査に頼った質保証のあり方に疑問を抱いていた．たまたまそのころ米国の有力企業が積極的に導入していた日本的品質管理の考え方（米国では"**KAIZEN**"という言葉で紹介された）に接し，これこそ医療が必要とするものだと考えた．日本の産業界では不良品を宝の山と考え，不良品が見つかったことを好機としてプロセスに隠れている原因を探り出し継続的に改善を行う仕組みをつくっている．全米実証プロジェクト（NDP，1988年）を通じて，このアプローチが医療でも有用であるとの手ごたえが得られたことでこれを医療界に普及させる事業に取り組み，医療の改善活動は次第に全米の病院，欧州の病院へと広がっていった．

c）ハーバード医療実態調査とダナ・ファーバー事件

1991年にハーバード・グループによって，医療現場における有害事象（医療事故）の実態調査の結果が公表された．同調査は，入院患者の約4%は医療によって何らかの傷害を生じ，その約半数は医療ミスに起因すると指摘し，想像以上の高い頻度で有害事象が発生していることを報告した．これに続いてオーストラリアや英国でも同様の調査が行われ，いずれも有害事象が高頻度で起きていることを示したが（表1-5），医療界を動かす力とはならなかった．しかし，人々の耳目を集めるような医療過誤事件が世界各国で相次いで起き，医療がおかしいという認識が次第に高まっていった．中でも，1994年米国屈指のがん専門病院であるダナ・ファーバーがん研究所で，処方ミスによる抗がん剤過量投与のために著名なジャーナリストが死亡したダナ・ファーバー事件は大きな反響をもたらし，医療への疑念を深めることになった．

d）英国のクリニカル・ガバナンス

1990年代半ばに総合的質管理（TQM）や医療改善活動（CQI）を導入した英国の国立保健医療制度（National Health Service；NHS）は，医療不信の高まりを背景に，医療の質・安全を確保する，より包括的なプログラムを立ち上げた．これは「**クリニカル・ガバナンス**」と名づけられ，病院に対して，質の高い医療を提供し，情報公開と説明責任を果たし，継続的な改善を遂行することを求めた（1998年）．

4.2 医療安全の取り組み

a）全米麻酔医会の取り組み

「**患者安全**」[*1]という言葉を現在の意味で最初に使用したのは全米麻酔医会の「患者安全およびリスクマネジメント委員会」で，1983年のことである．重篤な結果を招く麻酔事故の続発によっ

表1-5 有害事象発生率の国際比較

調査を実施した国	対象病院と対象年度	有害事象の発生率
米国（ニューヨーク州）	急性期病院（1984年）	3.8%
米国（ユタ州，コロラド州）	急性期病院（1992年）	3.2%
オーストラリア	急性期病院（1992年）	16.6%
英国	急性期病院（1999年〜2000年）	11.7%
デンマーク	急性期病院（1998年）	9.0%
ニュージーランド	急性期医療（1998年）	12.9%
カナダ	急性期・地域病院（2001年）	7.5%

（WHOのHP／World Alliance for Patient Safety "Forward Programme 2005"よりデータ転載，筆者和訳）

---

*1 日本では「医療安全」という言葉を英語の「患者安全；patient safety」と同じ意味で使っているが，英語の「医療安全；healthcare safety」は，患者の安全確保だけでなく，針刺し事故など医療者の安全や医療廃棄物対策なども含む広い意味で使われる．

て賠償保険料が急激に高騰し，麻酔科を志望する医師も減ったことで，麻酔専門医たちは，安全指針の策定や教育方法の改革など事故を防止するための活動に真剣に取り組んだ．さまざまな努力の結果，麻酔事故は激減し，今ではハイリスクながら事故の少ない優良な専門領域に数えられるようになっている．しかし残念なことに，これらの活動は他の専門領域に広がらなかった．

b）米国医療の質委員会報告書

1999年11月に，米国医療の質委員会が報告書（「人は誰でも間違える」）を公表した．同報告書は前述のハーバード医療実態調査を引用し，医療ミスによって毎年死亡する入院患者の数を約44,000人〜98,000人と推計した．これは乳がんによる死亡，エイズによる死亡，交通事故による死亡よりも多く，死因順位では5位〜8位にランクされることを意味する．医療界だけでなく一般社会に向けて公表された同報告書は大きな驚きと反響をもって迎えられ，医療事故は大きな社会問題であるとともに重要な政策課題となり，各界各層が立場や利害を超えて今すぐ「患者の安全確保」に取り組むべきという機運が一気に高まった．当時，産業界の安全対策専門家たちは，医療界に安全管理の専門家や研究者がおらず，安全工学やヒューマンファクターズ研究等が蓄積している知見や基本的知識さえも医療界には知られておらず，ミスは原因ではなく結果であることを理解せず，なおもミスにかかわった個人を非難することで問題が解決すると信じていることにたいへん驚いた．

c）米国の医療安全への取り組み

医療界がまず着手したことは，産業界の経験と教訓に学ぶことであり，人の注意力に依存しなくてすむようにIT化を推進することだった．米国政府は国立病院（退役軍人病院）に患者安全センター（VA-NCPS）を設立して，米国航空宇宙局（NASA）の安全対策の専門家を招聘し，患者取り違え防止のためのバーコードシステムの導入をはじめとする医療安全対策の立案と普及につとめた．また，医療研究・質推進機構（AHRQ）を通じて医療の質と安全に関する研究を積極的に推し進めた．これらの政府機関に加えて，全米患者安全財団（NPSF），患者安全のためのパートナーシップ，全米質フォーラム（NQF）など，医療安全を推進する民間の組織や財団も次々と設立された．

こうして始まった医療安全の取り組みは，医療事故の実態把握，インシデント報告制度，標準化やIT化など医療現場でのさまざまな安全対策のほか，ヒューマンファクターズを考慮した医療機器や医薬品の安全設計，医師・看護師など医療専門職の安全教育，シミュレーターを使った手技訓練や危機管理トレーニング，勤務体制と労働環境の見直し，事故をくり返す医療者に対する再教育，医療事故被害者への補償制度，患者の医療参加の促進，医療安全を推進する法制度の確立など，病院の活動から諸制度と政策の見直しまで多層かつ多岐にわたっている．

d）警鐘事象の分析と安全対策の勧告

米国の医療施設認定合同審査会（JCAHO）は，病院に対して警鐘事象の事例を報告することを要請し，これに基づいて安全対策上の勧告を立案・公表してきた．（1998年にだされた最初の勧告は病棟から高濃度カリウム製剤を排除することだった．）これらをもとに「病院の医療安全目標」

をとりまとめ，病院の活動指針として提供している．事故事例を正直に報告することによって医師や病院が不利にならないよう，2005年に免責条項が入った連邦法を制定した（医療の質と安全の改善に関する法律）．

4.3 医療事故対策から事故を起こさない医療システムづくりへ

a）医療システムの見直しと変革

米国医療の質委員会は，前記の報告書に続いて「医療の質—谷間を越えて21世紀システムへ」と題する報告書を公表し，医療事故をなくすためには，医療システムの抜本的な改革が必要であることを訴えた．またほぼ時を同じくして，医療専門家に求められる能力と養成方法の見直しや患者安全のために医療者の労働環境の改善を提言する報告書を相次いで発表した．後者は，さまざまな研究知見をもとに看護労働の劣悪さが医療の安全性を脅かしている実情を明らかにした．

ニューヨーク州のリビージオン裁判は，レジデント（専門医になるための訓練期間中の医師）の労働環境を見直す転機となった．同判決は，レジデントの置かれている過酷な労働環境と適切な指導監督者の不在が事故を招いている現状を指摘した．これを受けて同州は連続勤務時間の制限や指導体制の整備などを求める「ベル規制」を制定した．フランス，ドイツなどヨーロッパ諸国でも医師の連続勤務時間を制限する動きが進んだ．

b）"10万人の命を救え"キャンペーン

医療のあるべき姿と現実との深い谷間を越えるために，バーウイック医師らの提唱によって"10万人の命を救え"と題する全国キャンペーンが実施された．これは2004年から2年間を目標にして病院における医療安全の取り組みを加速しようというもので，その成功を受けて新たに「医療に起因する傷害」を減らすための"500万人キャンペーン"が始められている．

c）患者安全のための世界共同行動（WHO）

90年代に医療の改善活動に取り組んだ欧米各国やオーストラリア，ニュージーランドなどでは，政府の主導のもとで法改正を含む医療安全の取り組みが推進されており，遅ればせながらアジアやラテンアメリカ地域にも徐々に浸透しつつある．世界保健機関（WHO）は2004年に開催した第57回総会において，患者安全の取り組みの推進を目的とする「患者安全のための世界共同行動」（world alliance for patient safety）を創設することを提唱し，同年10月にその活動を開始した．（www.who.int/patientsafety/en 参照）

医療の質と安全の確保は，今や洋の東西を問わず世界が直面するグローバルな課題となり，現代医療のあるべき姿を鋭く問いかけている．

参考文献
1．米国医療の質委員会，医学研究所著，L. コーン，J. コリガン，M. ドナルドソン編，医学ジャーナリスト協会訳（2000）人は誰でも間違える—より安全な医療システムを目指して，日本評論社

2．第127回日本医学会シンポジウム記録集（2004）「医学・医療安全の科学」，日本医学会
3．日本看護協会（1999）組織でとりくむ医療事故防止―看護管理者のためのリスクマネジメントガイドライン―，日本看護協会
4．長谷川敏彦（2002）医療安全の基本概念，J. Natl. Inst. Public Health, 51(3)，pp. 108-113
5．米国ナースの労働環境と安全委員会，医学研究所著，アン・ペイジ編，日本医学ジャーナリスト協会，井部俊子監訳（2006）患者の安全を守る―医療・看護の労働環境の変革―，日本評論社
6．米国医療の質委員会，医学研究所著，医学ジャーナリスト協会訳（2002）医療の質―谷間を越えて21世紀システムへ，日本評論社
7．Institute of Medicine of the National Academies（2003）Health Professions Education: A Bridge to Quality, National Academies Press

[学習課題]

1．事故報告の義務化が意味するものを考えてみよう．
2．医療安全の考え方の変遷についてまとめてみよう．
3．諸外国の医療安全対策の取り組みを整理してみよう．

2

医療におけるリスクマネジメント

[学習目標]

1. 医療におけるリスクマネジメントとは何かを学ぶ.
2. 国や組織としての医療安全体制整備の取り組みについて学ぶ.
3. 保健・福祉機関における安全管理体制整備のあり方について学ぶ.

1 医療におけるリスクマネジメントの目的と関連する用語

　日本看護協会の『組織でとりくむ医療事故防止―看護管理者のためのリスクマネジメントガイドライン―』では，医療におけるリスクマネジメントの目的は，「事故防止活動などを通して，組織の損失を最小に抑え，"**医療の質を保証する**"こと」であり，「医療における組織の損失とは，単に経済的な損失だけではなく，患者・家族，来院者および職員の障害や，病院の信頼が損なわれるなどのさまざまな損失が考えられる」と述べられている．また看護におけるリスクマネジメントについては，「関連部門と連携をしながら，リスクマネジメントの手法を用いて，患者・家族，来院者および職員の安全と安楽を確保すること」であり，その結果，「看護の質を保証し，医療の質保証に貢献すること」としている．

　また，平成 16（2004）年の**医療法施行規則の改正**では，特定機能病院等に事故等事案の報告が義務づけられたが，その医療法施行規則第 9 条の 23 では，医療機関における事故等の範囲を下記のように定めている．

　一般に，下記のイのように医療従事者側に過失がある場合を「**医療過誤**」，ロのように医療従事者の過失の有無に関係なく医療提供の場で生じる，患者にとって有害な事故すべてを「**医療事故**」といい，両者の意味を使い分けている．

事故事案
　イ　誤った医療または管理を行ったことが明らかであり，その行った医療または管理に起因して，患者が死亡し，もしくは患者に心身の障害が残った事例または予期しなかった，もしくは予期していたものを上回る処置その他の治療を要した事案
　ロ　誤った医療または管理を行ったことは明らかでないが，行った医療または管理に起因して，患者が死亡し，もしくは患者に心身の障害が残った事例または予期しなかった，もしくは予期していたものを上回る処置その他の治療を要した事案（行った医療または管理に起因するものを含み，当該事案の発生を予期しなかったものに限る

その他の事案
　ハ　イおよびロに掲げるもののほか，医療機関内における事故の発生および再発の防止に資する事案

2 リスクマネジメントの基本と方針

2.1 法的に求められている医療安全体制の理解と整備

　第 1 章 2 で述べたように，医療安全対策を推進する社会的な圧力が高まりさまざまな施策が行われた．その一つが医療法施行規則の改正である．平成 14（2002）年の改正では，医療機関に医療安全体制の整備が求められるようになった．医療機関の管理者に求められている安全管理体制は，表 2-1 のとおりである．また平成 16（2004）年の改正では，特定機能病院や臨床研修指定病

表2-1 病院等の管理者に求められる安全管理体制

> 医療法施行規則　第1条の11
> 1　医療に係る安全管理のための指針を整備すること．
> 2　医療に係る安全管理のための委員会を開催すること．
> 3　医療に係る安全管理のための職員研修を実施すること．
> 4　医療機関内における事故報告等の医療に係る安全の確保を目的とした改善のための方策を講ずること．

表2-2 報告義務対象医療機関の開設者と機関数

（平成27年12月31日現在）

開設者		医療機関数
国	国立大学法人等	45
	独立行政法人国立病院機構	143
	国立研究開発法人	8
	国立ハンセン病療養所	13
自治体	都道府県	12
	市町村	
	公立大学法人	
	地方独立行政法人	
法人	学校法人	53
	公益法人	1
合　計		275

（日本医療機能評価機構（2016）医療事故情報収集等事業平成27年年報，p.57より転載）

院などの病院には，医療安全管理者の配置と院内感染対策の専任者を配置することが求められるようになった．また，これらの病院には，事故の報告が義務づけられており，その医療機関は，平成27（2015）年12月現在，表2-2に示したとおりである．

2.2 組織としての取り組み

　医療安全に対する考え方は，ここ数年大きく変わっている．リスクを回避して損害を防ぐという考えから，患者の安全を確保して質の高い医療の提供を行うという安全管理の視点への変化である．組織的な取り組みの基本は，ヒヤリ・ハットや事故発生の要因を個人の問題にするのではなく，組織の問題として取り組むことである．そのための手法として米国退役軍人病院患者安全センターで取り入れられている分析手法が**根本原因分析**（RCAとよばれている，第10章参照）である．日本でも，4病院団体が，医療安全管理者の研修の2日間を使って，この訓練を行っている．

　また，病院の組織内には，安全管理体制を整備することが求められている（第1章**2**，表2-1参照）．

　病院における安全管理体制は，多くの病院で図2-1のようになっている．医療機関の医療安全

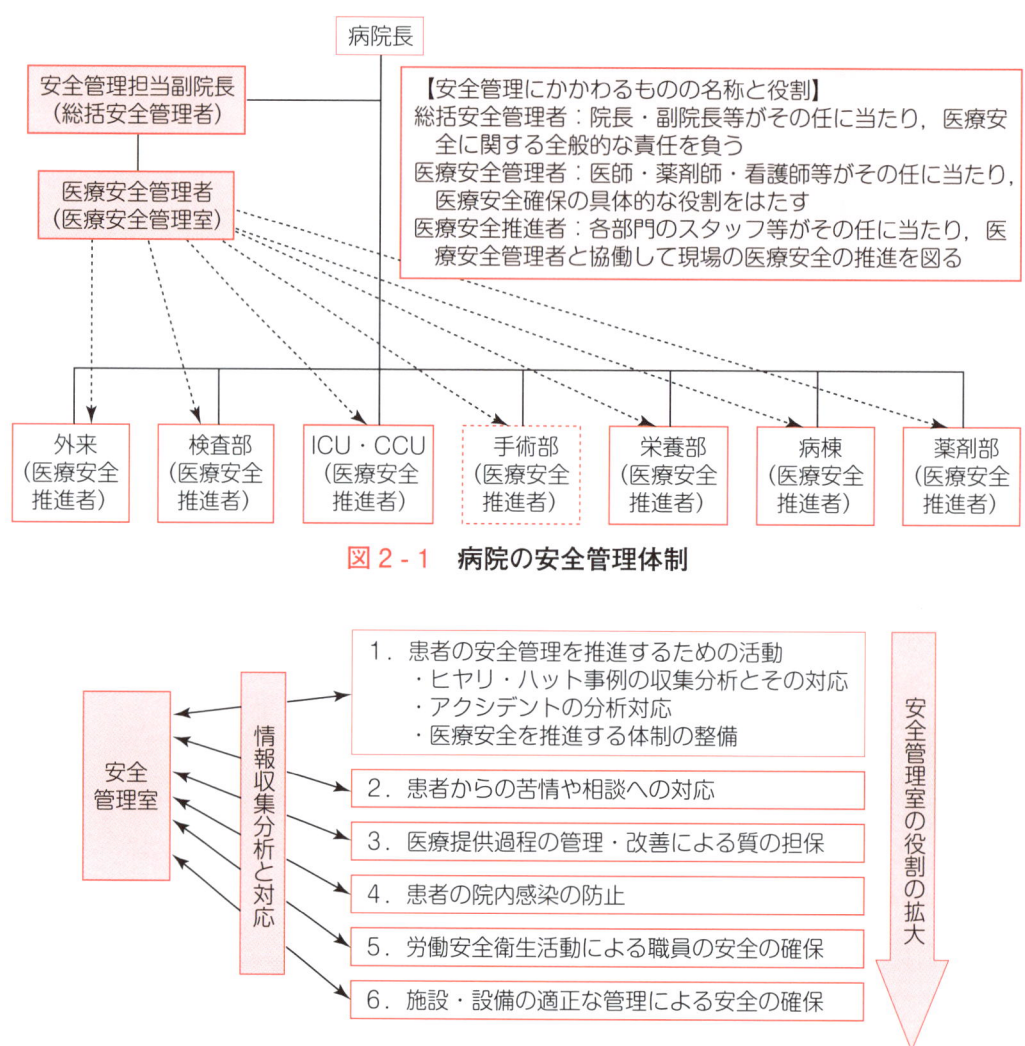

図 2-1　病院の安全管理体制

図 2-2　患者の安全管理，医療の質管理

の全般的な責任を負う**総括安全管理者**は，医療機関の規模によって，院長および副院長等がその任に当たる．**医療安全管理者**は，横断的に各部門の**医療安全推進者**とともに具体的な活動を行う．図 2-2 は，安全・質管理を示したものである．当初，リスクマネジャーとよばれていた医療安全管理者の主たる業務は，ヒヤリ・ハットや事故事例を集めて，医療事故を防止することや事故による影響をできるだけ少なくすることであった．しかし，前述のとおり，医療安全管理についての**概念**は広くなり，質の高い医療を患者に提供することも含めて患者の安全を確保することがその重要な役割となり，そのための安全管理体制を構築することが，安全管理者として求められるようになった．図 2-2 のように，安全管理体制は大きく広がり，職員の労働安全管理や施設・設備の安全管理も結果的に患者の安全につながるものとして，連携して安全確保のための活動を行うことが求められている．

2.3 安全文化の醸成

　ヒヤリ・ハットや事故事例の報告が迅速かつ適切に行われるうえで重要なことは，報告者が責められたり，マイナスの評価を受けないという仕組みを構築することである．従来，ヒヤリ・ハットや事故の当事者に対しては，報告書を提出させ，反省させて，二度と同じ間違いを起こさないように注意喚起を行ってきた．そのような記録によって事故の報告者が責任を問われる事態も生じかねない状況でもあった．航空業界やその他の産業分野においても，事故を防止する方法として，現場で生じた"ハッ"としたことや"ヒヤリ"としたことについて報告して，これを事故につなげないための活動が行われ，労働安全が守られてきた．この手法を用いて医療においても事故を防止するために始められたのが，ヒヤリ・ハット報告である．しかし，医療機関において"ハッ"としたり"ヒヤリ"としたことは重大な事故につながりかねないことが多く，また医療者は国家資格をもつ専門家であることから，間違いをしてはならないという意識が強く，人として間違いを生じることもあるということが受け入れられないまま，密かに問題を処理するということになってしまっていた．

　そのことは，医療事故の防止の上では間違いであると気づかされたのが，米国医療の質委員会が著した「人は誰でも間違える」であった．これによって，人である以上間違えることは必然であり，間違えても事故につながらないシステムを考えることが重要であると認識されるようになった．同時に，医療安全のためには事故の責任者を責めるのではなく，事故事例の間違いを共有し，同じ事故を二度と生じさせないような仕組みにすることがより重要であるとの認識が高まった．

　このような状況で，医療事故の報告を義務化する医療法施行規則の改正があり，平成16（2004）年から特定機能病院や臨床研修指定病院などの事故やヒヤリ・ハット事例の報告を**日本医療機能評価機構**が受け，分析し，その結果を広く医療現場や一般の人々に公開するようになった．また，平成27（2015）年からは**医療事故調査制度**が始まり，病院，診療所，助産所における死亡・死産事故の報告，原因調査，調査報告が義務づけられた．医療事故が発生した医療機関において院内調査を行い，その調査報告を**医療事故調査・支援センター**が収集・分析することで，再発防止につなげるための医療事故に係る調査の仕組み等を，医療法に位置づけ，医療の安全を確保するものである．医療事故の情報を広く共有し，医療の質と安全確保につとめるという医療安全文化の醸成をする上で，このような国をあげた情報の収集・分析・結果の公表システムは有効である．

3 国・組織としての安全対策

3.1 国としての取り組み

　厚生労働省は，平成11（1999）年以降，順次医療安全体制の整備を進めてきた．当初は医療従事者への注意喚起であったが，医療法施行規則等の改正によって，医療安全管理体制整備の義務化，医療安全管理者の整備，医療事故等の報告制度の構築，医療安全管理者の業務指針やその育成のための研修指針などの作成等，医療安全管理体制整備を推進している．その間，製薬会社や

医療機器メーカーへの働きかけによって，誤認の起こりにくい表示や仕様の統一などメーカー同士の協力によって医療安全を高めるように働きかけている．それによって，要注意薬品の原液の薬剤が病棟から撤去されたり，あらかじめ注射器に充填された薬剤の開発，フリーフロー防止機能付の輸液ポンプなど，安全な薬剤表示や機器の開発が行われてきている．また薬剤の誤認防止や電子カルテによるオーダーミスを防ぐための，薬品名の表記やオーダリングシステムの検討など，厚生労働省がそれぞれの時期に応じてだす通知や報告書によって，さまざまな改革が行われるようになってきた．その対策の経緯については，第1章の表1-3で確認していただきたい．

3.2 医療機関に必要とされる安全管理体制

①医療安全管理委員会

各医療機関は，医療法施行規則に基づいて，医療安全管理体制の整備が求められている．その一つは医療に係る安全管理のための委員会を開催することである．

医療安全管理委員会は多くの病院では，医療安全管理の責任者である総括リスクマネジャー（副院長格）のもと，各部門の代表者によって組織されている．委員会の役割は，当該医療機関における安全管理のあり方について検討し方針を決定することである．また，この方針に基づき，医療安全管理室がヒヤリ・ハットや事故の報告を受け，これを分析して，現場の医療安全推進者（現場で医療の実践を行いながら安全管理を推進する役割を兼任している者）と協力し，医療の安全確保のための活動について評価し，組織における医療の安全を高めるための役割をはたす．

②医療安全管理室と医療安全管理者

医療安全管理室は，医療法施行規則によって特定機能病院等に設置が義務づけられている医療に係る安全管理を行う部門であり，**医療安全管理者**は医療に係る安全管理を専任で行う者である．医療安全管理室は，現場からのヒヤリ・ハットや事故報告を医療安全管理委員会の方針に基づき，分析・評価を行う．**医療安全管理者**は，病院長等の医療機関の責任者からの指示を受けて，具体的に医療安全活動に専任する医師・薬剤師・看護師等の医療従事者である．当初はほとんどが看護師長であった．近年，特定機能病院等では医療安全を専門とする医師が専任している施設が多くなってきている．

③医療安全推進者

現場で，医療の実践を行いながら，安全管理の推進をはかる役割を兼務して行う者を，日本医療機能評価機構「認定病院患者安全推進協議会」がまとめた「医療安全管理者の業務に関する指針（中間まとめ）」では"**医療安全推進者**"としている．医療安全推進者は，その現場で生じたヒヤリ・ハットや事故報告を遅滞なく円滑に報告するような組織文化を高める役割を担い，その現場特有のリスクを把握して，医療安全活動の推進に役立つ具体的な意見を述べ，改善策の周知徹底などの活動を行うものである．このような医療安全推進者の活動は，現場の医療安全の認識を高め，その組織の安全文化の醸成に大きな役割を占めている．医療安全管理室や医療安全管理委員会が医療安全推進者を支援することによって，組織全体の安全文化を高めることが可能となる．そういう意味では，組織における医療安全の要となるものともいえる．

④**患者相談窓口**

　医療法施行規則によって，特定機能病院等には患者からの安全管理に係る相談に適切に応じる体制を確保することが義務づけられていて，そのための患者相談窓口が設置されている．この窓口で，患者の相談に応じる者が誰かということについて，特に定められてはいない．看護師もしくは，医療サービスを担当する事務職員を担当者としている病院が多い．また，患者相談窓口を別に設置するのではなく，医療安全管理体制の一環として，医療安全管理室にその席を置くようにしているところもある．これについては病院の規模や働く人の役割分担の状況によって，各医療機関が適切な人選をすることが必要である．患者の相談からは，医療の質と安全性を高めるための情報が得られ，事故が生じたときの対応が不備な場合に，患者の意見を取り入れることによって病院として適切な対応が行える可能性もある．患者からの苦情や相談を評価の一環と考えて，医療安全対策に生かす仕組みを整えることが重要である．患者からの苦情や評価については，病院内に設置した投書箱などに投書された意見なども参考にすることができる．

⑤**現場のスタッフ**

　医療現場で働くスタッフの活動は，患者の安全を確保する上ではきわめて重要な役割をはたすことになる．別の項でも述べているが，現場のリスクの把握のために最も重要なことは，ヒヤリ・ハットや事故事例の報告である．これが適切に報告されて安全活動に生かされれば，リスクの低減化がはかれる．また，検討された安全策を実施するのも現場のスタッフである．改善策が起きた事故やヒヤリ・ハットを防止するのに効果的な対策になっているのか，考えられた対策によって新たなリスクが生じていないかなどの評価をするのも現場のスタッフである．先に述べた現場の医療安全推進者とともに，医療安全のための活動に参加して，安全対策を評価して，現場で実施可能な対策に改善していく役割は現場のスタッフが担うべきである．そのためには，医療安全推進者が現場のスタッフの意見を十分きき，医療安全管理室にその意見を届け，医療安全管理室が整理して，医療安全管理委員会にもち上げることができるような仕組みをつくる必要がある．現場のスタッフの意見が反映された医療安全対策が最も効果を上げるものと考えられる．

⑥**事故防止のためのガイドラインや事故発生時の対応マニュアルの作成**

　医療法施行規則では，第1条の11で「病院等の管理者は，次に掲げる安全管理のための体制を確保しなければならない」として，表2-1のとおり4点を定めている．

　この1つめが，「医療に係る安全管理のための指針を整備すること」であり，事故防止のためのガイドラインや事故発生時の対応マニュアルの作成である．現在では，それぞれの病院や医療職関連団体および都道府県等，各関連団体から，医療安全のためのガイドラインが紹介されている．これらを参考にして，それぞれの現場に応じたガイドラインの作成が必要とされている．また，医療事故の発生に備えて，発生時にどのような対応をすべきかについてマニュアルを整備しておくことは，突発的に発生する事故の発生時に，混乱なく対処できるようになり，適切な対応が可能となる．これらの指針やマニュアルはすべての保健・医療・福祉分野の施設に求められることである．

4 保健・福祉現場におけるリスクマネジメント

　保健・福祉現場の安全管理については，医療現場の安全管理と基本的な違いはない．保健分野においては，サービスを受ける対象者は，病院に入院する患者よりも健康で自ら主体的に健康管理を行う者が多い．この場合のリスクマネジメントは，利用者本人にリスクについての認識を高めてもらうことである．近年，若い女性が"やせられる"と紹介された外国製の薬品を服用して，劇症肝炎で死亡する事例や，花粉症に効くと勧められて服用した薬剤によって意識障害に陥った事例など，健康管理上きわめて危険な状況が生じている．素人の安易な判断や，健康を害するほどのやせ願望など，心身，社会的な問題としてとらえて専門家としての適切な健康管理の指導等対処が必要である．

　保健分野における安全管理の課題は，保護の必要な小児の誤嚥事故（特にタバコ）や転落などの事故防止と高齢者の転倒・転落防止である．また青年期から壮年期に至る成人については，職業をもつことからくる労働災害の防止と各種ストレスによる過労死やうつ病の発症の予防が重要である．心身，社会的な健康管理の重要性について，各種機会を通じて本人自身が認識できるよう働きかけることが特に必要である．

　福祉分野における安全管理体制の整備については，医療機関に整備が求められている安全管理体制と同様の体制が必要である．同時に生活の場としての福祉施設においては，在宅における安全管理と同様の課題がある．高齢者の安全管理上の課題は転倒・転落などの筋力低下によって生じる問題と，誤嚥や窒息の問題である．環境の整備や高齢者の状況に応じた食事提供のシステム，食事時間の見守り体制などの要員の整備も検討する必要がある．

　また医療機関と比べて医療の専門家が少ないため，利用者の健康状態の評価が適切に行えるような仕組みを構築しておくことが重要となる．医師や看護師による定期的な利用者の健康状態の評価とともに，これらの医療専門職がいない場合や異常を発見した場合の対処方法については，在宅療養における家族指導と同様に十分な指導と連絡体制の整備が必要となる．

　米国ナースの労働環境と患者安全委員会が発表した報告書「医療・看護の労働環境の変革」によると，ナーシングホームの看護職員の数を増員すべきとの見解が述べられている．日本における福祉施設の看護職員の配置が適切であるかどうかについての検討も，今後必要と考えられる．

参考文献
1. 米国ナースの労働環境と安全委員会，医学研究所著，アン・ペイジ編，日本医学ジャーナリスト協会訳，井部俊子監訳（2006）患者の安全を守る—医療・看護の労働環境の変革—，日本評論社
2. 飯田修平・柳川達生（2006）RCAの基礎知識と活用事例，日本規格協会
3. 嶋森好子（2007）平成18年度厚生労働科学研究「ヒヤリ・ハットや事故事例の分析による医療安全対策ガイドラインの作成に関する研究」総括研究報告書
4. 日本看護協会（1999）組織でとりくむ医療事故防止—看護管理者のためのリスクマネジメントガイドライン—，日本看護協会
5. 野本亀久雄ほか（2006）我が国における医療安全管理者の教育の現状，平成17年度厚生労働科学研究「ヒヤリ・ハットや事故事例の分析による医療安全対策ガイドラインの作成に関する研究」分担研

究報告書（主任研究者　嶋森好子）
6．米国医療の質委員会，医学研究所著，L. コーン，J. コリガン，M. ドナルドソン編，医学ジャーナリスト協会訳（2000）人は誰でも間違える―より安全な医療システムを目指して―，日本評論社

[学習課題]

1．医療におけるリスクマネジメントの目的をあげてみよう．
2．日本の安全管理体制整備の契機になった事故について，述べてみよう．
3．医療安全の基本的な考え方について述べてみよう．
4．医療安全を達成するために必要なことをあげてみよう．

3

医療事故のメカニズムと人間工学的対策

[学習目標]

1. 事象の連鎖について理解する.
2. 人間の行為と背後要因について理解する.
3. 人間工学的対策を理解する.

1　事象の連鎖として起こる事故

　医療事故を含めて事故は一般に，図3-1に示すように，予期せぬできごと（医療の場合，患者の容態変化，装置故障など）や人間の不適切な行為（医療の場合，医療従事者の行為）といったさまざまな事象が連鎖的に発生した結果として生じる．また，予期せぬできごとあるいは不適切な行為には，その発生に不可欠な背後要因が存在する．例えば，患者の容態変化では患者の病状の進行が考えられ，装置故障では，メンテナンス不備による動作不良などがある．不適切な行為には，思い込みや忘却という人間がもつ性質，ルール逸脱を許容する組織の風土などがある．

　このように，さまざまな事象，背後要因が事故発生に関係しているにもかかわらず，事故，特に人間の行為によって発生した事故では，その行為を行った当事者だけに関心が寄せられることから，現場に過剰な負担を強いる対策に終始し，抜本的な問題解決を行えないのが，一般的である．抜本的な問題解決のためには，事故がなぜ起きたのか，その全体像を把握することが必要である．

2　事故発生のメカニズム…異型輸血事故を例として

　ここでは，具体的な事例から，事故発生のメカニズムについて考えることにする．

　平成10（1998）年，岐北厚生病院で発生した異型輸血事故について，同院は詳細な分析と再発防止対策の検討に取り組み，さらに医療界における教訓の共有，同種事故の未然防止という観点から，その内容を公表した．そこで筆者は，この貴重な情報を図3-1に示した「**事象の連鎖**」と「**背後要因**」の関係に従って整理した（図3-2）．

　まず，本件が発生するまでに，①「自己血が手術室に置き忘れられた」，②「別患者の自己血が

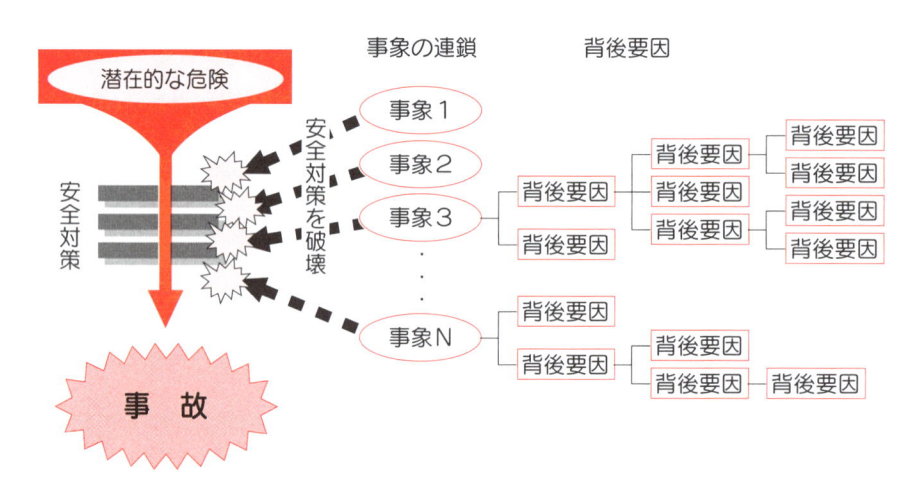

図3-1　事故発生のメカニズムと，事象の連鎖と背後要因

第3章 医療事故のメカニズムと人間工学的対策

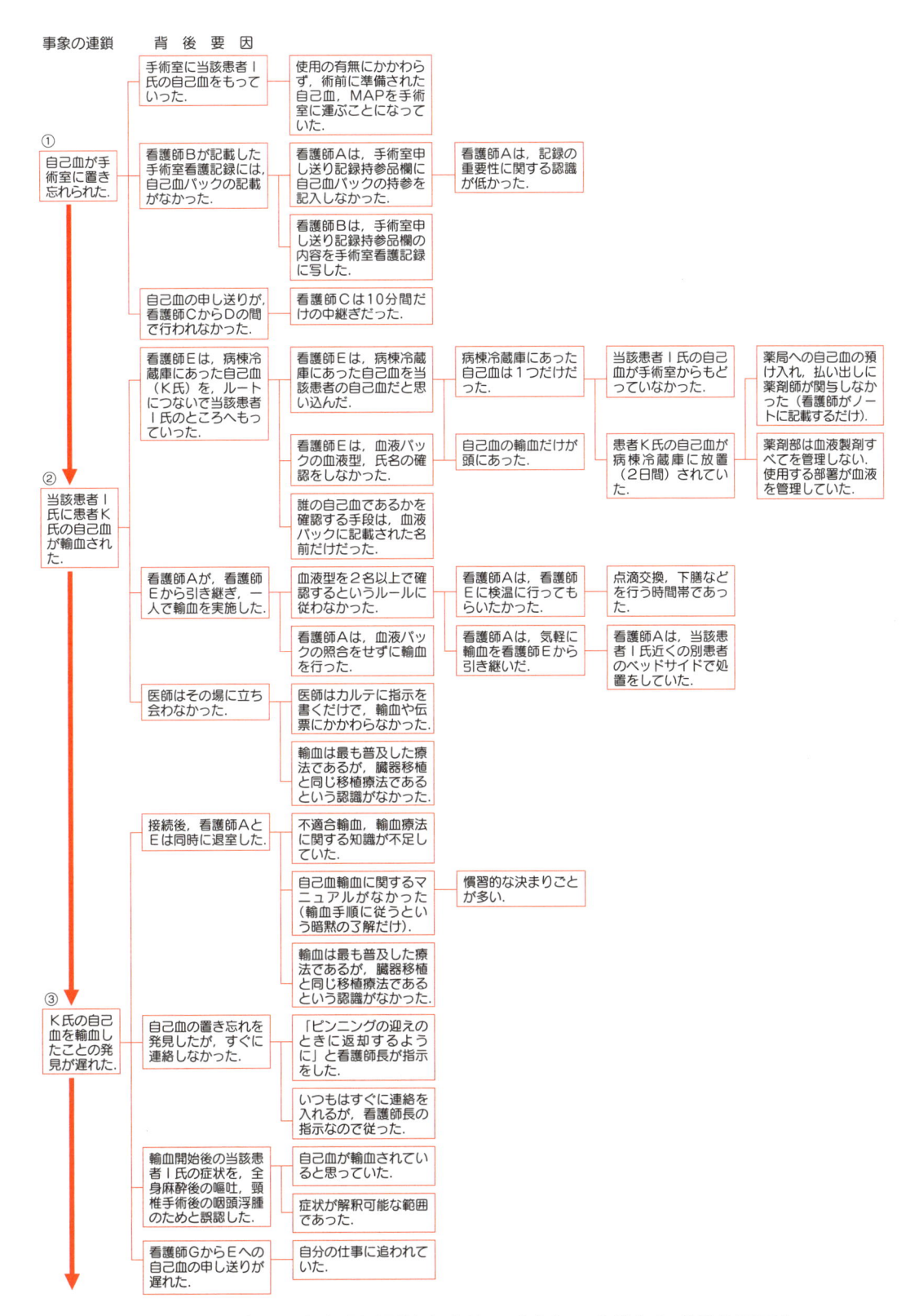

事象の連鎖	背後要因			
① 自己血が手術室に置き忘れられた.	手術室に当該患者I氏の自己血をもっていった.	使用の有無にかかわらず,術前に準備された自己血,MAPを手術室に運ぶことになっていた.		
	看護師Bが記載した手術室看護記録には,自己血パックの記載がなかった.	看護師Aは,手術室申し送り記録持参品欄に自己血パックの持参を記入しなかった.	看護師Aは,記録の重要性に関する認識が低かった.	
		看護師Bは,手術室申し送り記録持参品欄の内容を手術室看護記録に写した.		
	自己血の申し送りが,看護師CからDの間で行われなかった.	看護師Cは10分間だけの中継ぎだった.		
② 当該患者I氏に患者K氏の自己血が輸血された.	看護師Eは,病棟冷蔵庫にあった自己血(K氏)を,ルートにつないで当該患者I氏のところへもっていった.	看護師Eは,病棟冷蔵庫にあった自己血を当該患者の自己血だと思い込んだ.	病棟冷蔵庫にあった自己血は1つだけだった.	当該患者I氏の自己血が手術室からもどっていなかった.	薬局への自己血の預け入れ,払い出しに薬剤師が関与しなかった(看護師がノートに記載するだけ).
		看護師Eは,血液パックの血液型,氏名の確認をしなかった.	自己血の輸血だけが頭にあった.	患者K氏の自己血が病棟冷蔵庫に放置(2日間)されていた.	薬剤部は血液製剤すべてを管理しない.使用する部署が血液を管理していた.
		誰の自己血であるかを確認する手段は,血液パックに記載された名前だけだった.			
	看護師Aが,看護師Eから引き継ぎ,一人で輸血を実施した.	血液型を2名以上で確認するというルールに従わなかった.	看護師Aは,看護師Eに検温に行ってもらいたかった.	点滴交換,下膳などを行う時間帯であった.	
		看護師Aは,血液パックの照合をせずに輸血を行った.	看護師Aは,気軽に輸血を看護師Eから引き継いだ.	看護師Aは,当該患者I氏近くの別患者のベッドサイドで処置をしていた.	
	医師はその場に立ち会わなかった.	医師はカルテに指示を書くだけで,輸血や伝票にかかわらなかった.			
		輸血は最も普及した療法であるが,臓器移植と同じ移植療法であるという認識がなかった.			
③ K氏の自己血を輸血したことの発見が遅れた.	接続後,看護師AとEは同時に退室した.	不適合輸血,輸血療法に関する知識が不足していた.			
		自己血輸血に関するマニュアルがなかった(輸血手順に従うという暗黙の了解だけ).	慣習的な決まりごとが多い.		
		輸血は最も普及した療法であるが,臓器移植と同じ移植療法であるという認識がなかった.			
	自己血の置き忘れを発見したが,すぐに連絡しなかった.	「ピンニングの迎えのときに返却するように」と看護師長が指示をした.			
		いつもはすぐに連絡を入れるが,看護師長の指示なので従った.			
	輸血開始後の当該患者I氏の症状を,全身麻酔後の嘔吐,頸椎手術後の咽頭浮腫のためと誤認した.	自己血が輸血されていると思っていた.			
		症状が解釈可能な範囲であった.			
	看護師GからEへの自己血の申し送りが遅れた.	自分の仕事に追われていた.			

図3-2 岐北厚生病院異型輸血事故の「事象の連鎖」と「背後要因」

当該患者の自己血として輸血された」，③「別患者の自己血を輸血したことの発見が遅れた」の3つの大きなできごと（事象）があったと考えることができる．①と②は，本件の発生そのものに直接的に関係し，③は事故の影響を大きくした事象である．

次に，それぞれの事象の背後要因を考えてみると，①の血液パックの手術室への置き忘れについては，使用しないものを手術室に運んだり，わずか10分だけの間接介助を行ったりという仕事の仕方・人員配置に関する背後要因，記録の重要性に関する認識不足という背後要因が影響していた．②の他人の自己血が輸血されたことについては，血液製剤の管理が不十分であったこと，確認手段が血液パック上に記載された氏名だけだったこと，当該患者の自己血が病棟にもどっていなかったこと（①につながる），業務の重なる時間帯であったこと，血液型確認ルールからの逸脱を非としない雰囲気，輸血を移植療法とする認識の低さなどの要因が，事象の発生に間接的に影響した．最後の③の発見が遅れたことについては，輸血の重大性の知識不足・認識不足，慣習的な決まりごとによる業務の実施，上司の指示に対する疑問提示のためらい，多忙感が影響していた．

本件は，一見，"看護師が血液パックに記載された名前を確認しなかった"という確認行為の欠如，思い込みだけで発生したかのようにみえるが，しかしその背後には，知識・認識不足という個人的な要因，仕事の仕方や好ましくない習慣という作業環境的要因や組織的要因など，さまざまな要因が影響している．

このように，さまざまな背後要因が影響して，それだけでは事故にはならない小さなできごと（事象）が起き，そしてそれらの事象が不運にも連鎖的に発生したがために，不幸な事故が起きるのである．

事故の背後要因の抽出方法，分類方法には，さまざまな方法が提案されている．しかし，どのような分析方法においても共通にいえることは，事故を引き起こすきっかけとなった人間の行為だけに目を向けていては，さまざまな背後要因を見落とすことになる．そして，見落とされた背後要因は，時間と場所を変えて，新たな事故を引き起こす．事故発生のメカニズムを理解し，背後要因を洗いだし，対策を実施することが，医療現場の安全の向上のために不可欠である．

3 人間工学的対策

3.1 人間工学とは

国際人間工学会の定義によると，**人間工学**とは，「人間と**機械**（システム）の相互関係を科学的に分析し，人間の種々の特性を考慮した製品設計，作業設計，環境設計等を行っていくための学問体系」[1]である．すなわち，人間の特性，限界を踏まえて，人間の周辺を改善して高いパフォーマンスを発揮させようというものであり，ヒューマンエラーの防止も高いパフォーマンスの一部として考えられる．

3.2 人間工学的対策

　最近の洗面台では，バリアフリーの観点から図3-3のようなレバー式の水道栓が普及している．さて，水を止めるためには，水道栓のレバーをどちらへ操作すればいいのだろうか．このようなときの人間の動作は，習慣化されている動作が表面化する．すなわち，レバーを下げると水が止まるという水道栓に慣れている人であれば，レバーを下げる．ところが，この水道栓，水を止めるためにはレバーを上げるという設計になっていると……水浸しという事態になってしまうことになる．

　このような"うっかり"を起こさせる原因としては，水道栓の操作方向が型式によって混在していることである．まずは，この操作方向を統一することが必要である．では，水を止めるためにレバーは，どちらに操作すべきか？　上げるべきか，下げるべきか？　ここで重要になるのが，人間がもつイメージである．いいかえれば，製品を見るだけで，その使い方が理解できることが必要である．これを**アフォーダンス**という．この場合，"井戸から水をくみ上げる"というイメージにあうように，レバーを上げると水がでるように規格が統一されている（優良住宅部品認定基準 BLS HF2005，2005年12月1日施行）．

　見ただけで製品の使い方がわかったとしても，その使い方にリスクが存在することもある．一例が，医師や看護師の2人に1人は経験があり，特にリキャップ時の事故が多いといわれている針刺し事故である．衛生上の観点，事故防止の観点などから，注射針用キャップが設けられており，また，その使い方は一目瞭然である（事故防止のためにリキャップ禁止といわれていても，リキャップしてしまうことがあるほどに，使い方が明確で，人間の頭にすり込まれている）．しかし，このキャップをはめるときの人間の動作に，事故を引き起こすリスクがある．リキャップ時の手と注射針の動きは，キャップをもつ手を針に向けてすすめるという関係がある．なぜこのような手と針の動きになるかというと，キャップが注射器本体から"離れる"ためであり，製品の設計によって生まれた人間の動作である．針刺しを防ぐために，「片手でリキャップする」などの

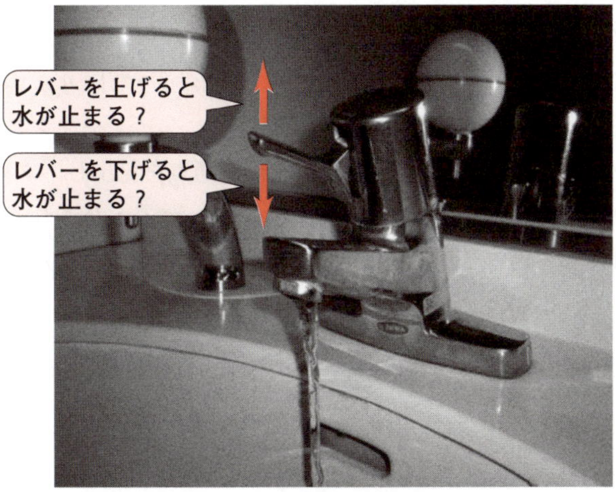

図 3-3　レバー式水道栓

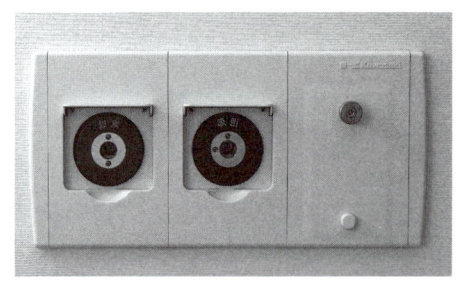

それぞれの流出口（アウトレット）の形状を変え，間違ったアダプターは差し込めないようになっている．

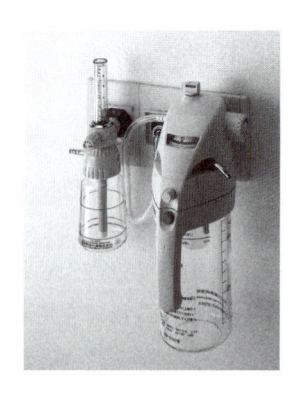

図 3-4　接続ミスを防止するコネクター
写真提供：エア・ウォーター防災（株）

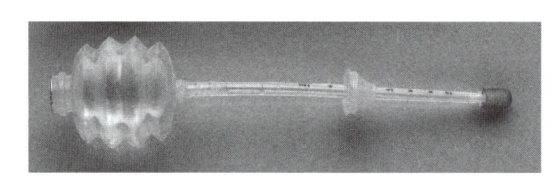

図 3-5　ストッパー付き浣腸器
写真提供：健栄製薬（株）

ルールを設けている場合もあるが，急いでいるときにそのルールを守れといわれても，守れない可能性をもつのが人間である．針先とキャップをもった指先の位置関係が改善されるような，キャップの構造が必要であろう．

　このように人間工学的対策とは，「ヒューマンエラー等の防止を人間のはかない努力に期待せず，人間の周辺の諸条件（もの，作業方法，環境）を改善する対策」（エラーを想定して，エラーできないようにする対策のことを**フールプルーフ**という）である．実用化されている対策として，たとえば，図 3-4 に示す病室や手術室等にある酸素，麻酔ガス，および吸引の配管への接続ミスを避けるために形状を変えた接続コネクター，図 3-5 のストッパー付きのグリセリン浣腸器などがある．

　この人間工学的対策を実現するためにはヒューマンエラーを予見することが必要である．もの，作業方法，環境の設計は設計者の仕事であり，その設計者は可能な限り，ユーザーの立場から安全性を検討するであろう．しかし，決してユーザーではない．ヒューマンエラーを予見するためには，ユーザーの参加が不可欠である．ユーザー自身が問題点を見出し，ユーザー個人の"努力"で安全を確保するのではなく，設計者に改善を求め，新たな改善がなされるという，ユーザーと設計者が一体となった取り組みが，人間工学的対策から安全を高めるために必要である．

引用文献
1）岡田有策（2005）ヒューマンファクターズ概論―人間と機械の調和を目指して―，p. 9，慶應義塾大学出版会

参考文献

1. 池田良夫編著（1996）応用人間工学，放送大学教育振興会
2. 岐北厚生病院編著（2004）こうして事故はおこった，日総研出版
3. D.A.ノーマン著，野島久雄訳（1990），誰のためのデザイン？，新曜社
4. 福塚邦太郎（2006）医療事故を減らせ…人的要因によるミスを防ぐ器材や薬剤，飛行と安全，No.593，航空自衛隊
5. 山岡俊樹編著（2000）ユーザー優先のデザイン・設計，共立出版
6. 山岡俊樹，岡田明（1999）ユーザインタフェースデザインの実践，海文堂
7. 中央労働災害防止協会編（2005）安全衛生用語辞典，中央労働災害防止協会

[学習課題]

＊考えてみよう
1. 医療事故を当事者だけの問題として考えていないだろうか．
2. 医療安全を現場で働く人の努力だけに頼っていないだろうか．
3. ユーザー中心の製品・作業・環境設計になっているだろうか．

4

医療事故防止の考え方

[学習目標]

1. 違反やヒューマンエラーの仕組みを理解する.
2. コミュニケーションエラーの仕組みを理解する.
3. コミュニケーションエラー防止のポイントを理解する.

1 医療事故防止に有用な理論と事故防止対策

1.1 事故と逸脱

　事故とは，こんなふうになるだろうと想定されていた結果から大きく逸脱し，多大な損失が発生することである．このような想定外の結果は，事故という形でいきなり生じるのではなく，いくつかの逸脱が重なることにより生じる（重森，2006 年 d）．例えば，プリンペラン®の棚にホリゾン®が紛れており（逸脱 1），「プリンペラン®を 5％ブドウ糖液に混注して投与」の指示がでたときに，棚からとりだしたアンプルのラベルを確認せずに（逸脱 2），点滴を準備し，指示とは異なるホリゾン®を混注した点滴を施行したという事故（横井・小菅，2001 年）は，2 つの逸脱により引き起こされている．

　このような事故を引き起こす逸脱は，さまざまであるが（表 4-1），ここでは，人の逸脱である**ヒューマンエラー**と**違反**の理論とそれらの防止対策を紹介する．ここでいうヒューマンエラーと違反は，逸脱行為が，想定された行為と違うことをわかっているにもかかわらずなされたものか，その場ではわからずになされたものかという点が異なる．例えば，同じ指示伝票の未確認でも，指示伝票を確認しないことが想定された行為と違うとわかっていながら，見なくてもいつもどおりだろうと思って確認しなかったのであれば違反であり，指示伝票を確認するという手順を知らなかったり，知っていても，その場でうっかり忘れてしまったりした場合はヒューマンエラーである．

表 4-1　事故を引き起こす逸脱の種類

逸脱対象	内　容	例
自然	自然環境のふるまいが想定から逸脱したもの	地震や台風、雷など
機器	機器の動作が想定から逸脱したもの	機器故障など
人	人の行為が想定から逸脱したもの	違反やヒューマンエラー

1.2 違反の理論と防止対策

　違反には，①日常的な違反，②スリルを感じるための違反あるいは楽観的な違反，③状況に依存した違反の 3 つのタイプがあるといわれている（Reason & Hobbs, 2003 年）．このうち，スリルを感じるためのあるいは楽観的な違反は，スピード狂によるスピード違反のようなものであり，医療事故の原因としては，あまりみられない．これに対して，日常的な違反や状況に依存した違反は，運よく事故が発生していなくても，多くの職場にいくつかは存在しており，条件が重なれば重大事故を引き起こす危険がある．日常的な違反の多くは，ダブルチェックの省略のように，定められた手順で行うよりも効率的であったり，精神的，身体的負荷が小さかったりするものが多い．また，状況に依存した違反は，欠勤により看護師数が不足したり，緊急時に通常よりも速い対応が求められたりする状況において，患者名の確認がおろそかになったり，指示伝票で行う

べき指示が口頭で行われたりするようなものが多い.

このような違反は,**不安全行動（リスクテイキング）**ともいわれ,人がリスクテイキングを行う仕組みとして,状況,性別,年齢,経験の違いやその他の個人差の影響が検討されている.このような違いは,危険に対する気づき（リスクの知覚）の違いや,場面にどのくらい危険が存在するかという判断（リスク評価）の違い,最終的にリスク回避（安全行動）を行うか,リスクテイキングを行うかの判断（意思決定）の違いとなってあらわれる（図4-1）.看護におけるリスクテイキングの問題としては,看護の仕事に関する知識や経験が増えるに従い,目にみえない背後に存在するような危険（潜在的危険）に対する気づきは高まるが,逆に,誰でも気づくような目にみえる危険（顕在的危険）に対する意識がおろそかになっている可能性や,危険に対する気づきが高まっても,自分の能力を過信することにより,結局リスクテイキングを行う可能性が高まることが指摘されている（重森・原田,2004年）.

違反,すなわち不安全行動（リスクテイキング）の防止対策は,リスクテイキング行動に至る認知過程のモデルから,①危険に気づきやすくすること（リスクの知覚）,②場面に存在する危険が引き起こす重大事故を推測しやすくすること（リスクの評価）,③安全行動を取りやすくすること,または,不安全行動を取りにくくすること（意思決定）,などが考えられる.

これらのうち,危険の気づきやすさを高めるためには,事故情報やヒヤリ・ハット情報を利用したり（重森,2006年d,2002年）,作業場面の中に潜む危険を話し合ったりする方法（**危険予知訓練,KYT**；本書「演習：KYT（危険予知訓練）」参照）がある.危険の重要性の認識を高めるためには,作業の中に含まれる不安全行動がどのような結果を引き起こす可能性があるか,特に最悪のシナリオを想定すること（Joint Commission on Accreditation of Healthcare Organizations,2002年）,そして,それが自分にも起こり得ることかどうかを話し合う方法が考えられる.安全行動をとりやすくしたり,不安全行動をとりにくくしたりするためには,安全行動をとりやすい環境を整備すること（例えば,脚立を使用した方が安全な作業でも脚立が手元になければ安全行動をとりにくい）,みんながやっている,見つかってもしかられないなどの不安全行動をとりやすい雰囲気をなくしていくこと,不安全であっても効率的に作業をこなすことの方が実質的には求められていたり,安全であっても作業が遅いことが低い評価につながったりしないような管理体制を整えるなどの方法がある（芳賀,2000年）.

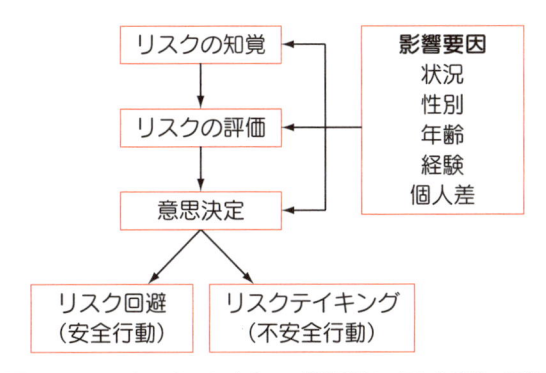

図 4-1　リスクテイキング行動に至る認知過程

（芳賀繁・赤塚肇・楠神健・金野祥子（1994）質問紙調査によるリスクテイキング行動の個人差と要因の分析,鉄道総研報告,8 (12), p. 19,より転載）

1.3 ヒューマンエラーの理論と防止対策

　認知心理学では，場面にふさわしい正しい行為や判断は，正しい行為や判断を実行するための知識やプログラム（手続きスキーマ）が脳内で活性化することにより生じると考えられている（Anderson，1982年）．この考えに従えば，ヒューマンエラーは，正しい手続きスキーマが活性化されないか（展望的記憶エラー），誤った手続きスキーマが活性化されること（うっかりミス，勘違い）により生じることになる（図4-2）．

　手続きスキーマの活性化には，活性化手がかりとスキーマの結びつきが強く，手がかりを含む場面に置かれると，無意識にスキーマが活性化され，対応した行為や判断が生じるもの（自動処理，図4-2の太線）と，手がかりとスキーマの結びつきが弱く，意識的に場面にふさわしい行為や判断を思い浮かべながら，これにより意識的にスキーマを活性化することにより，対応した行為や判断が生じるもの（制御処理，図4-2の点線）がある（Schneider & Shiffrin，1977年）．

a）展望的記憶エラー

　正しい手続きスキーマが活性されずに，正しい行為や判断が実行されないヒューマンエラーは，**展望的記憶エラー**とよばれる．すなわち，「～しよう」と思っていたことをし忘れてしまうエラーである．行為や判断は，場面の中に含まれている手がかりが，対応した行為や判断スキーマを活性化しなければ生じない．したがって，手がかりとスキーマの結びつきが弱い場合は，意識的に「～しよう」ということを頭に思い浮かべ続けていなければならない．ところが，「～しよう」という記憶には，手がかりがあいまいな場合が多い（Einstein & McDaniel，1990年）．例えば，「後で」「帰りに」「〇時になったら」，～しようと思い，～するのを忘れてしまった経験は，誰にでもある．この場合，「後で」は，「後で」という場面に置かれても，その場面が「～しよう」と思ったときに思い浮かべていた「後で」であることを示していないことが問題である．「帰り」も，ふだん何百回とくり返している「帰り」と今回の「帰り」の違いはどこにもなく，今回の「帰り」

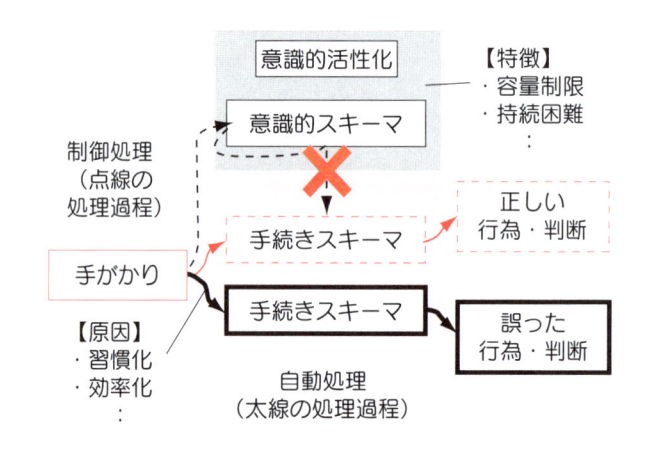

図4-2　ヒューマンエラーの発生メカニズム

（重森雅嘉・井上貴文・澤貢（2006）ヒューマンエラー発生傾向を測定するための模擬課題の開発，鉄道総研報告，20（3），p.11より改変）

だけが特別に，「～しよう」を思い出す手がかりになるはずがない．「○時になったら」は，時計を監視し続けるか，アラームをセットしておかなければ，「○時になった」ことを知らせてはくれない．たとえ，手がかりがあいまいであっても，「～しよう」と思った時点から，実際に「～しなければならない」ときまで，「～しよう」ということを意識的に思い浮かべ続けていれば，すべきことを実行することはできる．しかし，人間が一度に意識的に頭に何かを思い浮かべておける量には限りがあり，他の事柄が頭に浮かんでしまったり，他の事柄に注意がそれたりすると，その前に思い浮かべていた事柄は消えてしまう（Baddeley，1992年，Miller，1956年）．また，ふだん意識的に注意していない事柄については，注意を向けないクセがついてしまうこともある（Kane & Engle，2003年）．例えば，ダブルチェックなどは，誰かがすでに確認しているのでもともと間違いはほとんどない．したがって，確認作業に注意を向けなくてもほとんど問題は発生しない．このような場面では，手がかりと確認作業に含まれる多くの行為スキーマの結びつきが弱まっていく．

　展望的記憶エラーを防止する対策は，場面や作業の中断をできるだけつくらないようにしたり，メモを残す，アラームをセットするなどの思い出すための手がかりを残したりするような工夫をすることである（Harris，1980年）．このためには，その前に，「後で～しよう」は，必ず失敗するという認識をもつ必要がある．また確認作業は，バーコードシステムなどに置き換えるなどのハードウェア対策を行ったり，人間が実施する場合には，周期的に意識づけを行ったりする必要がある．

b）うっかりミスと勘違い

　誤った行為が実行されたり，正しい判断が実行されないヒューマンエラー（うっかりミスや勘違い）は，手がかりが，誤った手続きスキーマを活性化したときに発生する．これは，ふだん行っていることと少し違うことを行わなければならない場面（Reason，1990年，Stroop，1935年）や似たような場面で少し前に行ったこととは少し違うことを行わなければならないような場面（Meyer & Schvaneveldt，1971年）で発生する．すなわち，ふだん行っていてふだんは正しい行為や判断や，直前に行った類似の行為や判断が無意識にとりだされやすくなっている場面である．この場合，場面の中にある手がかりは，いつもの行為や判断，直前の行為や判断を活性化しやすくなっている．このような場面でも，今回行うべきことを意識的に思い浮かべていれば，今回行うべきことを実行することができる．しかし，前述したように人間が一度に意識的に頭に何かを思い浮かべておける量には限りがあり，他の事柄が頭に浮かんでしまったり，他の事柄に注意がそれたりすると，思い浮かべていた事柄は消えてしまう．

　このようなうっかりミスを防止する対策は，手がかりの面からは，今回の作業がいつもや直前とは異なることを明示することが考えられる．意識的注意の面からは，同時に複数の作業を行わない，注意を奪うものを排除するなどの方法がある．乱雑な作業場面は，対象物を見つけるまでに多くの注意を必要とする．整理整頓は注意を拡散させないためにも重要なうっかりミス対策である．また，心配ごとや体調不良，タイムプレッシャーも注意を奪う要素であり，これらを排除する工夫が，うっかりミス防止になる．この他に，今回向けるべき対象への注意を強くするための方法として，**指差喚呼**がある．行為や判断を行う前に，確認すべき対象や行うべき対象を指差

し，確認すべき内容や行うべき行為を大きな声でいう簡単なものである．指差喚呼の機能としては，①対象の明瞭化，②注意の集中と記憶の明瞭化，③目や耳による多重確認，④脳の覚醒があるといわれている（飯山，1980 年）．また，指差換呼を行うことにより，行為をしようと意図してから実際に実行するまでに，時間的間隔が発生する．無意識的な誤った行為や判断のスキーマの活性化は速く，意識的な正しい行為や判断のスキーマの活性化は遅い．意図してから行為するまでに，時間的間隔を置くことにより，意識的な正しい行為や判断スキーマの活性化が無意識的な誤った行為や判断スキーマに追いつくことができ，誤った行為や判断をうっかり行ってしまうことが防止できる．実際に，実験課題の中で指差喚呼を行った場合と行わなかった場合では，行った場合の方が，エラーが少ないことが確かめられている（芳賀・赤塚・白戸，1996 年，清宮・池田・冨田，1965 年，）．

本節では，事故を引き起こす人間の逸脱（違反とヒューマンエラー）が発生する仕組みと，仕組みを踏まえた上での防止対策を紹介した．ここで取り上げた対策以外に，人間の逸脱自体を防ぐのではなく，逸脱が生じても事故につなげない対策もある．さまざまな事故防止対策を組み合わせ，事故の発生を防ぎ続けることが，事故の減少には重要である．

2 コミュニケーションエラー防止のためのガイドライン

2.1 コミュニケーションエラー防止の重要性

「伝えるべきことが伝わっていなかった」，「伝わったと思い込んでいた」，「伝達された内容を勘違いしていた」など，**コミュニケーションエラーが原因の医療事故やインシデントは多い**．平成 16 年度に厚生労働省で集められた 42,219 件のインシデントの中にも，コミュニケーションに関係するものが，約 20％（8,349 件）含まれていた．このようにコミュニケーションエラーは，医療事故の主な原因の一つである．したがって，コミュニケーションエラーの防止は，医療事故の減少に大きな意味をもつ．

それでは，コミュニケーションエラーとは，どのようなものであり，どうしたら防げるのだろうか．本節では，認知心理学の立場から，コミュニケーションエラーとその防止について考える．

なお，本節は，厚生労働科学研究補助金医療技術評価総合研究事業「ヒヤリハットや事例の分析による医療安全対策ガイドライン作成に関する研究」平成 17 年度総括報告書（主任研究者嶋森好子）におけるコミュニケーションエラー防止に関するガイドライン（重森，2006 年 a）を加筆修正したものである．

2.2 コミュニケーションエラーとは何か

コミュニケーションエラーとは，コミュニケーションを通じて伝わるべき情報が伝わらないか，もしくは誤って伝わるかのいずれかのものである．この中には，聞き間違いや言い間違い，思い

表4-2 コミュニケーションエラーの分類

	発信者	受信者
スキルベースの ヒューマンエラー （うっかりミス）	・報告忘れ ・し間違い	・見のがし，聞きのがし ・見間違い，聞き間違い
ルールベースの ヒューマンエラー （判断ミス）	・伝わったと思った ・伝えなくてもよいと思った	・確認しなくてもよいと思った
知識ベースの ヒューマンエラー （知識不足）*	・報告することを知らなかった ・報告しなければ危険であることを感じ取る能力が低かった	・違う意味に理解した

* 知識不足は，Reasonの分類による「知識ベースのヒューマンエラー」に厳密に対応するものではない．知識不足による過誤をエラーととらえられるかについては問題があるが，上記インシデント事例では，知識不足による報告もれが重大な事故につながる可能性のあるものがあった．

違いなどのいわゆるヒューマンエラーが含まれている．したがって，コミュニケーションエラーに関する基本的な問題は，一般的なヒューマンエラーの問題と共通する．もし，コミュニケーションエラーに特有な問題があるならば，コミュニケーションには情報の発信者と受信者が存在し，コミュニケーションエラーが発生するときは，これらのどちらか，もしくは両方に問題があるということである．

したがって，本節では，コミュニケーションエラーを，ヒューマンエラーを考える上でたびたび用いられる枠組みであるスキルベース，ルールベース，知識ベースの分類（Reason，1990年）と情報の発信者・受信者の2つの軸により整理し（表4-2），その仕組みと防止対策について検討する．

2.3 発信者の問題

a）スキルベースのヒューマンエラー（報告忘れ，し間違い）
(1) 報告忘れ

報告に限らず，「後で，何かをしよう」と思い，実行時に適切に思い出すことに関する記憶を展望的記憶という．どんな記憶であれ，何かを思い出すためには，思い出すための手がかりが必要である．しかし，後で何かをしようという記憶を思い出すための手がかりは少ないことが多い．例えば，作業手順を思い出すときには，手順書や目の前の状況，機器，直前の作業などが手がかりとなる．ところが，後で何かをしようとか，帰りに何かをしようという場合，「後」や「帰り」は，やるべきことを思い出すための手がかりにはなりにくい．「後」や「帰り」という場面はあいまいで，「今が，『後』である，今が，『帰り』である」と意識しにくいからである．したがって，展望的記憶エラーの発生可能性は非常に高いのである．特に，複数の仕事を同時に行う（注意分割）場面では，自発的想起力が低下するため，展望的記憶エラーが生じやすい．医療において，このような報告に関する展望的記憶エラー（報告忘れ）が発生する場面としては，引き継ぎ時や変更の発生時などがある．

> **引き継ぎ時の報告忘れ**
> ・リーダーが夕食前薬をセットしている途中に他業務が入り，替わった看護師が，本日夕分をセットしてあることに気づかずに再びセットした．
> ・12：30の休憩交代時にでた指示を，休憩からもどった受け持ちナースに伝えるのを忘れ，13：30に投与される利尿剤が16：00に投与された．
>
> **変更時の報告忘れ**
> ・全粥食から普通食に変更しておかなくてはならなかったが，栄養課への連絡を忘れてしまった．
> ・ドフトレックス®の減量指示がでたが，夜勤者に指示変更を伝え忘れた．

報告忘れの背景には，報告することを思い出させる手がかりに問題がある場合と，報告することに注意が向いていない問題（**注意分割**）の2つが関係している．

手がかりの問題に関しては，手がかりがないか，またはあいまいであるというような問題がみられる．特に，何を報告するかだけでなく，誰に報告すべきかに関する手がかりが不足していることが多い．また，カルテやメモなどの書面による指示は，それらの書類自体が手がかりの機能をはたすが，口頭で引き継ぐ場合には積極的にメモしたり，書面による指示に移し替えたりする工夫をしなければ，まったく手がかりがなくなってしまう．

> **誰に報告すべきかの手がかり不足**
> ・検査前日の夕方の回診で医師が患者に，造影検査の説明を行ったが，看護師には伝達しなかったため，検査当日，経腸栄養や食事が通常どおり実施されそうになった．
> ・医師からCT中止と口頭指示があったが，CT検査室への連絡を忘れていた．
>
> **口頭指示の引き継ぎ忘れ**
> ・退院の患児に内服させるK2シロップを医師より口頭にて指示を受けた．その後，内服確認を受け持ち看護師に伝達しなかったために内服薬をもたずに，患児は退院した．

また，他のことに注意を奪われている（注意分割）と展望的記憶エラーが増える．医療では，注意分割場面が頻繁に生じるため，できるだけ記憶に頼った部分を減らすことがのぞましい．

> **注意分割による報告忘れ**
> ・24時更新の持続点滴を12時と間違えて，点滴速度を速めた．そのことを当直者に申し送りするのを忘れた．速度を速めた時点で主治医または上司に報告していれば未然に防げたかもしれないが，当日は大変忙しく休憩時間も30分ほどしかとれなかった．
> ・日常的に至急検体が多く，また，項目の変更および追加などの電話対応も多いことから，日常の担当部署以外の至急検体への対応が遅れたり，忘れてしまったりすることもある．

【対策・ガイドライン】
①「後で」をなくす（展望的記憶を必要とする場面をつくらない）

対策の第一は展望的記憶を必要とする場面をつくらないことである．このためには，業務管理上は，不定期な指示変更等の発生をなくすことや報告・引き継ぎまでの時間間隔ができるだけ空かないような工夫がいる．また，報告を後回しにすることがないように意識して業務にあたるこ

とも重要である．
　②手がかりの利用
　後で報告しなければならない場面が発生したときに，手がかりを用意できる体制を整えておく必要がある．特に，口頭指示を引き継ぐ場合には，指示を受けた時点でメモをとるよう徹底する．メモには，いつ，誰に，何を報告するのかが明示されている必要がある．その他，場面としては，急な作業交替や休憩時の引き継ぎ時の報告が安易に行われている．基本的に作業途中での交替はなくすべきである．

(2) し間違い
　「し間違い」は，注意がやるべきことに十分に向けられていないときに，直前に行っていたことやふだんよく行っていることなどがうっかり紛れ込んできてしまうために生じる（重森，2006年b）．展望的記憶と同様，複数の仕事が並列に行われていたり，別の仕事が気になっていたり，家庭のことや体調などに注意がそれている場合には，目の前の作業に注意が十分向けられておらず，うっかりミスを犯しやすい．また作業場所が整理されていなかったり，機器のスイッチ類が見にくかったりする場合には，同様に必要とする対象以外に注意が奪われやすい．

割り込みやすいものが割り込む
- 同日退院される2名の患者のサマリーの記載が逆だった．無意識に書き間違えた，同時に2名の記載をしようとしていたため入れ違ってしまった．
- 名前のよく似た薬"バナール®"と"ハルナール®"を医師が処方箋に書き間違えた．

あわて，注意欠如
- 医師より点滴の指示があり，リーダーナースと指示薬剤を確認し作成したが，薬剤記載の量を書き間違えてしまった．余裕がなく，ゆとりをもって薬剤準備できず，薬剤の量を書き間違えてしまった．

電子カルテやオーダリングシステムにおける入力間違い
- ダウン時のデータをコンピュータ入力する際の間違い．測定機器の表示単位とコンピュータ上の単位が違うために，入力時に単位を間違え入力した．

【対策・ガイドライン】
　①並列作業の禁止
　複数の指示や伝達や入力を並列して行うことにより，相互の情報が割り込みやすくなる（入れ替わりやすくなる）．指示や伝達，入力は，1つの作業が完了してから次のものを継時的に行う手順とする．
　②作業時間の固定
　短時間に作業を行おうとすると，直面している作業への注意が不足する．急いでできる作業であっても，安全上の必要最低限の作業時間や手順を決め，緊急の場合でも決められた作業時間や手順が省略されることがないように管理する．
　③機器のユーザビリティ
　機器の中には，十分に注意すれば間違えないが，急いでいたり，注意が何かにそれていたりする場合に，入力間違いが発生する可能性の高いものも多い．ユーザビリティの評価に際しては，急いで扱った場合や注意が十分に向けられていない場面でのエラーの可能性についても評価され

ている必要がある．また，試用段階で見つけられたインシデントは，医療機器メーカーや厚生労働省で収集し，情報公開や改善要求を行う制度が求められる．

④自由度の低下

薬品名の意味などを考慮すると，名前の類似度を低下させることは難しい．しかし，院内や各科で使用する薬品の種類を制限することにより薬品名の類似性を低下させることができる．患者や病状に合わせた細かいケアは，このような自由度の低下により制限されるが，効率と安全のバランスを考慮して判断されるべきものである．

b）ルールベースのヒューマンエラー（伝わったと思った，伝えなくてもよいと思った）

発信者は伝えたと思っていたが，実際には受信者に伝わっていなかったという場合がある．これには，発信者の伝え方と，伝わったかどうかの確認の仕方の2つの問題がある．

伝え方の問題としては，発信者が受信者の立場に立って，受信者が理解しやすい言葉で伝えていないこと，特に，医師から看護師，ベテランから新人，医師・看護師から患者・患者の家族に対する伝達において，伝えたつもりだが伝わっていなかったという問題が多く発生している．

伝わったと思った
- 膀胱留置カテーテルを挿入している患者の24時間尿量で，採尿をする際カメに移していた尿を見落とし，正確な全尿の一部を採取できなかった．前日の勤務者がウロガードからカメにあけておいた尿量の伝達が不十分で，採尿する看護師（新採用者）には伝わっていなかった．リーダーは，新人看護師がカメに尿があることを知っていると思い込んでいたが，新人は情報収集ができていなかった．
- 薬内服継続の指示が患者に十分伝わっていなかったため，内服していなかった．

また，主に役割分担が不明確であることに起因した，伝えなくてもよいと思った，という誤った判断による報告もれも頻繁に発生している．

伝えなくてもよいと思った
- 昼後薬を渡しておらず，リーダーに報告は行うが，リーダーからスタッフに伝えてもらえると思い込み，スタッフに直接伝えずに休憩に入る．
- リハビリ開始の指示があり，指示伝票を提出したと思っていたが，理学療法士に患者の状態をきいたところ，指示伝票が提出されていないことがわかった．いつ・誰が，リハビリ指示伝票を提出するのか決まっていなかった．

【対策・ガイドライン】

①マニュアル化

人による伝え方のばらつきを防ぐために，さまざまな報告・伝達をマニュアル化する必要がある．

②他者観点の取得

すべての伝達・報告をマニュアル化することができればよいが，実際には何をどのように報告すべきか，人の判断に任される部分が残ることが多い．このようなマニュアル化できない部分を補うために，発信レベルを上げることも重要である．このような技術を高めるために，アサーシ

ョン・トレーニングやコックピット・リソース・マネージメント（CRM）訓練などが考案されている（これらの訓練の詳細は，参考文献6, 14を参照されたい）．

③伝わったかどうかの確認

発信者からの情報が伝わったかどうかを確認するために，受信者に復唱させるべきである．

また，規定やマニュアルの改訂や追加が行われたときに，規定やマニュアル類を配布したり，一方的に講習会を開いたりしただけでは，内容を正確に伝えたとはいえない．内容に関する質問項目に答えられるかどうか，マニュアルどおりに実施できるかどうかをテストする必要がある．

c) 知識ベースのヒューマンエラー（報告することを知らなかった，報告しなければ危険であることを感じ取る能力が低かった）

インシデント事例を分析した結果，「知識ベースのヒューマンエラー」に該当するものはなかった．ただし，知識不足により報告の必要性が認識されずに報告されなかった事例が複数発生しているので，これらをここで検討する．これらは，報告すべきかどうかの判断の基盤となる知識不足の問題だけではなく，報告しなければ危険であることを感じ取る能力（**危険感受性**）が低いことも問題である．

報告することを知らなかった（知識不足）
・下血をくり返し出血したにもかかわらず，緊急であることを判断できず医師への報告が遅れた．
報告しなければ危険であることを感じ取る能力（危険感受性）が低かった
・通常の状態で呼吸器使用していたが，突然換気量表示がバックアップ表示に切り替わり，その後再度換気量表示にもどった．器械が作動中異常を発したが報告の遅れがある．報告が必要との認識がない．

【対策・ガイドライン】
①具体的な知識教育とテスト

抽象的な知識しかもっていないと，重要な事象に遭遇しても，それが重要な事象であるかどうか判断できない．学習される知識は具体的なものである必要がある．また，それらの知識が学習されたかどうかを現実に近い場面でテストし確認する必要がある．

②危険感受性の向上

危険感受性は，年齢や経験などにより個人差がある（重森・原田，2004年）．危険感受性を高めるには，何が危険であるかを知識として教育するとともに，事故やインシデント情報が事故原因や徴候などの情報とともに周知されることが必要である．また，危険感受性を高める訓練として，危険予知訓練（KYT）やCRM訓練などが用いられることが多い．また事故やインシデントを分析すること自体が危険感受性を高める効果がある（重森, 2003年）．

2.4 受信者の問題

受信者の問題は，すでに，発信者の問題で述べたことと重複することが多い．したがって，特に受信者の問題として取り上げられるべき点についてのみ考察する．

a）スキルベースのヒューマンエラー（見のがし，聞きのがし，見間違い，聞き間違い）

　見のがしや聞きのがし，見間違い，聞き間違いなどが発生する要因は，すでに展望的記憶エラーやし間違いで考察したことと同様である．焦っていたり，何かほかのことに気をとられていたり，同時に複数の仕事をこなしているなど，注意が情報の受け取りに十分に向けられていないときに，見るべきものが省略されたり，確認することが忘れられたり，また目につきやすいものやふだんよく目にしていたり耳にしていたりする情報のように見えたり，聞こえたりする．したがって，ガイドラインも，発信者の展望的記憶エラーやし間違いと共通する．

見のがし
- 手術が終了し帰室直後に血糖測定の指示がでていたが，見のがしてしまい，血糖測定をしなかった．
- 入院時，患者が持参した抗血栓薬の内服中止の指示を見のがし，6日間内服が続行された．

聞きのがし
- 手術室ナースより「Tピースを用意して迎えに来てください」と連絡を受けたが，Tピースが何かわからずパニックになり「Tピースですね」と復唱したが，「迎えに来てください」という言葉を聞きのがした．

見間違い
- 150mg投与するところを指示伝票の見間違いにより，50mgしか投与しなかった．
- サイレース®をセレネース®と見間違えアンプルカットした．

聞き間違い
- 日勤から準夜勤で患者の尿量の申し送りを受けたが，560mℓを160mℓと聞き間違えた．
- インシュリンのヒューマリンR6®単位を注射するのを，聞き間違えてノボリンR6®単位を注射した．

---

b）ルールベースのヒューマンエラー（確認しなくてもよいと思った）

　インシデントとして，マニュアルや指示伝票等を確認せずに作業を行う事例が目立つ．これらは，マニュアルや指示伝票を読まなくてもわかるという思い込みが原因で発生するものが多い．

確認しなくてもよいと思った（思い込み）
- マグコロール®服用の指示があったが，2ℓで1袋を溶かしラキソベロン®を入れ与薬してしまった．マニュアルを確認せず自己の思い込みにより行動してしまった．
- 1日2回の指示の利尿剤の注射を忘れ，翌日の受け持ち勤務者が気づいた．日勤帯では注射はないという思い込みで，指示伝票をよく見ずに処理してしまった．

【対策・ガイドライン】

①マニュアルの簡便化

　作業時に参照可能な簡便なマニュアルが機器に付随して配備されていると，マニュアルを見る手間が軽減される．その際，対象機器や手順に固有の部分や通常の取り扱いとは異なる部分のみを強調し，瞬時に必要事項に目を通せるよう工夫する必要がある．

②作業手順の遵守

　作業手順の省略は，効率的な作業を追求するために生じ，これが無意識に行われる場合は気づきにくい．作業者同士や管理者がお互いの作業の中の省略に気を配り，指摘し合うことが防止につながる．

c）知識ベースのヒューマンエラー（違う意味に理解した）

　知識不足から伝えられた情報を誤って理解するケースがみられる．伝達・報告の際には，復唱や確認を必ず行う必要がある．特に，複雑な内容の伝達・報告の際には，正しく理解されたかどうか，発信者が伝達した内容に関連する質問をいくつかするなどして受信者の理解度を確認する必要がある．

違う意味に理解した（誤った理解）
- ワーファリン®を3錠分1朝食後と医師はカルテに記載していたが，医事課員が処方箋入力の際に1錠分1朝食後と思い込んで入力し，実際過少投与となった．
- 患者から検査後に目の下がピクつくといわれたので，主治医から口頭でアタラックスP®を注射するように指示を受け，アタラックスP®を急いで筋注した．後で指示シートを確認したところ，アタラックスP®は静注の指示であった．

2.5　コミュニケーションエラーの問題を見直すために

　医療の場としての病院は，新しい治療方法，新しい機器，新しいシステムなどが次々に導入され，規模も大きくなってきている．それとは別に，一般の社会では，価値観が多様化し，人と人とのかかわり方や接し方も大きく変わってきている．このように医療の場も人間関係のスタイルも複雑多様化しているのである．それにもかかわらず，病院内でのコミュニケーションや共同作業は，共通の価値観や考え方を基盤とした町工場的なやり方をそのまま継承しようとしている．ここに，コミュニケーションエラーが事故の主原因として浮かび上がってきた要因がある．

　昔なら，先輩が後輩を指導するのに今ほど言葉を選ぶ必要もなかったかもしれない．伝えられた内容が理解できなければ当然誰かにきいたかもしれない．伝達者も，伝わっていないかもしれないという意識を自然にもてていたかもしれない．質問の仕方や確認の仕方をわざわざ教えるなどということは非常識だったかもしれない．

　しかし，今，それらは非常識ではない．コミュニケーションの問題を一から見直し，当たり前に思えることでも，マニュアルを作成し，訓練し，システムを整えていかなければ，コミュニケーションエラーは防げなくなってきている．

　本節では，ヒューマンエラーの一つとしてのコミュニケーションエラーを認知心理学的に考察し，いくつかのエラー防止ガイドラインを示した．これは，まだ完全なものではないが，これをたたき台として，コミュニケーションのあり方やエラーの問題について見直すきっかけとしていただければ幸いである．

参考文献

1. 飯山雄次（1980）指差唱呼の効用と応用：その科学的背景，安全，31
2. 清宮栄一・池田敏久・冨田芳美（1965）複雑選択反応における作業方法とPerformanceとの関係について―「指差・喚呼」の効果についての予備的検討―，鉄道労働科学，17
3. ジェームス・リーズン，アラン・ホップズ著（2003），高野研一監訳（2005）保守事故：ヒューマンエラーの未然防止のマネジメント，日科技連出版社
4. 重森雅嘉（2006 a）コミュニケーションエラー防止に関するガイドライン―認知心理学的な視点から―，主任研究者嶋森好子，ヒヤリ・ハットや事故事例の分析による医療安全対策ガイドライン作成に関する研究，厚生労働科学研究費補助金医療技術評価総合研究事業平成17年度総括報告書
5. 重森雅嘉（2006 b）ヒューマンエラーの起こしやすさを測る，太田信夫（編），記憶の心理学と現代社会，有斐閣
6. 重森雅嘉（2006 c）医療に活かすCRMコミュニケーション訓練，看護展望，31
7. 重森雅嘉（2006 d）失敗から学ぶ技術，鉄道と電気技術，17（6）
8. 重森雅嘉・原田悦子（2004）経験が教える危険―リスク認知における職業経験・スポーツ経験の効果，看護研究，37（2），医学書院
9. 重森雅嘉（2002）医療事故防止にクリティカルシンキングをどう用いるか，看護教育，43（11），医学書院
10. Joint Commission on Accreditation of Healthcare Organizations著，久繁哲徳・車谷典男監訳（2004）医療事故の予見的対策―医療のFMEA実践ガイド―，じほう
11. 東京医科大学病院看護部安全対策委員会（監修）（2005）こうすればできる安全な看護―KYT事例で磨く医療事故防止のための「感性」と「思考力」，改訂版，アンファミエ
12. 芳賀繁（2000）失敗のメカニズム―忘れ物から巨大事故まで，日本出版サービス
13. 芳賀繁・赤塚肇・白戸宏明（1996）「指差呼称」のエラー防止効果の室内実験による検証，産業・組織心理学研究，9
14. 平木典子・野末聖香・沢崎達夫（2002）ナースのためのアサーション・トレーニング講座，金子書房
15. 横井郁子・小菅有美（2001）業務プロセスからみた事故防止，JJNスペシャル，No.70，注射・点滴エラー防止―「知らなかった」ではすまない！事故防止の必須ポイント，医学書院
16. Anderson, J. R.（1982）Acquisition of cognitive skill, Psychological Review, 89
17. Baddeley, A.（1992）Working memory, Science, 255
18. Einstein, G. O. and McDaniel, M. A.（1990）Normal aging and prospective memory, Journal of Experimental Psychology: Learning, Memory, and Cognition, 16
19. Harris, J. A.（1980）Memory aids people use: Two interview studies, Memory & Cognition, 8
20. Kane, M. J. and Engle, R. W.（2003）Working-memory capacity and the control of attention: The contributions of goal neglect, response competition, and task set to Stroop interference, Journal of Experimental Psychology: General, Vol.132
21. Meyer, D. E. and Schvaneveldt, R. W.（1971）Facilitation in recognizing pairs of words: Evidence of a dependence between retrieval operations, Journal of Experimental Psychology, 90
22. Miller, G. A.（1956）The magical number seven, plus or minus two: Some limits on our capacity for processing information, Psychological Review, 63
23. Reason, J.（1990）Human error, Cambridge University Press
24. Schneider, W. and Shiffrin, R. M.（1977）Controlled and automatic human information processing: I. Detection, search, and attention, Psychological Review, 84
25. Stroop, J. R.（1935）Studies of interference in serial verbal reactions, Journal of Experimental Psychology, 18

[学習課題]

1. 職場内の具体的な違反の原因を考えてみよう．
2. 職場内の具体的なヒューマンエラーの原因を考えてみよう．
3. 情報の発信者としての自分の問題を考えてみよう．
4. 情報の受信者としての自分の問題を考えてみよう．

5

効率的な医療安全管理

[学習目標]

1. 医療施設の使命とリスクの関係について学ぶ.
2. リスクの把握の考え方と方法について学ぶ.
3. 医療安全管理に関する業務の機能, 内容, 所要時間について学ぶ.
4. 医療安全管理室の効率性について学ぶ.
5. ワーキンググループの活用方法について学ぶ.
6. 医療安全管理に必要な技能について学ぶ.

1 医療施設の社会的な使命

　たとえ話をしよう．「不良債権がある銀行」というと，悪者のように聞こえる．では，「不良債権がない銀行」とはどんな銀行だろう．優良で安全な企業——経営に危険がなく，貸したお金を必ず返してもらえる企業だけを選んで貸付を行えば，不良債権は発生しない．では，そういう銀行は社会的な使命をはたしているだろうか．「発展する可能性があるが，今は資金繰りが苦しい」そういう，可能性と危険性をもった企業に金を貸さない銀行に，どんな意味があるだろうか．

　医療施設も同じである．経験がある優秀なスタッフを集め，十分に訓練した上で，先進的でない，定着，確立した医療のみを行えば，そして，高齢ではなく，いくつもの難しい病気を同時に抱えていない患者だけを選んで診療すれば，エラーの発生は，相当低くなるであろう．しかし，こういう医療施設は社会的な使命をはたしているだろうか．

　ここでは，医療施設が安全管理を効率的に行いながら社会的使命をはたすことについて考えてみる．

　以下の文章は，筆者が執筆にかかわった「医療機関の安全管理に共通する課題に関するガイドライン」[1]の内容をもとに再構成したものである．

2 リスクの把握

　先進的な医療を行えば，薬剤，機器，術式など，診療に関する情報は，日々変化する．さまざまな疾病をもった高齢の患者に，先進的な医療を行うことを使命とすれば，エラーが発生する危険性は避けられない．では，重要なことは何だろうか．

　銀行のたとえ話にもどれば，将来性をもった企業にどれくらい貸付しているのか，そのとき不良債権がどれほど発生しているのか，不良債権の状況を把握し，不良債権のために銀行が倒産しないようにすることが，重要であろう．

　医療施設についていえば，「本当に先進的な医療をしているのか」「そのとき，どれだけのエラーが起きているのか」「エラーの発生状況を把握しているか」「エラーが医療事故に結びついていないか」が重要な点であろう．

a）事例の分類

　リスクの把握で重要なのは，「**軽微な事例が報告されているか**」「**情報が自発的に伝達されているか**」である．小さなミスを放っておけば，やがて多くのミスが重なって，大事故になる．軽微な事例が，自発的に伝達されていることが重要である．

　事例を，「自発的インシデント」「非自発的インシデント」「トラブル事例」に分類する．インシデントとは，不正規な診療行為があったが，患者に実害が生じなかった事例であり，ヒヤリ・ハットともよばれる．自発的インシデントは，当事者が自らレポートを提出したもの，非自発的インシデントは，当事者自らはレポートを提出せず，他のスタッフによって報告されたものである．

トラブル事例とは，不正規な診療行為が，スタッフからではなく，患者や家族から報告されたものである．

b）リスク係数

ハインリッヒの法則[*1]では，重大な事故：軽傷事故：無傷の事故の分布を 1：29：300 と推定している．

前述した事例の分類に，この推定方法を応用して，自発的インシデントのリスク係数を 1，非自発的インシデントを 29，トラブル事例を 300 とする．（つまり，自発的インシデントが 1 例報告される状況では，非自発的インシデントに相当する事例が 29 くらい発生していると推定し，トラブル事例が 300 くらい発生していると推定する．）

c）危険度

同じようにハインリッヒの法則を応用して，患者に診療行為を行う前にエラーに気がついたものを危険度 1，エラーに基づいた診療行為が行われたが患者の状態には異常が生じなかったか，生じても 7 日以内に回復したものを 29，7 日を超えて異常が持続したものを危険度 300 とする．

d）リスク点数

ある事例の**リスク点数**は，「**リスク係数×危険度**」であらわされる．例えば，エラーがあったが，患者に施行される前に気づき，自発的に報告されたインシデントのリスク点数は 1 点である．一方，7 日を超えて患者に異常が持続した事例で，患者や家族の指摘で初めて報告された事例のリスク点数は 90000 点である．

ある医療施設で発生しているエラーは，報告された事例に関する，リスク点数の総和で推定できる．

e）リスク隠蔽度

ある医療施設でリスクが隠蔽されている傾向を把握することも重要であり，「**リスク隠蔽度**」という指標で，この傾向を推定できる．

$$リスク隠蔽度 = \frac{(非自発的インシデントのリスク点数＋トラブル事例のリスク点数)}{自発的インシデントのリスク点数}$$

すべての事例が自発的に報告されていれば，リスク隠蔽度はゼロである．一方，患者に施行されなかった診療行為の自発的な報告 1000 件（1 × 1 × 1000）に対して，7 日以内の実害が発生した非自発的インシデント 1 件（29 × 29 × 1），7 日以上の実害が生じたトラブル事例が 1 件（300 × 300 × 1）起きていれば，リスク隠蔽度は，およそ 90.8 になる．

$$\frac{29 \times 29 + 300 \times 300}{1000} = 90.841$$

[*1] 米国のハーバード・ウィリアム・ハインリッヒが労働災害の発生確率を，統計値から分析し発表したもの．

3 医療安全管理に要する業務時間

　ここでは，医療安全管理に要する業務時間を系統的に推定し，効率的な医療安全管理について考えてみることにする．

　業務時間の推定は，600床程度の急性期病院をモデルとしている．業務時間を推定するための個々の数字は，現実の臨床で出てきそうなありふれたもので，あくまで標準的なものとして仮に設定したものである．この病院と同じような規模，趣旨で運営されている病院では，数字はある程度似た形になっていると思われる．ここで重要なのは，数字そのものではなく，「医療安全管理には時間がかかる」という認識と，「その時間を算定してみよう」という試みである．

3.1 機能の分類

業務時間の推定にあたって，医療安全管理に関連する機能を以下の6つに分類する．
(1) 現場
(2) 医療安全管理室
(3) 実務機関
(4) 統括機関
(5) 経験があるスタッフの関与（ワーキンググループ，資料の作成，見直し）
(6) トラブル事例対応

3.2 業務時間の推定

以下に，上記の6つの機能分類ごとに業務時間の推定についてまとめた．

　医療安全管理については，医療安全管理室を設置する方が効率がよいかどうか，という問題がある．この問題を検討するために，**医療安全管理室**と実務機関については，医療安全管理に関する業務を18に下位分類し，医療安全管理室を設置した場合とそうでない場合に分けて，所要業務時間を比較する．

a）現場
(1) 業務

　医療安全管理を周知徹底するためには，各部署にリスクマネジャーを置き，インシデントの査定，院内施策の伝達，マニュアル・ガイドラインの周知などの職務を行わせる必要がある．部署におけるマニュアル・ガイドラインの作成については，リスクマネジャーが原案のとりまとめを行い，部署管理責任者が承認する形がのぞましい．推定所要時間は以下のとおりである．

(2) 所要時間

①ガイドライン周知・職員研修会
　800名のスタッフが，ガイドラインの周知（年1回2時間），職員研修会（年2回，1回1時間）

に参加すると仮定する．

> 年間延べ時間：(2 時間 + 1 時間 × 2 回) × 800 名 = 3200 時間

②新人研修会

100 名の新人スタッフが，医療安全管理の講習（2 時間）を受講すると仮定する．

> 年間延べ時間：2 時間 × 100 名 = 200 時間

③インシデントレポート

年間 1600 のインシデントレポートが提出され，スタッフのレポート作成に 1 時間，リスクマネジャーの内容確認，対応（個人指導，部署確認など）に 0.5 時間を要すると仮定する．

> 年間延べ時間：(1 時間 + 0.5 時間) × 1600 = 2400 時間

④推定総業務時間

> ① + ② + ③ = 5800 時間

b）医療安全管理室

医療安全管理室について専任医療安全管理担当者 1 名，専任クラーク 1 名，兼任の室員 4 名，計 6 名の構成を想定する．

(1) 業務

以下に述べる業務を包括的に行うためには，医療安全管理室には，医師，看護師，薬剤師，技師，事務職員のうち，少なくとも半数以上の職種がスタッフとして配属されることがのぞましい．医療安全管理担当者は専任がのぞましいが，病院の規模が小さければ兼任が適切な場合もあろう．資料の用意，整理などを円滑に行うために，専任クラーク 1 名を配置するモデルを想定する．

医療安全管理室が担当することが適切と考えられる業務は，以下のように分類される．

①ガイドラインの周知・周知確認

病院で使用されているガイドラインを周知する．周知を徹底するためには，「ガイドラインを理解した」という署名を医療安全管理室に送付させる方法も考えられる．

②職員研修会の準備・施行

職員研修会の準備，施行を行う．

③インシデントレベル査定の確定──インシデントへの対応指示

スタッフから送られるインシデントについて，レベル査定を行い，それぞれのインシデントへの対応について指示する．

④インシデントへの対応確認

インシデントへの対応としては，「個人指導」「部署確認」「事例分析」「新たなガイドライン・マニュアルの作成指示」などがあり，こういった対応の進捗確認を行う．

⑤ガイドライン・マニュアルの見直しの指示

ガイドラインやマニュアルは，少なくとも 2 年に 1 度は見直しを行う必要がある．見直し自体

は，病院内の経験があるスタッフに依頼するが，見直し計画についての指示を医療安全管理室が行う．

⑥改訂ガイドライン・マニュアルのアップデート

ガイドラインやマニュアルについて，つねに「最新版」が参照できるよう，資料の管理を行う．

⑦説明同意資料作成・見直しの指示

説明同意の資料は，現在，不十分なものが使用されている例が多いと考えられる．資料の作成，見直しについて，医療安全管理室が指示する．

⑧説明同意資料作成への援助

一般のスタッフは，説明同意資料が含むべき項目について，十分な知識がないので，医療安全管理室が援助を行う．資料は，患者が理解できる必要があり，わかりやすい表現についても援助を行う．

⑨説明同意資料のアップデート

説明同意資料についても，つねに「最新版」が利用できるように資料管理を行う．

⑩トラブル事例経過報告作成

患者から，「医療事故」「医療過誤」の可能性についてクレームがあった場合，関係者で検討を行うための，事例の経過報告を作成する．

⑪トラブル事例コンサルト

トラブル事例に対して，一般の臨床スタッフに対応を依頼する場合，対応の内容について，医療安全管理室が助言を与える．

⑫トラブル事例対応

「医療事故」「医療過誤」があったと判定された事例については，医療安全管理室が，事例への対応を直接行う．

⑬リスク情報の集約：インシデントやアンケートの集計

医療安全管理施策を行うためには，リスクに関する情報を，質が高い形で集約する必要がある．そのために，医療安全管理室が，インシデントレポートの集計，アンケートの作成，実施，集計を行う．

⑭施策原案作成への援助（ワーキンググループへの援助）

医療スタッフは，自部門，自職種のみがかかわるマニュアルの作成は，比較的容易に行える．しかし，他部門，他職種をも包含するガイドラインの作成については，「他職種，他部門の業務内容に関する知識が不足している」「ガイドラインの作成手順について訓練，研修を受けていない」などの理由で，困難がある．施策原案の作成を依頼したワーキンググループに対して，医療安全管理室が援助を行う．

⑮年間計画の作成（優先課題の選択），進捗確認，振り返り

院内施策の策定には，多大な労力を要するので，どういう課題を優先して解決に取り組むか，年間計画を作成する必要がある．また，年間計画の進捗を年間2～3回中間確認し，年度末には計画を振り返り，次年度の計画を作成する．

⑯外部研修参加・参考資料の入手

医療安全管理に関する資料の整備や研修を自施設だけで行える医療施設は皆無であろう．スタ

ッフを適切な外部研修に参加させ，検討課題の解決に有益な質の高い参考資料を入手する必要がある．

⑰参考資料管理

入手した参考資料は，スタッフが利用しやすいように管理する必要がある．

⑱会議

医療安全管理室は，週例で会議を行う必要がある．

(2) 所要時間

①インシデントレポート関連作業

医療安全管理室の運営に要する時間コストを算定するために，年間1600のインシデントレポートが提出され，インシデントの査定，対応方針指示に1レポート，5分を要すると想定する．

> 総所要時間：5分×1600＝8000分（約133時間）

年間の稼動を48週と想定すると，週あたり2.8時間，または2週あたり5.6時間を要する．

②専任医療安全管理担当者・クラークにかかる時間

それぞれ，年間220日の稼動，1日8時間，月平均残業10時間を想定する．

> 年間延べ時間：(8時間×220日＋10時間×12ヶ月)×2名＝3760時間

③兼任スタッフにかかる時間（毎週会議を行うと想定する）

兼任スタッフ4名，週例会議3.5時間（うち，インシデントレポート関連作業2.8時間）として，

> 年間延べ時間：3.5時間×4名×48週＝672時間

④推定総業務時間

> ②＋③＝4432時間

c) 実務機関

医療安全管理室を置かない場合，b）に述べた業務を，主に12名で構成されるリスク管理会議が，中核となって行うと想定する．

所要時間

①ガイドラインの周知・周知確認

年1回，周知の大要をリスク管理会議で決定し（1時間），1名のスタッフが各現場への連絡，周知確認を担当する（6時間）．

> 年間延べ時間：1時間×12名＋6時間×1名＝18時間

②職員研修会の準備・施行

職員研修会に関するリスク管理会議の決定および振り返りを，年2回，2時間かけて全員で行うと想定する．

2時間×2回×12名＝48時間

以下の作業は，数名のスタッフが個々に担当すると想定する．
　　職員研修会準備：年2回×1回4時間×4名＝32時間
　　職員研修会施行：年2回×1回1時間×4名＝8時間
　　職員研修会振り返り：年2回×1時間×4名＝8時間
　　新入スタッフ研修会準備：月1回×12×1回1時間×1名＝12時間
　　新入研修会施行：年12回×1回2時間＝24時間

> 年間延べ時間：132時間

③インシデントレベル査定の確定――インシデントへの対応指示
　リスク管理会議で査定を行うとし，インシデント数，査定に要する想定は，医療安全管理室を置く場合と同じとする．
　　133時間×12名＝1596時間
　インシデントへの対応指示，対応確認は，インシデントの受付，登録，資料保管，リスク管理会議開催時の資料準備，対応指示の記録，対応進捗確認などの作業からなる．これらの作業は，1名のスタッフが行い，1レポートあたり，1.5時間を要すると想定する．
　　1.5時間×1600＝2400時間

> 年間延べ時間：3996時間

④インシデントへの対応確認
　③の推定に含まれている．

⑤ガイドライン・マニュアルの見直しの指示
　年1回，見直し担当スタッフの決定，見直し指示の連絡，進捗確認，改訂資料の入手などの作業を全員で行うと想定する．
　　リスク管理会議による見直し担当スタッフの決定：年1回×1回1時間×12名＝12時間
　以下の作業は，1名のスタッフが担当すると想定する．
　　見直し指示の連絡：年1回×1回4時間×1名＝4時間
　　見直しの進捗確認：年1回×1回4時間×1名＝4時間
　　改訂資料の入手：年1回×1回4時間×1名＝4時間

> 年間延べ時間：24時間

⑥改訂ガイドライン・マニュアルのアップデート
　年1回，1名のスタッフが担当し，4時間を要すると想定する．

> 年間延べ時間：4時間

⑦説明同意資料作成・見直しの指示
　年10回，随時，新しい説明同意資料作成の必要性についてリスク管理会議で0.5時間話し合うと想定する
　　0.5時間×年10回×12名＝60時間

2年に1回，定例で，見直し担当スタッフの決定，見直し指示の連絡，進捗確認，改訂資料の入手などの作業を全員で行うと想定する．

　　リスク管理会議による見直し担当スタッフの決定：1時間×0.5回×12名＝6時間
　以下の作業は，1名のスタッフが担当すると想定する．
　　見直し指示の連絡：4時間×0.5回＝2時間
　　見直しの進捗確認：4時間×0.5回＝2時間
　　改訂資料の入手：4時間×0.5回＝2時間

> 年間延べ時間：72時間

⑧説明同意資料作成への援助
　年間10の新しい説明同意資料を作成し，援助（1時間）は1名のスタッフが担当すると想定する．

> 年間延べ時間：1時間×10×1名＝10時間

⑨説明同意資料のアップデート
　2年に1回，1名のスタッフが担当し，8時間を要すると想定する．

> 年間延べ時間：8時間×0.5回＝4時間

⑩トラブル事例経過報告作成
　資料作成にスタッフ2名で4時間を要し，年間50トラブルと想定する．

> 年間延べ時間：4時間×2名×50＝400時間

⑪トラブル事例コンサルト
　トラブルへのコンサルトに，スタッフ2名で3時間を要し，年間50トラブル事例と想定する．

> 年間延べ時間：3時間×2名×50＝300時間

⑫トラブル事例対応
　1事例に6時間，年間20事例と想定する．

> 年間延べ時間：6時間×20＝120時間

⑬リスク情報の集約
　医療安全管理室がない場合，インシデントレポートの集計作業は，ほとんど不可能と考えられる．
　アンケートの実施，結果の集約は，年4回行うと想定する．アンケートの作成には，スタッフ4名で2時間を要すると想定する．また，1アンケートあたり，スタッフ1名で，配布に4時間，回収4時間，集計に4時間を要すると想定する．報告作成には，スタッフ4名で1時間，報告配布はスタッフ1名で2時間と想定する．

> 年間延べ時間：（2時間×4名＋4時間＋4時間＋4時間＋1時間×4名＋2時間）×4回＝104時間

⑭施策原案作成への援助（後述e）①のワーキンググループへの援助）

8つのワーキンググループに対して，それぞれ年2回の援助を行い，援助1回あたり準備に2時間，話し合いに2時間を要すると想定する．

> 年間延べ時間：(2時間＋2時間)×8＝32時間

⑮年間計画の作成，進捗確認，振り返り

4名のスタッフが従事して，作成に4時間，進捗確認に2時間を2回，振り返りに4時間を要すると想定する．

> 年間延べ時間：(4時間＋2時間×2回＋4時間)×4名＝48時間

⑯外部研修参加・参考資料の入手

半日（4時間）の研修出張に延べ10名，1日（8時間）の研修に延べ5名を参加させると想定する．

> 年間延べ時間：4時間×10名＋8時間×5名＝80時間

⑰参考資料管理

スタッフ1名で週1時間かかり，稼動48週と想定する．

> 年間延べ時間：週1時間×48週＝48時間

> ①〜⑰の合計：5368時間

⑱会議

ア．医療安全管理室がある場合

医療安全管理室などの諮問を受けて，実務的な討議を行うために，「リスク管理会議」を設ける．リスク管理会議の委員は，医師，看護師，薬剤師，技師，栄養士，事務職員を網羅し，委員数20名を想定する．会議では，原案の採択または差し戻しのみを決定し，月1回，会議1時間で開催すると想定する．（議題の用意（1時間），会議後のフォロー（2時間）は，医療安全管理室の稼動内で行う）．

　　月延べ時間：1時間×20名＝20時間

> 年間延べ時間：20時間×12ヶ月＝240時間

イ．医療安全管理室がない場合

リスク管理会議の委員数12名で，7時間（うちインシデントレポート関連5.6時間）の会議を月に2回行い，議題の用意 2時間，会議後のフォロー 6時間を要すると想定する．（このうち，7時間の会議時間は，前記③の推定に含まれている．）

　　議題用意・フォロー　会議あたり2時間＋6時間＝8時間

> 年間延べ時間：8時間×2回×12名＝192時間

d）統括機関
（1）業務

　院長，副院長，看護部長，薬剤部長，事務長，医療安全管理室長，専任医療安全管理担当者などを構成員として，「医療安全管理委員会」を統括組織として置く．（医療安全管理室長，専任医療安全管理担当者がいない場合は，リスク管理会議代表者2名を加える）医療安全管理委員会は，院内施策を，包括的な立場から検討し，最終的な承認を決定する．

（2）所要時間

ア．医療安全管理室がある場合

　構成人員7名（うち1名は専任医療安全管理室担当者の稼動内），月1回，会議1時間で行う．（議題作成，会議後のフォローは医療安全管理室の稼動で行う．）

　　月延べ時間：1時間×6名＝6時間

> 年間延べ時間：6時間×12ヶ月＝72時間

イ．医療安全管理室がない場合

　会議2時間，議題作成1時間，会議後のフォロー1時間と想定する．

　　月延べ時間：2時間×7名＋1時間＋1時間＝16時間

> 年間延べ時間：16時間×12ヶ月＝192時間

e）経験があるスタッフの関与（ワーキンググループ，資料の作成，見直し）

所要時間

①ワーキンググループ

　医療安全管理施策の原案作成を，「ワーキンググループ」で行うと想定する．

　8ワーキンググループ，平均参加者数6名，開催2月に1回，議題の用意1時間（1名），1.5時間のミーティング（6名），ミーティング後のフォロー6時間（合計）と想定する．

　　月延べ時間：（1時間＋1.5時間×6名＋6時間）×0.5回×8グループ＝64時間

> 年間延べ時間：64時間×12ヶ月＝768時間

②ガイドライン見直し作業

　ガイドラインが50あり，2年に1回の見直しに2時間を要すると想定する．

> 年間延べ時間：2時間×50×0.5回＝50時間

③説明同意資料見直し作業

　説明同意資料が50あり，2年に1回の見直しに2時間を要すると想定する．

> 年間延べ時間：2時間×50×0.5回＝50時間

④説明同意資料作成作業

　年間10の新しい説明同意資料を作成し，1資料あたり，2名のスタッフで4時間を要すると想

定する．

> 年間延べ時間：4 時間 × 2 名 × 10 = 80 時間

> ①〜④の合計：948 時間

f）トラブル事例対応

トラブル事例については，「経過報告作成」→「統括委員会＋関連スタッフの会議」「対応にあたる臨床スタッフ，事務スタッフへのコンサルト」という流れを想定する．

所要時間

経過報告作成（4 時間 前記 c）⑩に算入済み），統括機関＋関連スタッフの会議（構成 10 名，1 時間），臨床スタッフ・事務スタッフによる対応 4 時間，コンサルト（3 時間，c）⑪で算入済み）年間 40 トラブル事例と仮定すると

> 年間延べ時間：800 時間（経過報告作成，コンサルトを除く）

g）総業務時間

本報告による初期的推定によれば，以上の想定における病院の医療安全管理関連の総業務時間は，次のように試算される．

ア．医療安全管理室がある場合

現場：5800 時間

医療安全管理室：4432 時間

実務機関：会議 240 時間

統括機関：72 時間

経験があるスタッフの関与：948 時間

トラブル事例対応：800 時間

  年間総計：12292 時間

イ．医療安全管理室がない場合

現場：5800 時間

実務機関：5560 時間（5368 ＋ 会議 192）

統括機関：192 時間

経験があるスタッフの関与：948 時間

トラブル事例対応：800 時間

  年間総計：13300 時間

4 医療安全管理室の効率性

前述したように，年間の病院全体の医療安全管理業務に要する時間数は，600床程度の規模の病院であれば，医療安全管理室を設置した方が効率がよいと考えられる．また，医療安全管理室を置いた方が，ワーキンググループへの援助，トラブル事例への対応，外部からの問い合わせに対する対応が円滑に行われると想定されるほか，各業務が，一貫性をもち，組織的な混乱をともなわずに遂行されると考えられる．

医療安全管理業務を行うためには，現場―実務機関―統括機関という層別の構造を整備した上で，医療安全管理室を設置する構造が，効率性が高いであろう．

5 ワーキンググループの活用方法

医療安全管理施策原案の作成をワーキンググループに依頼する際には，ワーキンググループでの検討が効率的に進むように依頼書を準備することがのぞましい．依頼書には，
　①課題名
　②依頼の背景
　③関連インシデント・事故
　④検討事項（医療安全管理室，リスク管理会議からの要望事項）
　⑤ワーキンググループメンバー（リーダーを指名する）
　⑥諮問期限
　⑦問い合わせ先（通常，医療安全管理室）
などの項目が必要である．また，医療安全管理委員会，部長会議，看護長会議などで，ワーキンググループの設置をアナウンスし，病院スタッフに，施策立案を検討していることを知らせた方が，施策施行が円滑に進むと考えられる．

6 医療安全管理に必要な技能

6.1 コミュニケーション技能・リーダーシップ技能

a）教育機関での教育の必要性
根本的な医療安全管理をはかるためには，医療従事者の基礎教育機関において，コミュニケーション技能について教育を行う必要がある．医学部では加えて，リーダーシップ技能について教育を行う必要がある．
(1) コミュニケーション技能
　ア．相手の話を聞いて要点を理解する

イ．自分が理解したことを相手に示し，理解が共有されていることを確認する
といった技能が，必要と考えられる．
(2) リーダーシップ技能
　　ア．相手が，自分が言った指示を理解していることを確認する
　　イ．業務を遂行する際，どのような困難が生じるかを理解する
　　ウ．業務の量，質が，スタッフの能力を超過していないかどうかを理解する
といった技能が，必要と考えられる．
(3) 医師の技能
　医師については，新卒の医師であっても治療チームのリーダーとして位置づけられるので，
　　ア．多職種治療チームのリーダーとしてのコミュニケーション技能，リーダーシップ技能
　　イ．医師同士のコミュニケーション技能，リーダーシップ技能
を分けて教育，研修を行うことが必要であろう．

b）研修の必要性

　上記のコミュニケーション技能，リーダーシップ技能については，基礎教育機関のカリキュラムに取り入れられるまでは，OJT（on the job training）として，スタッフの研修を行う必要がある．また，看護師長，他職種の部長などの，医療機関における管理責任者に対して，マネジメント技能の研修を行う必要がある．

6.2　マネジメント技能

a）管理責任者の技能

①スタッフが行う業務について，「マニュアル・ガイドラインの制定」または「臨機応変な判断能力があるかどうかの能力査定」のいずれかを行う．
②スタッフが，指示を理解していることを確認する．
③スタッフの指摘に対して傾聴，理解する．
④問題が起きた際の解決策について
　　ア．事態の把握
　　イ．問題点の確認
　　ウ．改善試案の立案
　　エ．試案の検討
　　オ．試案の試行
　　カ．試行の評価
　　キ．新しい施策の決定→施策の周知
という手順を理解する必要がある．
⑤他の部署，他の職種との調整能力
　　ア．自分の部署，自分の職種の困難について相手に伝達する
　　イ．相手の部署，相手の職種の困難について理解する

ウ．互いの協力が最も効率的に行えそうな手順の試案立案
　　エ．試案の検討
　　オ．試案の試行
　　カ．試行の評価
　　キ．新しい施策の決定
　　ク．施策の周知
という手順を理解する．
⑥労力と効果の評価
　医療安全管理施策に，必要とされる時間，労力と，期待される効果について，検討する技能を習得する．

b）議長の職務

　ワーキンググループや委員会を効率的に行うためには，議長の役割が重要である．「当日何を，どう話し合うのか」を明確にし（議題の準備），話し合いの中で次回の会合までに，誰が，どういう作業をするのかを明確にする（タスクの明確化）．

　企業などでは，会議を効率的に行う方法の重要性がようやく認識されつつあるが，医療業界では，こういった認識がまだ不足している．多忙な医療スタッフを集めて会議を行う場合，効率的に会議が進められるかどうかは，ある医療施設の医療安全管理が進歩できるかどうかを，大きく左右するであろう．

①議題の準備
　議題については，
　　ア．話し合う内容
　　イ．議題の主な担当者
　　ウ．その日どこまで話し合いを進めるのか（単なる報告・質問，一部討論，採決のどの段階を目指すか）
　　エ．討論予定時間
を記載する．
　また，議題案を会議の1週間前に配布し，委員からの示唆があれば修正する．細かく検討するべき点が残っていて，当日採決に至れない場合は，討論予定時間内に，問題点を検討する担当者を定めてその日の話し合いは終わりにする．（複雑な問題を，大人数の集まりで延々と討論し続けるのは，非効率的である．）

②タスクの明確化
　会議を行うときには，
　　ア．次回の会議までに，誰が，何を行うかを，明確にする
　　イ．次回の会議で，タスクの進捗状況を確認する
ことが，効率的な作業につながる．

c）管理者研修

一般に医療スタッフは，他職種スタッフの業務内容について，知識が不足している．新管理責任者に対しては，コミュニケーション技能，リーダーシップ技能，他職種の業務内容等について，2〜3日かけて「管理者研修」を行うことがのぞましい．ほとんどの企業で「管理者研修」が行われているが，医療においては，「管理者研修」はあまり広く行われていない．今後，医療安全管理に関する問題解決を効率的に進展させるためには，「管理者研修」が重要であろう．

6.3 アサーション技能

医療安全管理の基本原理の一つは，「相互チェック」である．「上位のスタッフ」がだした指示を，より「下位のスタッフ」が効率的にチェックできることが重要である．このために，現場スタッフに対して「アサーション技能」の研修を行う必要がある．「アサーション技能」とは，エラーかもしれないと思われる事態を発見した際に，「エラーではないのか？」という指摘や確認を，円滑に行う技能である．特に，指示をだした医師，看護師長など，上層のスタッフに対して指摘が円滑に行えるようになることが，必要である．

7 その他の留意点

医療安全管理の効率性を高めるためには，以下のような点にも留意する必要がある．

a）マニュアル・ガイドラインの目的

マニュアルやガイドラインの円滑な受け入れをはかるために，制定の目的をスタッフに示す必要がある．マニュアルやガイドラインには，当該の職種の業務遂行手順を標準化するという目的があるが，それより大きな意義をもつのは，当該職種の業務遂行手順を明確に成文化することによって，他のスタッフ，末端のスタッフが，チェックを効率的に行えることである．例えば，医師の業務手順を定めなければ，他職種スタッフが，医師のエラーを効率的にチェックすることは不可能である．一方，医師の業務手順がマニュアル・ガイドラインに定められていれば，医師以外のスタッフでもチェックを行うことができる．

b）説明同意の留意点

説明同意については，一般にいわれている「診断または症状」「治療の内容」「予想される効果（効果の限界）」「主な副作用や合併症（発生頻度）」「他の治療方法」「他の治療方法との比較：長所，短所」「治療を行わなかった場合，予想される事態」の項目のほかに，「治療効果，副作用・合併症に影響する可能性がある患者側要因」という項目を設けた方が，思わしくない結果になった場合のトラブルを防止するために有用と思われる．

c）同意が一部しか得られない場合

治療方針について，包括同意が得られない場合には，予想されるリスクについて記載し，本人，家族から，「リスクについての説明を理解した」という署名をもらう必要がある．患者が，医療機関に示された治療方針に対して，自分の希望を述べることは権利として保障されるべきであるが，医療機関が患者の希望にそって治療方針を変更する際には，患者にも，責任が生ずる．治療が契約として行われる以上，この事情については，相互が明確に認識し，記録を残す必要がある．

d）インシデントレポートの電子化
　インシデントレポートを電子化し，集計作業が自動的に行われるようにする必要がある．そうすれば，部署別，職種別，経験年数別，曜日別等々，さまざまな角度からインシデントレポートによるリスク情報を，集約して把握することができる．

e）マニュアル・ガイドラインの作成と取り扱い
　マニュアル・ガイドラインの作成および取り扱いを効率的に行うためには，手順を明確に定める必要がある．
　①原案の作成（ワーキンググループまたは医療安全管理室）
　②実務的検討（リスク管理会議）
　③包括的検討と最終承認（医療安全管理委員会）
という層別の検討が必要である．場合によっては，試行を行い，試行を評価してから，院内全体に施策展開する．
　マニュアル・ガイドラインは，1～2年に1回見直しを行う必要がある．院内で公認，使用されているガイドラインのリストを医療安全管理室が管理し，見直しを行わせる．各部署のみで使用されているものは，部署のリスクマネジャーに見直しを担当させればよい．院内で共通に使用されているものについては，リスク管理会議の委員に見直しを割り振る．マニュアル・ガイドラインの最新版は，つねに医療安全管理室が管理し，院内LAN，電子カルテ端末などから，スタッフがアクセスできるようにする．

引用文献
1）大井利夫，横井郁子，重森雅嘉，秋山剛（2007）医療機関の安全管理に共通する課題に関するガイドライン　医療安全管理の実際と安全管理者の役割―安全管理の効率性の観点から―，―ヒヤリ・ハットや事故事例の分析による―医療安全対策ガイドライン（主任研究者　嶋森好子），じほう

［学習課題］

1. 医療施設の使命とリスクの関係について考えてみよう．
2. リスクの把握の考え方と方法について考えてみよう．
3. 医療安全管理に関する業務の機能，内容，所要時間について実例で考えてみよう．
4. 医療安全管理室の効率性について考えてみよう．
5. 医療安全管理に必要な技能とは何か考えてみよう．

6

医療安全を推進・管理する者に求められる能力と教育研修

[学習目標]

1. 医療安全を推進・管理するために必要な能力を説明することができる．
2. 医療安全を推進・管理する者の具体的な活動領域と，そのために必要な学習活動を説明することができる．

1　医療安全管理に関する基本的考え方

　わが国における医療安全管理の歴史は比較的浅く，専門的な取り組みや人材育成が始まったのは 2000 年に入ってからのことである．それまでは，医療安全のための知識や技術は系統立って教えられることなく，日常的な業務遂行に必要な事項が断片的に教えられるのが一般的な姿であった．しかし，医療安全に対する組織的な取り組みの必要性が認識され始めてから，事例分析手法や組織論を含む，より体系的な教育が求められるようになっている．

　医療安全管理を行う上で必要な知識や技術は，医療安全管理はすべての**医療従事者の責務**であること，エラーを単に個人の責任に帰することなく**システムの問題として考える**こと，**誤りから学習する**ことなどの，医療安全に関する基本的な考え方を土台として積み重ねられる．個々の医療従事者は自らの専門性に応じて，臨床実践に必要な医療安全のための知識を身につける必要がある．

　高度に専門分化した今日の医療では，提供されるサービスはそれぞれの業務ごとに分断され複雑にからみあっており，個々のプロセスの管理だけで安全性を確保することは困難である．1 つのプロセスの不具合が次のプロセスに大きな影響を及ぼすこともあるし，異なった段階の小さなエラーが連鎖・複合して最終的に大きなエラーが発現することもある．このため，医療の安全性を高めるためには，実際に提供される技術やモニタリングの確実性などの個人の実践レベル，一つひとつの技術提供の方法を決めたり管理したりする部門・部署レベル，部門部署を超えたシステム全体の安全性の評価や安全性確保のための調整を行う組織全体という 3 つのレベルを通して，活動を行う必要がある．全体レベルの医療安全管理に携わる人間が行う必要のある，サブシステム個々の安全性や，全体として統合されたときに安全かどうか，防御は十分であるかどうか，あるいは設計されている防御がシステムに過重な負荷をかけていないかなどを検討する作業には，医療提供プロセスの安全性に関する高度な知識や技術が必要である．

　また医療安全は組織管理の一部であるため，必要な知識や技術は個人が組織の中でどのような管理上の責任を担っているかによっても異なる．要求される知識・技術の共通性はそれぞれの職種だけでなく，その組織における職位にも強く関連するのである．新人職員と中堅職員，中間管理層，トップマネジメントでは，それぞれ医療安全管理に必要とされる知識・技能のレベルは異なるため，段階的・系統的にそれぞれの役割に応じた内容を習得していく必要がある．

2　医療安全管理に必要な能力

　医療における安全性の確保は，すべての医療従事者の責務である．しかし，医療安全のためには，単に自らの業務を確実に遂行するだけにとどまらない，さまざまな能力が必要である．ここでいう能力とは，単に個人が保有しているだけでなく，行動として示される**コンピテンシー**である．コンピテンシー概念はもともと経営学の分野で，職務上の業績を予見するためのツールとして発展してきた．どんな人材の特性が職務上の成功に関連しているのかを明らかにすることで，

その職務に必要な特性が明らかになるのである．コンピテンシーの定義で広く知られているものは「ある職務または状況に対し，基準に照らして効果的，あるいは卓越した業績を生む原因としてかかわっている個人の根源的特性」というもので，根源的特性とは「さまざまな状況を超えて，かなり長期間にわたり，一貫性をもって示される行動や思考の方法」を意味している[1]．

米国やオーストラリアでは1990年代以降，医療に関する教育の中に，必要な能力開発に関する新たなアプローチとして，コンピテンシー概念を採用してきた．特にオーストラリアでは，医療安全に関するコンピテンシーに基づいた階層的カリキュラム（National Patient Safety Education Framework；**NPSEF**）が開発されている（図6-1）．このカリキュラムでは，医療安全のための

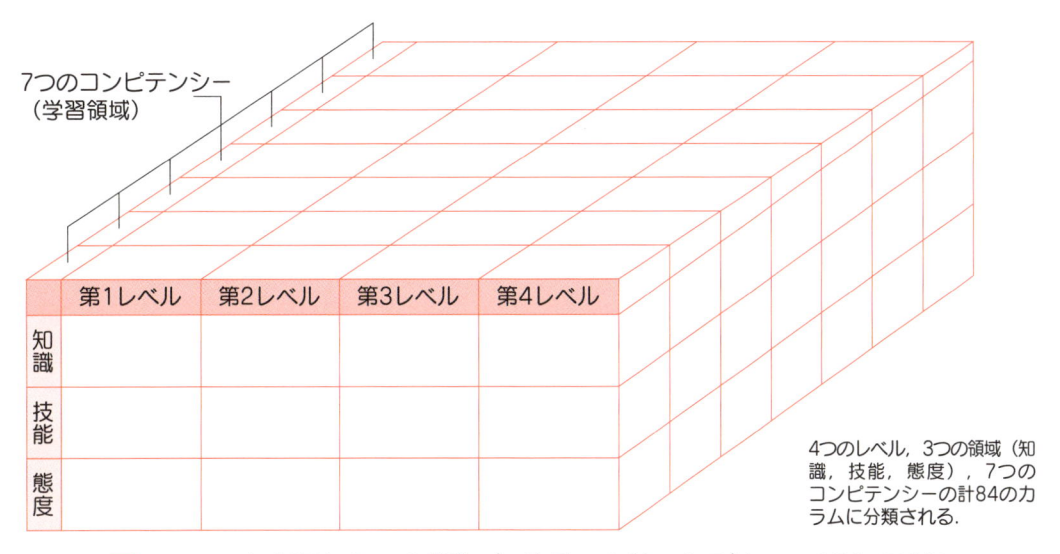

図6-1　コンピテンシーの構造（3次元マトリックス）（NPSEFを筆者が図式化）

4つのレベル，3つの領域（知識，技能，態度），7つのコンピテンシーの計84のカラムに分類される．

表6-1　NPSEFにおけるコンピテンシーのレベル

	第1レベル	第2レベル	第3レベル	第4レベル
内容	基礎．あらゆる医療従事者が学んでおく必要があるレベル．	患者に直接ケアを提供する者や指導の下で働く医療従事者が必要とするレベル．	高度な臨床の責任を担う医療従事者が必要とするレベル．ただし技能には職能によって若干の相違がある．	組織的責任をもつ臨床管理のリーダーに求められるレベル．組織の管理者や統括医療安全管理者はこのレベルである．
対象者	ボランティア 給食部門の職員 事務部門の職員 　　　　など	看護師 医師（研修医を含む） 薬剤師 コメディカルスタッフ 　　　　など	各部門の管理者（例えば病棟責任者，各診療科の責任者，共助部門の責任者） 　　　　など 医療安全管理者は少なくともこのレベルの知識を要求される．	病院の管理者やその補佐を行う者，統括医療安全管理者 　　　　など

注：各レベルは段階的に設計されているため，上位のレベルはその前のレベルを習得していることが前提となっている．例えば第4レベルを求められる場合，第3レベルまでの知識・技能・態度も併せて求められることになる．

コンピテンシーは第1レベルから第4レベルまで漸進的に区分されている（表6-1）．この中で職種横断的な中核的コンピテンシーとして判別されているのは
　①効果的なコミュニケーションを行う
　②有害事象やニアミスの判別，予防，管理を行う
　③エビデンス（科学的根拠）と情報を利用する
　④安全に働く
　⑤倫理的にふるまう
　⑥継続的に学習する
　⑦特定領域における安全管理を行う
　　・対象者，部位，手技の誤りを防止する
　　・安全に与薬する
の7つである．わが国でも，オーストラリアの研究者との共同研究の延長として，コンピテンシーに基づく臨床研修医のための医療安全教育ガイドライン試案が2005年に示された（参考文献3）．今後，全医療従事者に適用できる形に発展することがのぞまれる．

3 医療安全管理者に求められる能力

3.1 医療安全管理者の活動領域

　医療安全管理に携わる者に関する明確な定義や，資格要件，職務の範囲は定められていない．その国の制度的環境や個々の医療機関の機能，規模，リスク管理のためにどのような財務戦略をとっているかによって，個別の**医療安全管理者**の業務内容には大きな相違がある．

　米国では，保健医療分野にかかわるあらゆるリスクを系統的・包括的に扱う**エンタープライズ・リスクマネジメント**（enterprise risk management；ERM）アプローチをとることが多いため，リスクマネジメント部門は労働安全衛生なども含む，非常に多岐にわたる業務を行っている．米国のヘルスケアリスクマネジャーの任意団体であるASHRM（American Society for Healthcare Risk Management）が，保健医療におけるリスクマネジメント業務の範囲を特定し，必要とされる知識体系を明らかにするために行った調査の結果では，6つの主な活動領域が判別されている（表6-2）．

　一方，わが国では，医療安全管理の範囲は患者の安全が中心となっているため，医療安全管理者の活動の焦点は損失の予防や損失の軽減である（表6-3）．医療安全管理者の組織上の位置づけや業務内容は施設によるばらつきが大きいが，この点に関しては大きな相違は認められない．わが国において医療安全管理者が行っている医療安全管理業務を整理してみると，主たるものは次のとおりである．

(1) 予防・再発防止活動

　医療安全にかかわる情報を施設内外から収集し，リスクの分析や発生した事象にかかわる要因を明らかにすること．また，情報収集を行うための仕組み（院内報告制度や院内ラウンドなど）

表6-2 ASHRMの調査結果によるリスクマネジメントの活動領域

活動領域	具体的内容
①損失の予防と損失の軽減	組織内に潜むリスクを判別し，そのリスクがもたらす可能性がある損失を予防したり，リスクが発現した場合の損失を軽減させたりする．このための活動には，院内報告制度や医療記録監査，患者からの不満や改善に関する要望の検討などからリスクを見つけること，診療部門・看護部門など医療安全と関連の深い領域と協調的な関係を形成すること，リスクマネジメントに関連する量的・質的データを適切な形に加工して必要とする対象者に提供すること，根本原因分析（root cause analysis；RCA）や失敗モード影響解析手法（failure mode and effects analysis；FMEA）によるリスクや発生事象の分析，リスクに関する職員教育などがあげられる．
②苦情への対応	利用者の苦情も，医療の質や安全の一つの指標である．また，場合によっては法規制や医療機関の認定要件などの遵守状況にかかわるような問題が発見される場合もある．苦情情報を管理し，必要に応じて事実関係確認の調査を組織する．サービスを提供する職員の選抜や評価に関する基準を作成することも業務の一部とされている．
③リスクの財務的処置	すべてのリスクが予防できたり，軽減できたりするわけではない．組織はリスクを保有するか移転するかして，万が一損失が発現した場合に備える．リスクを保有する場合は，組織は発生した損失を直接負担する．リスクを移転する代表的な方法は保険を購入することである．リスクマネジャーはリスクに関するデータを整えたり，保険業者などとの調整を行ったり，リスク財務管理のモニタリングや評価を行う．
④法規制や認定要件の遵守	米国では保健医療機関はJCAHO（Joint Commission on Accreditation of Healthcare Organization）の認定を受ける必要があるため，認定要件の遵守は法規制と同様に重要である．リスクマネジメントの対象になる法律は，医療安全に関するものの他に，患者の自己決定権，労働安全衛生に関するものが含まれている．これらの要件を満たしているか，遵守されているかどうかのモニタリングと遵守の促進が活動の対象である．
⑤リスクマネジメント活動の運営	リスクマネジメント部門の運営にかかわる活動として，組織のリスクマネジメント政策の策定と計画，リスクマネジメント部門の職員の教育，リスクマネジメントに関する委員会の運営，活動の評価などがある．
⑥生命倫理	生命倫理は患者の権利と密接にかかわっており，リスクマネジメントの対象となっている．例えばDNR（Do not resuscitate）など蘇生に関するルール，脳死の診断基準，延命措置，治験などの方針と手順は，明文化され誰にでも客観的な判断基準として示されている必要がある．また個別の倫理的ジレンマに関するリスクマネジメント上のコンサルテーションも活動の一部である．

の維持，運営を行うこと．分析結果に基づき予防策や再発防止策を立案すること．医療安全管理のための委員会や内部のワーキンググループにおける活動や教育研修の機会を通じて，組織に対して結果のフィードバックを行うこと．

(2) 事故発生時の損失の最小化

平常時に事故が発生した場合の対応体制を整備し，その有効性をシミュレーションなどで検証すること．事故発生時に当事者（患者・家族，医療従事者）が適切な援助を受けられるように支援すること．その他の関係者に必要な支援を行うこと．原因究明が行えるように必要な情報を保全し，事故調査委員会などが再発防止のための活動をするための協力，支援を行うこと．

(3) 教育活動

院内の職員に対して医療安全に関する研修会を企画，運営すること．参加状況を把握し，必要に応じて参加の働きかけを行うこと．医療安全に関する情報や立案された対策を周知すること．

表6-3 医療安全管理者の業務

	「医療安全管理者の機能に関する報告書」 平成13年度厚生科学研究 主任研究者:井部俊子	「医療安全管理者の業務に関する指針(中間まとめ)」 財団法人日本医療機能評価機構 認定病院患者安全推進協議会
院内報告制度に関する事項	インシデント情報・事故情報の分析 ・収集したインシデント・事故情報の公表,フィードバック ・インシデント,事故の分析 ・定期的な院内の巡回	院内報告制度を基盤とした医療安全のための活動 ・提出されたインシデントレポート等の分析,予防策の立案と提案 ・緊急性が高い事案への対策 ・インシデントレポート等の件数に明らかな変化が生じた場合の対応 ・インシデントレポート等の提出や情報収集が適切に実施されるための環境づくり ・インシデントレポート等の記載方法・内容の指導
安全対策に関する事項	安全管理対策の立案・調整・周知・評価 ・分析結果を踏まえて対策を立案し,対策立案・実施のために必要な場合には,適宜部門間の調整を行う. 院内の安全に関する相談および助言 ・院内各部署からの安全に関する相談への対応	医療安全のための部署間の調整,対策等の提案 医療安全管理のための指針やマニュアルの作成 医療安全のための院内評価業務 患者相談窓口に関する業務(医療安全に関連する場合)
教育・研修にかかわる事項	安全管理の専門家として病院全体の安全管理研修を企画・運営する. ・新入職員への安全管理に関する組織の指針の教育 ・部門ごとに実施する研修への支援 ・事故発生時の再発防止の研修 ・各部門への出前研修	医療安全に関する研修・教育
委員会等にかかわる事項	病院のリスクマネジメント委員会の企画・運営をサポートし,他職種との連携をはかり,事故防止に役立てる. ・専門的立場から委員会への実務的な機能をサポートする. ・委員会へ院内の安全管理の状況について報告を行う. ・議題の提案 ・対策案の提案	医療安全管理委員会の運営 医療安全を目的とした部会などの企画・開催
	病院内の委員会や各部門・病棟の医療安全推進担当者と連携して活動を行う. ・医療安全に関する事項に関して他部門,各委員会との連携	医療安全にかかわる各種委員会との連携
研究等にかかわる事項	安全管理に関する調査や研究に参加し,事故防止に役立てる ・研修への参加 ・事故やインシデントに関する調査・研究	医療安全に関する院外からの情報収集と対応
医療事故にかかわる事項	事故発生時には的確な状況把握につとめるとともに,適切な対応を行うためのサポートをし,再発を予防する. ・状況の適切な把握・使用機器や薬剤の現状保存 ・適切な連絡・報告 ・現場の管理者のサポート ・当事者職員の精神的ケア ・院内への正確な情報提供 ・再発防止対策立案のための情報収集 ・事故に関する診療録の記載状況の確認	事故発生時の対応業務(直接的業務は行わない) ・現場や患者・家族の状況把握 ・病院幹部や関係部署・診療科への報告についての確認 ・診療記録についての確認 ・医療事故発生現場管理者へのサポート,助言 ・経時的な事実関係の整理 ・事故調査委員会,事故対応委員会の設置・開催のための調整と委員会への参加 ・患者,家族への説明内容の説明 ・当事者に対する精神的サポートに関すること

医療安全に関する委員会やワーキンググループなどへの参加者に対して活動を通じて医療安全に関する知識や技術を深めさせること．
　また，こうした具体的な活動を医療安全管理者がはたしている機能としてとらえると，
　①情報管理機能…プログラムに関連する情報の収集，分析，管理
　②コンサルティング機能…当事者，各部署，各職種に対する問題解決の支援
　③コーディネート機能（リエゾン機能）…院内外の職種間，部門間，組織間の調整
　④アドバイザリー機能…組織の意思決定の支援
の4つに整理することができる．院内報告制度が医療事故予防にはたす役割が大きいため，医療安全管理者の活動というと事例分析などに目が奪われがちであるが，むしろ医療安全管理者にのぞまれている組織横断的活動の本質は**調整活動**や**教育活動**にある．
　わが国の医療安全管理者の活動領域はまだ確立の途上にある．また，組織体制の整備状況によって，その責任・権限の範囲や活動内容はさまざまである．しかし，今後，専門性の確立と管理体制の整備が進めば，現在組織内で分散しているリスクマネジメント業務の再編，苦情管理，生命倫理に関連する業務，医療の質管理など，その職域は拡大していくと考えられる．

3.2　医療安全管理者に求められる能力と教育研修

　ここまで述べてきたような機能と役割をはたすためには，医療安全管理者には医療安全に関する知識だけでなく，組織を管理するための能力が必要である．井部は現状の調査の結果から，具体的活動内容を実践するために医療安全管理者に要求される能力を，次のようにまとめている．
　①インシデント・事故報告を分析するための専門的な医療の知識および分析手法の知識
　②合理的な安全対策を立案する問題解決能力
　③データに基づいて議論を構築できる論理的思考
　④院内の各部門との連携，調整あるいは交渉ができる高いコミュニケーション能力
　⑤各種情報の収集・分析・加工のためのコンピュータリテラシー
　⑥医療安全という新しい分野にひるまず挑戦する意欲
　先に紹介した医療安全に関する「階層的カリキュラム」（NPSEF）にあてはめてみると，わが国の医療安全管理者に要求されるコンピテンシーはおおむね第3レベルから第4レベルに相当すると考えられる．井部の分類は，能力の具体的内容と要求されるレベルを同時に表しているが，NPSEFと比較すると第3レベル，第4レベルとおおむね合致するものになっている．松浦らはこのNPSEFに基づいた「医療安全管理者コンピテンシー自己評価表」を作成しているが，ここでは日本の状況も勘案しながら選択された第3レベル，第4レベルの306項目の知識・技能・態度が示されている．ただし，これらの能力を身につけるのは必ずしも容易ではない．
　一般に医療安全管理者に必要な能力を育成するための研修には，医療安全の基本的な考え方のほか，医療安全に関する制度，医療安全のための組織的な取り組み，事例分析・評価・対策立案の方法，医療事故発生時の対応，コミュニケーション能力の向上，職員の教育研修，意識の向上などが含まれる必要があると考えられている[*1]．また，成人教育であるため，講義だけでなく具

[*1] こうした研修内容を満たすものとして，現在では，日本看護協会，四病院団体協議会や各病院団体が行う研修会があげられる．

体例に基づく演習などの参加型の学習も含んでいることがのぞましい．ただし，これらの内容を含んでいるとしても，2日から5日程度の短期間の研修については，あくまでも医療安全管理に携わるための初歩的な研修とみなすべきである．医療安全管理者が行わなければならない調整活動や教育活動を効果的に行うためには，より高度な教育研修を受けることがのぞましい．事例分析実践のための具体的技術や質改善，苦情管理，コンフリクトマネジメント，組織変革，成人教育のための知識や技術など，より専門性が高い事項については，必要に応じてその事項に焦点を合わせた研修を受講するなどで能力の向上をはかることが必要である．また看護職の場合では，看護管理に関する研修を受講することで組織管理に関する基本的な知識を得ることができる．医療安全管理に焦点をあてた研修だけでなく，こうした関連領域の研修の受講も能力の向上に役立つと考えられる．

なお，現在わが国では医療安全管理のための長期研修や上級者向け研修を実施している機関は少ない．今後はこれまでの医療安全管理のための実践・研究の成果を反映した，段階的なプログラムが開発されることがのぞまれる．

引用文献

1）ライル・M・スペンサー，シグネ・M・スペンサー著，梅津祐良ほか訳（2001）コンピテンシー・マネジメントの展開―導入・構築・活用，p.11，生産性出版

参考文献

1．井部俊子，医療機関におけるリスクマネジャーの機能に関する研究，平成13年度厚生科学研究報告書
2．厚生労働省（2005）新医師臨床研修制度における指導ガイドライン 試行版，国立保健医療科学院HP
3．長谷川友紀（2005）コア・コンピタンシーに基づいた医療安全教育についての研究，平成16年度厚生労働科学研究報告書
4．Youngberg, Barbara J.（2003）The Patient Safety Handbook, Jones & Bartlett Pub.

[学習課題]

1．医療安全を推進するために，現時点であなたがケアを提供する際に必要な能力（コンピテンシー）を，具体的な行動レベルで5つあげてみよう．
2．あなたが実習などで知っている保健医療機関では，医療安全管理の推進・管理のために具体的にどのような教育研修が行われているかを調べてみよう．
3．医療安全の推進・管理を学習するために利用できる資源を3つあげてみよう．

7

医療事故に対する倫理と法的問題

[学習目標]

1. 法的責任追及の仕組みを理解する.
2. 法的責任追及の限界を理解する.
3. コンフリクトマネジメントの考え方を理解する.
4. 事故後の解決に向けての「モデル事業」を理解する.

1　法によるリスクマネジメントの全体像

　医療はこれまで，病院内，それも，治療行為を通じての医師と患者という特殊な空間や人間関係の中で，社会との関係を閉じて営まれてきた．しかし，今や医療は閉じていられない．情報が公開され，在宅で医療がなされ，コメディカルや多くの人のかかわるチーム医療・介護となり，医療が社会（その規範である法）との関係で問われることとなる．本章で中心的な課題とされる医療訴訟・紛争などのリスクないし**コンフリクトマネジメント**や，平成17（2005）年4月から全面施行された個人情報保護法関連での情報のマネジメントはその典型である．医療においてはようやく論じられるようになったこれらリーガル（法）マネジメントも，一般企業では相当前から行われ，コストなどの経済性管理，社会からの信頼性を守るための安全管理，外部環境を守るための社会環境管理を機能させてきた．しかし，医療ではこれとはほど遠い状態で，多くのリスクを抱える医療は，ナイチンゲール誓詞の看護職の奉仕精神に象徴される，マネジメントのない世界であった．

　ところで，**マネジメント**（management）の訳語である「**管理**」は，『広辞苑』第6版（岩波書店）では，「①管轄し処理すること．良い状態を保つように処置すること．とりしきること．②財産の保存・利用・改良を計ること．③事務を経営し，物的設備の維持・管轄をなすこと」とされている．これらの解釈には，管理（マネジメント）を，こちら（医療者）の思うように事態や人（患者）をコントロールするというイメージを含んでいる．しかし，医療は生身の人を相手とする仕事である．たとえどんなに手を尽くしても患者が亡くなり，傷つくこともある．どんなに誠意を尽くしても患者サイドの感情を害し紛争となり得ること，どれだけ監督しても情報は漏洩することもある．他方，患者は変わり，マスコミやインターネットを通じて医療をみる社会の目も，変わってきている．患者は当事者として医療にのぞむようになり，社会は組織としての取り組みなしに個人に責任を押しつける問題解決だけでは，納得しなくなってきている．

　そこで，医療においては，管理（マネジメント）を上記の意味では使わず，「**対象を正面から見すえて取り組むこと**」と再定義する．例えば，医療には不可避的に随伴するリスクについてのリスクマネジメントであれば，リスクに遭遇した者は不運としてあきらめる，リスクから身を守るだけに終始して萎縮するのではなく，これを正面から見すえて取り組む作業を意味する．そこには，医療者が配慮できること，また，患者サイドで可能なこと，両者が協力してできること，そのためにどのような対話・コミュニケーションをするのかが含まれる．そして，医療におけるマネジメントを，これまでのような医療訴訟や紛争を避けるためという防御的なものにとどめず，それを超えて**医療の質向上**を促進するためのものとすることが肝要である．

2　マネジメントの関連法規

　医療におけるマネジメントをみてみると，法関連では，5つの領域でのマネジメントを考えなければならないし，それに応じて，関連法規があげられる．

①リスクマネジメント（組織で行う安全管理）

　医療法，刑法，民法，各資格法（例えば，保健師助産師看護師法）

②セルフリスクマネジメント（自分で行う安全管理）

　医療法，刑法，民法，各資格法（例えば，保健師助産師看護師法）

③コンフリクトマネジメント（紛争管理）

　裁判外紛争解決の手続の促進に関する法律（平成18（2006）年4月施行）

④インフォメーションマネジメント（情報管理）

　守秘義務に関する規定（例えば，保健師助産師看護師法42条の2など）や個人情報保護法

⑤レイバーマネジメント（職場環境管理）

　労働安全衛生法，労働基準法

　各マネジメントは，大きくは法の枠組みに支えられ，法による制約を受け，新しい領域や概念を含む．また，各マネジメントは，いわゆる上命下服という垂直（vertical）の関係だけではなく，水平（horizontal）の関係を支える，対話ないしコミュニケーション上の問題を内包している．ここでは，医療事故に関連する，①および③について説明をする．

3 リスクマネジメント

3.1 リスクマネジメントとは

　医療はリスクに満ちている．医療は，本来リスクを加えて（例えば，開腹手術をすることや本来異物である薬を投与する），健康を回復することである．同時に，医療を受ける患者は，通常，疾患を有する「vulnerable（弱い）」人なのである．しかし，同じ薬でも患者によって効く・効かないがあり（**医療の患者依存性**），それを全部予測し（確率情報である），すべてに対処することは難しい（費用対効果の観点から）．医療は人間の手による（人をinterfaceとしている）限り，そこには医療者の処置の「うまい」から「下手な」人までがおり，その過程でミスが介在することをまったくなくすことはできない（**医療の医療提供者依存性**）．このような医療のリスクが顕在化すると医療事故となる．これらの医療の有するリスクを正面から見すえて，できるだけ医療事故を起こさないような対処を「組織」や仕組みとして行うものを，**リスクマネジメント**という．これを**医療安全管理**ともよぶ．

3.2 リスクマネジメントの基礎づけ

　リスクマネジメントの基礎づけには，2つの大きなアプローチがある．医療倫理の原則からの伝統的なアプローチと，患者の権利の視点からの今日的なアプローチである．医療倫理に関して，有力な倫理原則（ないし原理）のセットとして，「自律尊重（respect for autonomy of person）」，「仁恵ないし善行（beneficence）」，「無危害（non-maleficence）」，「正義ないし公平（justice or equality）」があげられている（医療倫理の4原則）[1]．医療において患者に不必要な害を被らせな

いように配慮する，つまり医療事故を避けることは，この**無危害の原則**によって裏づけられる．

また，近時，患者側からの「**安全な医療を受ける権利**」としても議論されている患者の「人権」としての運動は，国内外で次のような宣言として結実している．

1964年	世界医師会「ヘルシンキ宣言」
1972年	アメリカ病院協会「患者の権利章典に関する宣言」
1978年	WHO「アルマ・アタ宣言」
1981年	世界医師会「患者の権利に関するリスボン宣言」（1995年バリ改訂）
1991年	国連総会「精神病者のための人権保護および保健ケア改善のための原則」

しかし，これらの宣言でも，患者の「安全に医療を受ける権利」に言及したのは最近のことである．わが国では，患者の権利については，次のような動きがある．

平成3（1991）年	患者の権利法を作る会「患者の諸権利を定める法律要綱案」
平成4（1992）年	日本弁護士連合会「患者の権利の確立に関する宣言」
平成6（1994）年	日本病院会「『インフォームド・コンセント』について―病院の基本姿勢―ご来院の皆様へ」

平成16（2004）年，「患者の権利法を作る会」は，患者の権利法案一部改定に際し，「すべて人は，安全な医療を受けることができる」という条項を加え，「安全な医療を受ける権利」が，自己決定権や知る権利と並ぶ患者の基本的権利の一つであることを明記した．この「安全な医療を受ける権利」には，医療行為によって患者の生命・身体の安全が侵害された場合，適切に救済される権利が含まれるとし，①「患者に医療行為による被害が生じた場合，患者本人・家族・相続人は，迅速かつ適切な救済を受ける権利を有する」，②「被害の救済」は単に金銭の支払いがなされることではないとして，「医療機関及び医療従事者は，医療行為によって患者に被害が生じた場合，患者本人・家族・遺族に対して誠実に対応しなければならない．前項の場合，医療機関及び医療従事者は，医療被害の原因の究明に努め，患者・家族・遺族に対し，責任の有無を明らかにして十分な説明を行うとともに，再発防止の措置を講じなければならない」としていることが参考になろう．

平成16年6月，国立大学附属病院長会議の提言では，「誠実ですみやかな事実の説明」は，医療側の考えを「理解させる」ために行うのではなく，患者・家族が自ら「判断」できるようにするために行うものであるとし，6点の留意事項をあげる．「①重要な事実を省かない．②因果関係を省かない．③明解に説明できないことであれば率直にそのことを伝える．多少とも不明な点があることについては断定的な言い方はしない．④事態についての異なる解釈があれば，それについてもきちんと伝える．⑤当初の説明と異なる処置，当初の説明を越える処置をした場合はきちんと伝える．⑥ミスの事実があれば，結果には影響を与えていないと考えられるものでも，包み隠さずに伝える．」としている．

これらのことから，患者の「安全な医療を受ける権利」は，単に医療者が安全な医療の提供を行うことを示すのみではなく，それが患者の基本的な権利であることを再認識させ，医療者は，患者らに仮に事故が起こったら，その後の説明を誠実に行う義務を負担することを基礎づける（誠実対応義務）．すなわち，リスクマネジメントとコンフリクトマネジメントを架橋する考え方

ともいえる．

3.3 医療法の改正

　平成18（2006）年の医療法の改正は，17年5月の医療安全対策検討ワーキンググループの報告書（17年6月医療安全対策検討会承認）を受けて，医療法の性格自体を変えようとしたものである．つまり改正法である医療法1条は次のようなものとなった（下線部が改正部分である）．

　　この法律は，**医療を受ける者による医療に関する適切な選択を支援するために必要な事項，医療の安全を確保するために必要な事項**，病院，診療所及び助産所の開設及び管理に関し必要な事項並びにこれらの施設の整備並びに医療提供施設相互間の機能の分担及び業務の連携を推進するために必要な事項を定めること等により，**医療を受ける者の利益の保護及び良質かつ適切な医療を効率的に提供する体制**の確保を図り，もって国民の健康の保持に寄与することを目的とする．

　この考え方は，医療の安全が医療にとって中核的な問題であり，また患者らの利益について医療者に目を向けることを法的に（社会の一般規範として）求めているのである．

3.4 看護の倫理

　残念ながら，「看護者の倫理綱領」（日本看護協会，2003年)[2]には，明確な患者の安全への言及はない．しかし，リスクマネジメントに関連して重要と思われる，倫理的な配慮について関連する部分があるので，以下に引用しておこう．

4. 看護者は，人々の知る権利及び自己決定の権利を尊重し，その権利を擁護する．

　人々は，自己の健康状態や治療などについて知る権利，十分な情報を得た上で医療や看護を選択する権利を有している．看護者は，対象となる人々の知る権利及び自己決定の権利を擁護するために，十分な情報を得る機会や決定する機会を保障するように努める．診療録や看護記録などの開示の求めに対しては，施設内の指針等に則り誠意をもって応じる．

　自己の判断に基づき決定するためには，十分な情報を得るとともに，その内容を理解したり受け入れたりすることへの支援が不可欠である．看護者は対象となる人々の理解度や意向を確認しながらわかりやすく説明し，意思表示をしやすい場づくりや調整，他の保健医療福祉関係者への働きかけを行う．さらに，必要に応じて代弁者として機能するなど，これらの権利の擁護者として行動する．

　自己決定においては，十分な情報に基づいて自分自身で選択する場合だけでなく，知らないでいるという選択をする場合や，決定を他者に委ねるという選択をする場合もある．看護者は，人々のこのような意思と選択を尊重するとともに，できるかぎり事実を知ることに向き合い，自分自身で選択することができるように励ましたり，支えたりする働きかけも行う．個人の判断や選択が，そのとき，その人にとって最良のものとなるように支援する．

5. 看護者は，守秘義務を遵守し，個人情報の保護に努めるとともに，これを他者と共有する場合は適切な判断のもとに行う．

　看護者は，個別性のある適切な看護を実践するために，対象となる人々の身体面，精神面，社会面にわたる個人的な情報を得る機会が多い．看護者は，個人的な情報を得る際には，その情報の利用目的について説明し，職務上知り得た情報について守秘義務を遵守する．診療録や看護記録など，個人情報の取り扱いには細心の注意を払い，情報の漏出を防止するための対策を講じる．

　質の高い医療や看護を提供するために保健医療福祉関係者間において情報を共有する場合は，適切な判断に基づいて行う．また，予め，対象となる人々に通常共有する情報の内容と必要性等を説明し，同意を得るよう努める．家族等との情報共有に際しても，本人の承諾を得るよう最大限の努力を払う．

11. 看護者は，研究や実践を通して，専門的知識・技術の創造と開発に努め，看護学の発展に寄与する．

　看護者は，常に，研究や実践等により得られた最新の知見を活用して看護を実践するとともに，より質の高い看護が提供できるよう，新たな専門的知識・技術の開発に最善を尽くす．開発された専門的知識・技術は蓄積され，将来の看護の発展に貢献する．すなわち，看護者は，研究や実践に基づき，看護の中核となる専門的知識・技術の創造と開発を行い看護学の発展に寄与する責任を担っている．

　また，看護者は，看護学の研究のみならず，あらゆる研究の対象となる人々の不利益を受けない権利，完全な情報公開を得る権利，自分で判断する権利，プライバシー・匿名性・機密性を守る権利を保障するよう努める．

3.5　リスクマネジメント（組織で行う安全管理）の手法

　わが国を含む先進国では，深刻な医療事故が報道され，社会問題となり，これは現在でも続いている．医療者は，刑事訴追をおびえ，民事賠償を負担するため，保険制度を活用する．しかし，1999年，米国医学研究所（IOM；Institution of Medicine）がだした「To err is human」以降，わが国でも医療事故の分析が進み，最終執行者（事故を直接引き起こした者）における落ち度を指摘することが可能でも，その多くは複数の遠因が重なり合って起きているもので，多くのチェックの網をすり抜けてきたシステムエラーであることに帰着する．そこで，組織として行うマネジメントが，先のリスクマネジメントである．

　例えば，日本看護協会の，『組織でとりくむ医療事故防止―看護管理者のためのリスクマネジメントガイドライン―』によれば，以下のように説明される[3]．

　リスクマネジメントとは，「マネジメント一般の領域にある専門分野の1つであり，組織がその使命や理念を達成するために，その資産や活動に及ぼすリスクの影響からもっとも費用効率よく組織を守るための，一連のプロセス」です．リスクマネジメントは，「リスクの把握」「リスクの分析」「リスクへの対応」「対応の評価」という一連のプロセスで行われます．この

プロセスは，看護過程と同様，問題解決プロセスです．リスクマネジメントでは，「人間はエラーを起こす」ということを前提として，そのエラーが事故へつながらないようにマネジメントします．

4 コンフリクトマネジメント（紛争管理）

4.1 リスクマネジメントとコンフリクトマネジメント

組織としての安全管理や，個人としての安全管理をどれだけ行っても，事故は起こり，紛争は起こる．そこで，生じた事故や，その後の紛争のマネジメントを考えることを，**コンフリクトマネジメント**という．

従前の医療のマネジメントは，①あまりにも，事故を起こさないことだけに焦点を当てて，現実に起きた事故への対処については考えてこなかった，②事故が生じた後の対応では，事故前と事故後の医療者と患者・ご家族とのコミュニケーションの問題が大きいことを十分に理解してこなかった（その意味でコンフリクトマネジメントは事故後や，紛争が顕在化した後だけを扱うものではない），③医療以外では，**裁判外紛争解決**（**ADR**；Alternative dispute resolution）が現在議論されているが，医療においても，**医療ADR**が論じられることが必要となってきた等の課題がある．

4.2 医療過誤・医療事故と法律

コンフリクトマネジメントを理解するためには，その前提として，医療過誤・医療事故と法律との関係を理解することが必要となる．

a）3つの法的仕組みとプラス1

医療における個人責任の仕組みを，図7-1に示した．行政システムは，事前抑制を第一義として，違反者に行政処分による制裁を発動する．刑事システムは，行為を事後的に評価し，刑罰を科すことにより，間接的に行為者に規範を示す．民事システムも，行為を事後的に評価し，損害賠償を負担することにより，事後的に市民の被害を回復させる（その意味で，将来的でもある）と同時に，間接的に行為者に規範を示す．しかし，これらは，別々のものと考えられており（損害を賠償すると刑事手続きの発動がされにくくなるなど，事実上の関係はある），そのため，刑罰を受け，損害賠償の請求を受け，かつ，身分を失うという重畳的な適用も可能なわけである．また，所属組織から懲戒を受ける．

b）民事手続

医療民事訴訟は増えている．また，さまざまな医療裁判運営上の工夫がなされても，医療裁判の審理に要する期間は長い．ところで，医療民事手続では，原告の立てる法的構成により多少の

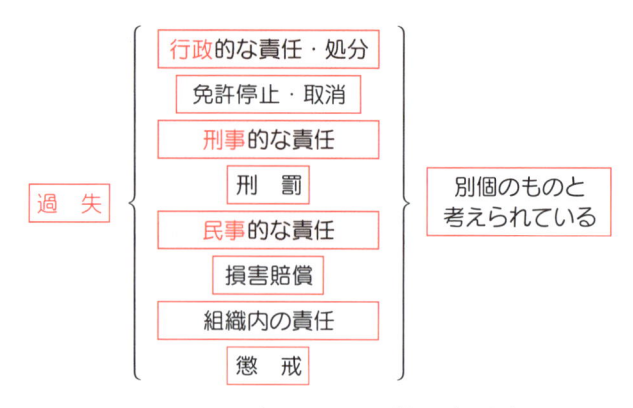

図7-1　医療における（個人）責任

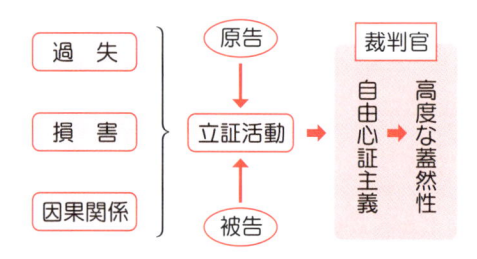

図7-2　医療民事手続の立証構造

難易があるが，債務不履行（民法415条）ないし不法行為（同法709, 715条）では，原則的に原告が過失・損害・因果関係の存在を裁判所に高度のレベルで蓋然性があるという心証を抱かせる（これに成功することを証明という）ことが必要となる（図7-2）．つまり，**過失の証明**が民事手続の分かれ目になる．

c）刑事責任

社会的に悲惨な事故等が起きたとき，法的責任というと，刑事責任が思い出される．特に重大な事故が起こると，刑事制裁の発動への期待が全面にでてくる．これは，関与者の非難を最も求めやすい（応報感情の優位）し，強制的捜査権への伝統的な期待（証拠収集が可能，お上に依存する気持ち）があり，事故原因が究明しやすいと考えられているため，近時は，医療事故に対して，刑事責任追及の要求が強まっているように思える．ところが，このとき適用される**業務上過失致死傷**という罪も，「業務として行われたこと」「過失」「致死傷という結果」「過失と結果との因果関係」が構成要件（条文を分析した要素）となり，これらが裁判の焦点となるのである（図7-3）．

つまり，刑事責任も，「過失」が根拠として発動される関係になることがわかる．

d）行政責任

行政的な責任は免許についてのコントロールとしてあらわれる．免許とは，禁止の解除をその中心的な効果とする．医療行為は免許のない者には許さないが，免許を有した者（医師）に許す

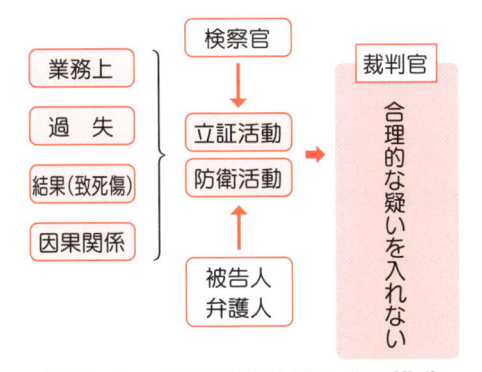

図7-3　医療刑事手続の立証構造

という効果を与える．医師の免許は，「医師になろうとする者は，医師国家試験に合格し，厚生労働大臣の免許を受けなければならない」（医師法2条）とし，4条は，「次の各号のいずれかに該当する者には，免許を与えないことがある．……③罰金以上の刑に処せられた者　④前号に該当する者を除くほか，医事に関し犯罪又は不正の行為のあつた者」とし，免許交付の相対的欠格事由としている．そして，医師法は，この事由を免許取得後の，**行政処分**の規定に準用している．すなわち，「医師が第4条各号のいずれかに該当し，又は医師としての品位を損するような行為のあつたときは，厚生労働大臣は，その免許を取り消し，又は期間を定めて医業の停止を命ずることができる．（7条2項）」とし，その場合は，厚生労働大臣は，あらかじめ，医道審議会の意見を聴かなければならない（7条4項）とする（この構造は，保健師助産師看護師法でも同じである）．

　そうすると，行政処分の基礎は，業務上過失致死傷として同法4条③号「罰金以上の刑に処せられた者」となるかどうか，つまり，原則として刑事責任に依存している関係に立つのである．

e）所属機関による懲戒処分

　多くの会社組織は，就業規則を有しており，一定の事態が労働者に生ずると，懲戒処分を科すことが可能である．最も厳しいものが，刑事処分を受けたことなどを理由とする懲戒解雇であり，その場合は，退職金も支払われない．

　以上のような民事・刑事・行政および懲戒という仕組みが本当に医療事故への対応として適切なのか，それは事故被害者にとっても，また事故加害者（ともに当事者である）にとっても満足させるものであるのか，今後議論の必要がある．

4.3 コンフリクトマネジメントによる被害者・当事者支援と新しい問題解決の方法

a）医療事故・医療紛争・医療訴訟（ここでは，当事者が主導的に訴えを提起できる民事の損害賠償訴訟を念頭に置く）の関係

　医療事故はどの程度起こっているのか．平成16年度厚生労働科学研究費補助金（医療技術評価

総合研究事業）「医療事故の全国的発生頻度に関する研究」（主任研究者　堺秀人）では，次のような結果が示されている．

> 15施設3,651件のデータを集計したところ，当研究班が諸外国との整合をはかった「新判定基準」で有害事象の発生率は6.4±1.9％であった．予防可能性については15病院全体で58.8％であった．

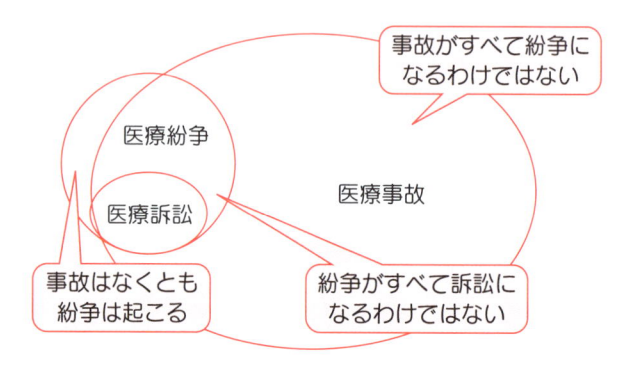

図7-4　医療事故・医療紛争・医療（民事）訴訟

ここでは，個々の数値を云々するのではなく，医療事故（有害事象）の発生率は高く，予防の可能性も半数程度であるという事実を共有したい．つまり，リスクマネジメントを誠実に行っても医療事故は起こるということである．

ここから，われわれは次世代のマネジメントに行かざるを得ない．タブー視してきた過去に決別して，リスクを正面から見すえる試みがリスクマネジメントであるならば，そのリスクは顕在化することをも正面から見すえる試み，すなわち，コンフリクトマネジメントが必要となるのである．

ここで，図7-4のような模式図を示そう．

医療事故の潜在数は大きく，そのすべてが医療紛争になるのではない．また，医療紛争すべてが医療訴訟になるのではない．医療事故を医療紛争にさせないために，これまでは，医療事故をオープンにしないこと，厳しくいえば，隠蔽することで対処してきた．しかし，現在では，①医療に不信をもち，法律家に相談して，証拠保全の申出をする者がでてきたことや，②情報の開示を求める（個人情報保護法では死者の情報は直接の開示の対象とならないが，厚生労働省のガイドラインや診療情報等の開示に関する指針では，遺族への説明・開示を求めている）ことができることや，③内部告発に弾みをつけかねない公益通報者保護法が平成18年4月1日から施行され，事故情報を隠し続けることはできない状態になってきたこと，④医療安全対策としても，事故情報を届けるというスキームが整いつつあることを考えると，事故情報を共有しつつ患者・家族にどのように向き合うか，説明するかを考える時期にきている．ここに，隠す（ないしは虚偽を告げる）ことから，「**説明し，対話し，改善する**」という新しいマネジメントが必要となるのである．

また，医療紛争を医療訴訟とさせないために，これまでは（事故にかかわった）医療者が直接患者対応をしないで，法律家や保険会社等に任せてきた．しかし，ここでも新しいマネジメント

の思想が求められるのである．

b）医療におけるリスクとは何か

　医療においては，医療行為がある一定のリスクがあることを説明した．これに対処するのが，リスクマネジメントである．

　しかし，医療にはもう一つ大きなリスクがある．それが，コミュニケーションのリスクである．患者・家族には，しっかり説明しなければならない（医療法1条の4第2項，準委任契約に基づく民法上の説明義務等）し，ある処方や療養上の指導も，しっかりしたコミュニケーションが成立してこそ効果的となる．このコミュニケーションが大きく危殆化するのが，事故直後である．医師らは自分の立場を強く慮って，自己防衛的な言葉を発し，患者・家族はすでに傷ついているところを，医師らの言葉でさらに深く傷つくこととなる（往々に，訴訟となるのは，あのときのあの医師の言葉が…ということが言われるときである）．

　そこで，このコミュニケーションのリスクへの対処を考えようとするのが，コンフリクトマネジメントである．それは，法的な仕組みでは満足のいかない当事者に応えるものでなければならない．

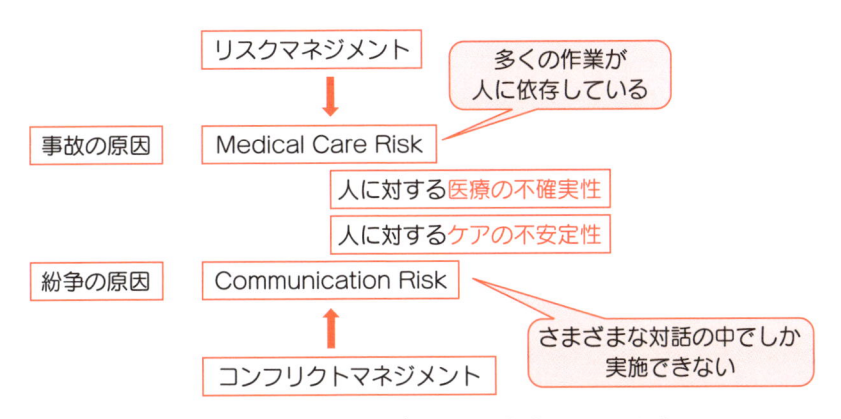

図7-5　医療における紛争の原因となるリスクとは

c）医療におけるコミュニケーションとは

　コンフリクトマネジメントが対処するのは，時系列でいえば，事故前と事故後に大きく分かれる．おそらくこれまでコンフリクトマネジメントで対象とされてきたのは，事故後が中心であったが，多くの事故当事者の話を総合すると，事故前のコミュニケーションこそ問題があったことがわかる．

　つまり，事故をきっかけに医療者と患者・家族とは，いやがおうにも対立モードに入ってしまう．しかし，これを完全な対立モードに入らせないのは，事故前の適切なコミュニケーション，それによって醸成されていた信頼である．

　事故前後のコミュニケーションの落差が大きければ大きいほどに，不信感が高まる．これは，いわゆる周産期を巡る医療事故で紛争が多いことでも裏付けられる．周産期では，医療者と患者・家族とが本来あるリスクを共有しないコミュニケーション（そこで醸成される信頼関係をベ

表 7-1 コミュニケーションの優先順位

	事故前	事故後
医療者と患者・家族間	2	1
医療者間	4	3

ったり型の信頼とよんでいる）であり，リスクが顕在化した場合には，お互いが不信感を抱いてしまう．これに対して，しっかりとケアをしながら，あるリスクをできるだけ共有しようとするコミュニケーション（そこで醸成される信頼関係を緊張型の信頼とよんでいる）がある．

医療では，患者・家族の希望する点（早く，病気から開放される）を最大限実現しようとするが，いくら全力を尽くしてもときにはこれに添えないことがある（これは医療の固有のリスクである）のであるから，信頼は何もかもおまかせ，何もかも医療者のいうとおりというような関係の中で育まれるのではない．このようなべったり型の信頼では，ある不規則・不都合な事柄が起こるとすぐにその信頼は破綻してしまう．医療においては，患者と医療者は，本来的に緊張関係にあるのである．そのため，事故前，つまり通常の医療の中でも，ときには緊張型の信頼を得るために，どのようなコミュニケーションをするのかを考える．一種のリスクコミュニケーションを，医療現場という健康と命をかけた場でどのように応用していくかという問題でもある．

また，コミュニケーションは誰かと誰かとの間で行われるが，おそらくこれまでコンフリクトマネジメントで対象とされてきたのは，医療従事者（それも管理者）と患者・家族（死亡事故では遺族）とされてきたが，実は，医療従事者間のコミュニケーションも問題であることが多い．紛争（それに関連するコミュニケーションエラー）が多いのは，医師と他のスタッフとの間であるという数字がでている[4]．

そうすると，われわれは，医療コンフリクトマネジメントにおいては，対象となるコミュニケーションには，いくつかの領域を組み合わせて考える必要に気づくのである．ただし，ここでは当面の優先順位を表 7-1 に示しておく．

d) 患者・遺族の思いを共有し尊重するために何ができるか

患者・遺族に与える影響
① 医療事故のように，事故被害者に責任がない場合，その心的外傷は強まる傾向にある．
② 医療事故は，患者を助けるはずの医療者から患者が傷を負わせられるという点で，他の事故に比べても異例で，患者の強烈な反応を引き起こす．
③ 医療事故にあった患者は苦痛の記憶に苦しみ，交通事故にあった人や死別や暴行を経験した人より，さらに重篤な心的外傷を被る．
④ 死が突然で，予測されなかったものであるときは，悲嘆から回復することに失敗しやすい．
⑤ 流産，死産，新生児死亡などの周産期の喪失を経験した母親は，「子どもを失った悲しみと，その悲しみを理解されないという思いで二重に傷つけられる」．

ところで，なぜ，患者・遺族が訴えを提起するのかについての調査は多数行われている．これ

らは，患者・遺族は，医療者に対して次のような点を求めている．

> **訴えを提起する患者・遺族の求め**
> ①情報を開示してもらい，説明を受けたい．
> ②真相を知りたい．
> ③謝罪してほしい，誠意をみせてほしい．
> ④二度と事故が起こらないようにと，再発防止に取り組んでほしい．
> ⑤適切で迅速な補償をしてほしい．

e）事故を起こした医療従事者の思いを共有し尊重するために何ができるか

> **事故を起こした医療者の思い**
> ①事故が生じたさまざまな条件を患者・遺族に説明したい．
> ②真相を追究したい．
> ③多くの医療者は，治癒・救命できなかったことに，忸怩たる思いを抱き，できれば直接詫びたい気持ちをもつ．
> ④真相を究明し，二度とこのような不幸なできごとが起こらないように防止安全策を工夫したい．

> **法的追及が医療に与える影響**
> ①防衛的医療
> ・積極的防衛医療：医師が責任をのがれる目的で，不必要な診断や治療をしたり，本来必要でない検査をするなど．
> ・消極的防衛医療：医学的には正しくても，有害作用のリスクがあり，訴訟の可能性がある処置を避けるなど．例えば，具体的な行動としては，「ハイリスクと思われる患者の診断を拒否したり，訴えられる可能性の高い診療科（例えば産科・小児科）をやめる」「ミスを人に話さない」「（過去にミスをした例と）同じような患者を避ける」など．
> ②医療の質の低下
> 同僚や患者からの孤立感を感じ，医療者はよい仕事をしたいという意欲を奪われる．離職，スタッフの入れ替わりが，医療の質の低下を招きかねない．

つまり，医療事故ないしこれを法的枠組みで解決することは，患者だけでなく医療者にとってもさまざまな悪影響を及ぼし，これが，医療の質の低下につながり，結局患者に跳ね返るおそれがある．また，事故被害者の思いも，法的な解決では実現できない場合もある．そうすると，医療におけるリスクの顕在化から生ずる諸問題を解決するには，①事故に遭遇した，患者・遺族の本当の思いに添う仕組みと，②事故を起こした（また起こしかねない）労働者である医療者に寄り添う仕組み（産業・労働衛生の問題と位置づけられる），③そしてその仕組みが，ひいては，医療の質の向上（医療事故の減少と信頼回復）につなげるものであることが不可欠ということになる．

5 コンフリクトマネジメントの手法

5.1 コンフリクトマネジメントと医療 ADR・メディエーション

コンフリクトマネジメントは，多くを，事故当事者である医療者と患者・家族（遺族）とのコミュニケーションに焦点を当てて，できるだけお互いの思いを共有して，理解を深める手続きといえる．まずは，事故に関係する医療者が患者・家族と自主的に対話をもつことができる場合もあるだろうし，そこに中立的な第三者が入る場合もあるだろう．これを紛争解決との関係でいえば，**裁判外紛争解決（ADR）**ということができるし，中立的第三者がかかわり当事者間の対話の媒介を行うという意味では，**調停（メディエーション，Mediation）**でもある．ここにおいて，コンフリクトマネジメントとして，**医療 ADR** やメディエーションが論じられることとなる．

5.2 コンフリクトマネジメントの基本的問い

a）**患者・家族と医療従事者が話し合う場は，どこが適当か．**

いくつかの選択肢が考えられる．1つは，モデル事業を中心として考えるものである．

平成 16 年 2 月 6 日に 4 学会（内科・外科・病理・法医）共同声明「診療行為に関連した患者死亡の届出について～中立的専門機関の創設に向けて～」がだされ，これが 19（基本）学会の支持を受け，9 月 30 日，日本医学会加盟の主な 19 学会の共同声明となり，厚生労働省の「**診療行為に関連した死亡の調査分析モデル事業**」（正確には，補助事業として，内科学会が実施し，同学会事務局を務める）が構想され，特別研究班が構成された．ここでモデル事業の具体的な中身が検

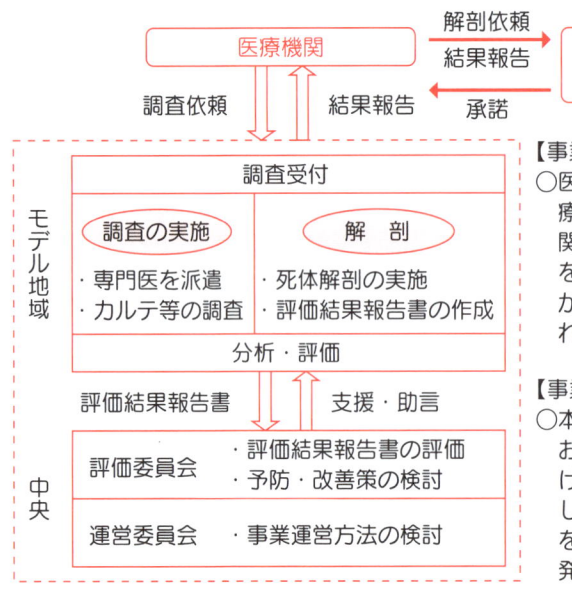

図 7-6 診療行為に関連した死亡の調査分析に係るモデル事業 (厚生労働省 HP の資料を参考に筆者作成)

第7章 医療事故に対する倫理と法的問題　**89**

患者の3つの入口を結ぶ

```
┌──────────┐  ┌──────────┐  ┌──────────────┐
│ 各病院での │  │ 地域における│  │ モデル事業および│
│ 苦情相談窓口│  │ 苦情相談窓口│  │ 将来の死因究明手続│
└─────┬────┘  └─────┬────┘  └──────┬───────┘
            医療安全支援センター
      ↓             ↓              ↓
 (紛争性低い)                    (紛争性高い)
   医療紛争に即した，柔軟なADRシステム
```

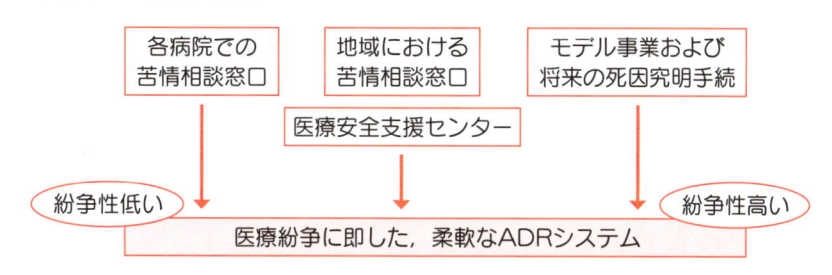

図7-7　National（国），Regional（地域）and Institutional（施設）のADR

討され，17年9月1日から全国4ヶ所でのモデル事業が開始された．モデル事業では，運営全般を検討するにあたり，モデル事業の運営一般を検討する運営委員会が設置されている．平成20年2月現在，モデル地区が8地区と拡大され，約63件あまりがモデル事業で扱われている．モデル事業は平成22年3月31日までの5年間行うことが予定されている．

　この仕組みは，医療事故によって課題となる問題のうち，死因究明を第三者的・専門的に行おうとするもので，病理医・法医と臨床専門医がかかわり，死因究明の仕組みとしては質の高いものである．しかし，モデル事業は，評価結果報告書を遺族・病院に説明した後の紛争解決について制度内に方策を置かない（患者遺族と申請病院とモデル事業をつなぐ役割に，総合調整医と調整看護師を置くが，モデル事業を離れて作業をするには限度がある）．そこで，対話の場をモデル事業での報告の後に置くということが考えられる．

　次に，**医療安全支援センター**が候補になる．医療安全支援センターは，平成15年4月30日に，「医療に関する患者・家族等の苦情や相談に迅速に対応し，医療機関への情報提供，指導等を実施する体制の整備により医療の安全と信頼を高めるとともに，医療機関に患者・家族の苦情等の情報を提供することを通じて，医療機関における患者サービスの向上をはかることを目的として，医療安全支援センターを設置する」（医政発第0430003号）とされたのであるが，平成18年10月現在，全国122地域に設置されており，平成17年度の苦情・相談は，44,848件が寄せられている．そこで，今後，医療安全支援センターを対話の場とするという選択肢が考えられる．平成18年の医療法の改正の中では，第6条で規定をされるに至っている．

　もう1つは，各医療機関での苦情相談窓口を入口として，対話を構築するという考え方である．
　厚生労働省の医療安全検討ワーキンググループの報告書（平成17年5月）は，以上の点について，「医療事故の届出，原因分析，裁判外紛争処理及び患者救済等の制度の確立」「将来像のイメージ」「2　医療における苦情や紛争については，裁判による解決のみではなく，医療機関等，患者の身近なところで解決するための仕組と，それが解決しない場合でも，裁判外の中立的な機関で解決を求めることができるという，連続した裁判外紛争処理制度が確立し，短期間で紛争が解決され，患者及び医療従事者双方の負担が軽減されている．」とし，将来的には，医療機関内での対話の場，医療安全支援センターでの対話の場，モデル事業に引き続く対話の場が，重畳的に，紛争解決を支援することを想定している．

b）コンフリクトマネジメントを行う人

　以上のような場を抽象的に論じても，仕組みを動かすのは人である．医療の事故後の対話を，事故の加害者や被害者という枠組みにとらわれる「当事者」だけで行うことには限度がある．そこで，両者の対話を支援する第三者（メディエーター）が必要となる．モデル事業では当面は調整看護師，医療安全支援センターでは相談員，各医療機関では苦情相談窓口員やリスクマネジャーであり，実際は，「仕組み」より，「人」に依存する．中立性とは何かという根本問題もあるが，ここでは，2つの問題を扱う．

　①いかにして対話の場に両当事者に足を運んでもらうのか．

　病院内の紛争解決の仕組みは，患者・家族の身近にあるが，信頼性（公平性）を得ることが課題となることが予測されるし，ここでは，今後実践をする中でさまざまな工夫があみだされることと考えられる．現実には，いくつかの病院でリスクマネジャーが中心となってADR・メディエーションを行っているところがある．ここでADRとしての評判を勝ちとれば，自然と人は対話の場に足を運んでくれることもあろうし，独自に行う工夫も求められる．筆者も東京近辺でそのような場に実際に行っているが，一件一件から教えられることは多い．

　②どのような力量を有した人にメディエーターの役割をはたしてもらい，そのためにどのようなトレーニングをする必要があるのか．

　実際紛争の仲介役をすることは相当難しい作業である．生半可な自信と身勝手な介入は当事者を傷つけるだけである．この点，前記報告書では，「医療事故の届出，原因分析，裁判外紛争処理及び患者救済等の制度の確立」「当面取り組むべき課題」「1『診療行為に関連した死亡の調査分析モデル事業』を実施する中で課題の整理を行うとともに，事業実績等に基づき制度化等の具体的な議論の際に必要となる基礎資料を得る，2『医療機関，医療従事者や患者遺族等との調整，調停を担う人材の養成方法等について検討する』」とされ，平成18年度の新規事業として，「5　医療安全対策の総合的推進―安全・安心で良質な医療を確保するための総合的な医療安全対策を推進　（1）　医療紛争における調整・調停を担う人材の養成研修事業―医療を巡る苦情や相談等に対応するための人材の養成を行うことにより，医療安全支援センター等の機能の強化を図る」が始まることとなっている．賢明な選択といえよう．

　今後は，これに沿って医療ADRを担う人材を育成するカリキュラムが作成される．もっとも，医療のコンフリクトマネジメントないし医療ADRはまだ緒についたばかりで，確立した方法論があるわけではないが，そこで検討されることは，以下のとおりである．

　1）他の領域（小額紛争，隣人紛争等）での紛争管理の仕組みや人材の育成を参照する．
　2）医療と他の領域との違いを踏まえて，どのように他の領域の知恵を活用するかを考える．
　3）その上で「小さな，あまり難しくない事例」から実践をし，実践を改良に生かす．

5.3 当事者の支援

　医療事故を分析すればするほど，個人の問題というより，病院・医療という仕組みの問題であることが明らかになる．しかし，現実には，主として個人の過失を根拠に，「民事責任」「刑事責任」「行政責任」が問われ，また，所属団体から懲戒処分を受けることになる．法的な過失を否定

できないとしても，当事者（加害者）は，進んで起こしたものではないが，他方，患者に重篤な害（死も含む）を招き，誠実であればあるだけ，その心労ははかり知れない．前記のコンフリクトマネジメントとして，被害者である当事者と話し合う機会をもつことも重要な課題であるが，同時に，医療者としての加害者（当事者という）を支える仕組みも必要である（これは**レイバー（労働）マネジメント**の側面もある）．これまで何人かの事故の当事者と接してみて，今後考えるべき点について触れる．

①当事者支援は，継続的でなければならず，かつ，その当事者に合わせて，無理のないものである必要がある．
②当事者支援は，その当事者と一緒になって，被害者との対話の回復，償い方，職場復帰等を考えるもので，被害者や家族の存在を忘れるものであってはならない．
③当事者支援は，支援者から当事者への一方的な支援ではなく，一緒に考えていくものであり，当事者自身が貢献できることを実感する活動であるべきである．
④当事者支援は，身近な院内の医療関係者だけではなく，院外や，医療とは直接関連のない者（事故工学，法学，心理学等）も含んだ，チームであることがのぞましい．

なお，本稿に関連した拙稿については，下記を参照されたい．
1．「診療行為に関連した死亡の調査分析に係るモデル事業」における係争解決システム，医療安全，第6号，pp.31-35, 2005, エルゼビア・ジャパン
2．医療関連死をめぐる法的背景，病理と臨床，2005年12月号，文光堂
3．メディエーションとは何か，看護展望，2006年2月号，pp.371-375, メヂカルフレンド社
4．メディエーションの試みと医療におけるADR, 看護展望，2006年3月号，pp.486-490, メヂカルフレンド社
5．メディエーションの担い手のためのトレーニング，看護展望，2006年4月号，pp.595-599, メヂカルフレンド社
6．医療におけるマネジメント―全体像，看護部長通信，Vol.3 No.4, 2005, 日総研
7．医療におけるマネジメント―組織で行う安全管理，看護部長通信，Vol.3 No.5, 2005, 日総研
8．医療におけるマネジメント―自分で行う安全管理，看護部長通信，Vol.3 No.6, 2005, 日総研
9．医療におけるマネジメント―コンフリクトマネジメント―紛争管理，看護部長通信，Vol.3 No.6, 日総研
10．治療やケアにかかわる紛争を防ぐために，呼吸器ケア，2006年6月号，pp.612-621, メディカ出版

引用文献

1) Beauchamp, Tom L. & Childress, James F. (2001) Principles of biomedical ethics. Fifth edition, Oxford Univ Press.
2) 日本看護協会 (2003)「看護者の倫理綱領」
3) 日本看護協会 (1999) 組織でとりくむ医療事故防止―看護管理者のためのリスクマネジメントガイドライン―，日本看護協会，p.3
4) Anderson, Coby J. & D'Antonio, Linda L. (2004) Empirical insights. Understanding the unique culture of health care conflict, Dispute Resolution Magazine, 15 Fall 2004.

[学習課題]

1. 患者または家族から，医療ミスがあったのではないかと相談された場合，どのような対応をすればよいか考えてみよう．
2. 医療者が医療事故により刑事責任を問われた例を調べてみよう．
3. 事故後の病院内でのコンフリクトマネジメントを実践する具体策を調べてみよう．

Part II

医療のリスクマネジメントのプロセスとその実践

第 8 章　リスクマネジメントのプロセス
第 9 章　リスクの把握──ハザードの同定
第10章　リスクの分析
第11章　リスクへの対応
第12章　リスクへの対応の評価

8

リスクマネジメントのプロセス

[学習目標]

1. リスクマネジメントサイクルについて理解する.
2. リスクの把握の方法について理解する.
3. リスクの分析の必要性と方法について理解する.
4. リスクへの対応とその評価について理解する.
5. 事故発生時の対応について理解する.

筆者は，平成11（1999）年から2年間，日本看護協会の常任理事を務めた．その間に11年の重大事故（手術患者取り違え事故）が発生して医療安全の推進が医療従事者の大きな課題となった．特にこの時期発生した医療事故の当事者のほとんどが看護師であったことと，事故の当事者が刑事訴追をされ，禁固刑の判決を受ける事態となったことなどから，医療安全に早急に取り組む必要が生じた．

　そこで，日本看護協会は，リスクマネジメント検討委員会を設置してリスクマネジメントガイドラインを作成することになった．筆者が理事になったときにはすでに検討委員会は発足していたが，理事に就任後すぐに，この検討委員会を担当することになり，ガイドラインの作成に携わった．このガイドラインは，医療における安全対策ガイドラインとしては，日本で初めてまとめられたものである．このガイドラインでも紹介された**リスクマネジメントサイクル**という考え方に沿って，リスクマネジメントのプロセスについて述べたいと思う．

1 リスクマネジメントサイクル

　リスクマネジメントサイクルは一般的な問題解決のためのサイクルと同様で，リスクマネジメントに特化したものではない．看護過程のサイクルと同じく情報の収集から分析，対策の立案・実施・評価に至るサイクルである（図8-1）．ただし，それぞれのサイクルで行う具体的な活動が，リスクマネジメントや安全管理に特化した活動となる．

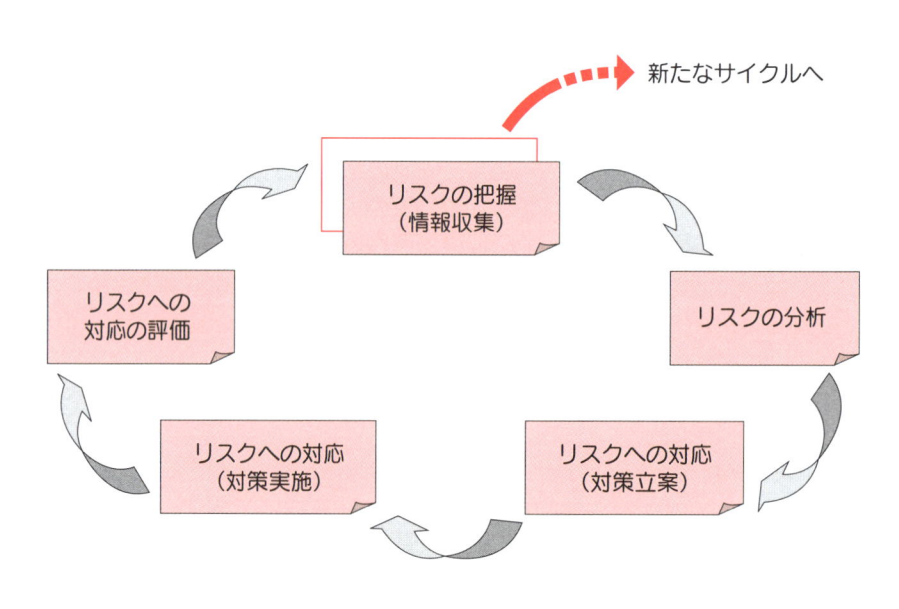

図 8 - 1　リスクマネジメントサイクル

2 リスクの把握

2.1 ヒヤリ・ハットや事故の報告制度によるリスクの把握

リスクの把握はさまざまな方法で行われるが，最も多くの情報は，現場の医療従事者からだされるヒヤリ・ハット（インシデント）や事故報告によって得られる．リスクに対する認識と感性が高いほど報告数は多くなることから，数が多いことは現場の安全に対する認識が高いと評価されている．近年，病院では医療情報の電子化が進んでおり，電子化された情報システムを用いて報告しているところも多い．電子化が進んでいない施設の場合でも，FAXなどを用いて，ヒヤリ・ハットが生じた場合，できるだけ早く，安全管理室等所定の部署へ報告することが原則となっている．また，報告者は当事者だけでなく，発見者やそばで見ていた者など誰でも報告できることになっている施設が多い．1つの事例が重なって報告されても，視点の違いによって，より効果的な対策の検討が可能になることもあり推奨されている．

これらのヒヤリ・ハット報告が迅速かつ効果的に行われるために，多くの医療機関では，報告書を無記名にすることや，ヒヤリ・ハットの報告を人事考課には使わないことを原則として職員に明示している．このような措置は，安全文化を高めるためには重要であると，『組織事故』を著したジェームズ・リーズンは，その著書で述べている．また，安全な組織文化として「報告する文化」をあげている．

報告制度を効果的に行うためには，
①報告が容易であること
②その報告によって，マイナスの評価がされないこと
③報告が医療安全の推進に役立っていること
を報告者が実感できる体制を構築することが重要である．

2.2 その他のリスクの把握の方法

ヒヤリ・ハットの報告制度を充実しても，それだけで現場のリスクを把握するのに十分とはいえない．それは現場で働く人のリスク感性によって報告にばらつきが生じるからである．医療現場で働く医療職は，日常業務を患者の病態に合わせて時間に迫られながら実施しており，その中で，安全についての認識も，リスクについての感性も十分働かなくなることがある．そのようなときに，医療安全管理者が職場訪問することによって，現場で働く人が習慣的に行っている業務の危険性や問題点を発見することができる．また，お互いにそれぞれの職場を訪問し合うことによって，現場で気づかないリスクの高い行為や業務の進め方について，客観的な視点でみることができるなど，リスクの把握にとって他者の目でみることは重要なことである．

国立大学附属病院長会議では，医療安全管理協議会を設けて，年に1回それぞれの病院が他の大学からの訪問を受け，また，他の大学病院の訪問調査を行うような仕組みがつくられている．これによって，お互いに病院の安全管理上の問題を見いだし，改善に役立てるようになっている．

リスクの把握は，現場で働く医療従事者のリスク感性によって左右されることから，現場の人たちのリスク感性を高める方法として，実際に起きた医療事故の事例を紹介するなど医療安全に関する研修を計画したり，**KYT**（**危険予知訓練**とよばれている訓練手法で，危険な作業を行う一般企業で労働安全教育として用いられている方法，本誌演習ページ参照）の手法を医療現場の事例を用いて訓練するなど，安全行動の推進と同時にリスク感性を高める方法としても活用されている．

3 リスクの分析

リスクの分析は，さまざまな方法で行われる．これらの中には，一般企業における労働災害防止のための手法として開発されたものが多いが，医療事故やエラーを分析する中から得られた分析モデルも開発されている．医療事故防止のためには，事故の発生につながる可能性のあるヒヤリ・ハットの収集とこれらの分析を通して，リスクの高い部門や場面の安全管理を行うことが重要になる．

筆者は，平成12（2000）年の厚生労働科学研究で，「看護業務に関連した事故の分析から医療安全対策に関する研究」を行った．この研究の中で紹介した，医療事故，特に看護師がかかわる事故の分析を行う前に，時系列に関係者からインタビューした事実を記述する"**イベントレビュー**"方式による情報の収集は，事故の分析にきわめて重要である．また，心理学的に見た人間の行動として，何か行動する場合にエラーが生じないように自分の行動を常にモニターしていると考えられていることから，この考えをもとにした"**モニターモデル**"を用いて，夜勤明けに生じた薬剤の誤注入事故を分析したところ，時間が切迫した中で多重課題（いくつもの課題を一度に解決しようとすること）によって，自分の行動に対するモニターが働かない状態になって，事故が起きていることが明らかになった．このような分析によって得られた結果は，夜勤明けの切迫した時間帯の業務分担のあり方など，事故の防止対策の検討にも生かすことが可能になってきている．

最近では，米国の退役軍人病院（公的病院）で事故が生じた場合に義務づけられている，**根本原因分析**（root cause analysis；**RCA**）とよばれている分析方法を用いて，事故を個人の問題としてとらえず，組織の問題としてとらえるための分析手法を学習する研修が多くなっている．その他に，以下の分析方法は，医療事故分析に取り入れられて学習されている．

【事故発生後の原因分析】
① SHELL モデル
Software, Hardware, Environment, Liveware（人間；当事者），Liveware（人間；他の関係者）の5つの要因
② 4M-4E 方式
4つの要因（Man, Machine, Media, Management）と4つの対策（Education, Engineering, Enforcement, Example）

【危険箇所の特定と事故の未然防止】
① FMEA（failure modes and effects analysis）

4 リスクへの対応とその評価

リスクの把握と分析に基づいて，表8-1のような対応とその評価が行われ，新たなリスクの発生がないことをみていく必要がある．リスクへの対応として行った対策が新たなリスクを生むことがある．これらの評価は，「2 リスクの把握」で述べたことと同様に現場の巡視やヒヤリ・ハットの動向などで確認する．これをくり返すことで，リスクの低減化がはかられる．

表8-1 リスクへの対応と評価

リスクへの対応（分析結果に応じた対策）
・基準・手順の改正 ・業務分担の見直し（看護職種内および他職種間） ・要員や体制の検討 ・機器の整備と改善 ・情報の共有化（委員会や一般職員へ）
リスクへの対応の評価
・対応の結果がのぞましい方向に向かっているか ・新しいリスクはないか

リスクへの対応の一つに"**リスクファイナンス**"という考え方がある．リスクファイナンスとは，万一事故が生じた場合の経済的な損失について，あらかじめ備えておくことである．多くの病院では，病院自体が「賠償責任保険」に加入しており，医師も多くは独自で医師賠償責任保険に加入している．看護職については日本看護協会が創設した「**看護職賠償責任保険**」があるが，これがリスクファイナンスにあたるものである．万一，事故を起こして民事上の責任と賠償を迫られたときに，これに対応するために準備しておくものである．平成11年の重大事故の発生以降，医療職のそれぞれの団体は，このような賠償責任保険制度を創設している．

また，看護職は医療提供組織の最先端で患者に提供される医療サービスの多くを担っていることから，ヒヤリ・ハットや事故の当事者になりやすい．この点については山内が，その著書『医療事故』（朝日新聞社）で述べている．また，リスクへの対応として医療提供者の労働環境と医療提供体制の整備が重要な課題であると指摘されている．

5 事故発生時の対応

万一事故が発生した場合は，表8-2のような対応が必要となる．事故後にすみやかな対応が迫られるが，特に患者・家族への十分な説明と理解を求めること，同様の事故防止のための職員への情報の提供と注意の喚起，事故当事者への心理的な支援も必要となる．また，警察への届出が必要な事例については，関連機関等への連絡や，マスコミへの対応についても十分に検討して適

表 8-2　事故発生時の対応

1. 患者への適切な救急救命処置
2. 患者・家族への説明および謝罪と防止策策定についての明確な姿勢
3. 病院職員への説明と情報提供
4. 患者・家族および医療従事者へのサポート
5. 関係機関への連絡
6. マスコミへの対応

切な対応を行う必要がある．

　マスコミへの対応については，東京商工会議所が作成した『企業を危機から守るクライシス・コミュニケーション』が参考書として役立つ．

参考文献

1．飯田修平・柳川達生（2006）RCA の基礎知識と活用事例，日本規格協会
2．ジェームズ・リーズン著，塩見弘監訳，高野研一・佐相邦英訳（1999）組織事故，日科技連
3．嶋森好子・福留はるみ・横井郁子（2002）病棟から始めるリスクマネジメント，医学書院
4．東京商工会議所（2000）企業を危機から守るクライシス・コミュニケーション―ケース別チェックリストによる実践対応，東京商工会議所広報部
5．日本看護協会編（2000）組織でとりくむ医療事故防止―看護管理者のためのリスクマネジメントガイドライン―，日本看護協会出版会
6．山内桂子・山内隆久（2000）医療事故―なぜ起こるのか，どうすれば防げるのか，朝日新聞社

[学習課題]

1．リスクマネジメントサイクルについて説明してみよう．
2．リスクの把握の方法について説明してみよう．
3．リスクの分析とその特徴について説明してみよう．
4．リスクへの対応としてどんなものがあるか説明してみよう．
5．事故発生時の対応のポイントについて説明してみよう．

9

リスクの把握——ハザードの同定

[学習目標]

1. リスク把握の目的を説明できる．
2. リスク把握の方法を説明できる．
3. ハザードのリスクを見積もることができる．
4. ハザードが見落とされやすい領域を説明できる．
5. ハザードの同定ができる．
6. ハザードの分類ができる．

1 リスクを把握するということ──ハザードとリスクの関係

- ミスをはじめとするさまざまな問題事象を「**ハザード**」といい，ハザードが原因で悪い結果を引き起こすとき，その悪い結果およびそれが発生する頻度の組合せを「**リスク**」といいます．
- ハザードを見いだす目的は，対策の立案や実施と評価を行う対象を具体的に意識することです．

リスクを管理するためには，リスクを「把握」し，そのリスクの構造や分布を「分析」し，「対策を立案」「実施」し，効果を「評価」しなければならない．

リスクの把握 → リスクの分析 → リスクへの対応（対策立案）→ リスクへの対応（対策実施）→ リスクへの対応の評価

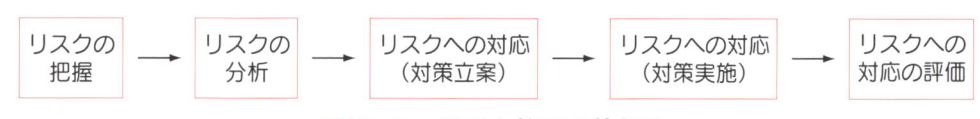

図9-1　リスク管理の枠組み

当然のことだが，人は気づいたことにしか対応することはできない．リスクの「分析」以下の作業は，「見いだされたリスク」にしか行えない．医療のリスクマネジメントを実践するためには，「**リスクを見いだす**」ことから始める．

リスクを見いだすということは，**リスクのパターン**（似たような問題の集まり）を見いだすことである．このようなパターンを**ハザード**という．リスクを管理することは分析や対策の立案や実施と評価を行う対象となるハザードを，具体的にそして明確に意識することから始まる．意識されていないものを考えることはできない．

例えば，「24歳女性の帝王切開時にガーゼを腹腔内に1枚残す」ことや「68歳男性の肺がんに対する右肺上葉切除術中に，胸腔内にガーゼを2枚残す」ことも，「体内にガーゼを残す」という似たような問題の集まり（リスクのパターン）として理解できる．したがって，「体内にガーゼを残す」ことはハザードの一つである．

このようなハザードは，例えば癒着などを起こし，腸閉塞を起こすというような因果関係をたどって「死亡」という悪い「結果」を引き起こす．運がよければハザードは，悪い結果をもたらさない．例えば，ガーゼが腹腔内に残ったとしても，何事もなくその人は長寿を全うするかもしれない．したがって，死亡などという悪い結果が発生するか否かは確率的なできごとなのである．**リスク**とはこの悪い結果とその発生する頻度（確率）の組合せをいう．

例えば，ガーゼを体内に遺残すること（ハザード）により，患者が死亡する可能性が11％ある場合，この「患者が死亡する可能性が11％ある」ということがリスクとよばれる．

ハザード	リスク
ガーゼを体内に遺残する． →	患者が死亡する可能性が11％ある．
A薬を指示の10倍量投与する． →	腎不全となる可能性が80％ある．

2　リスクの大小

・医療機関が把握し対応する必要のあるリスクは，避けなければならないと考えるほど危害が「重大」で「頻度」が高いものです．

どのような問題や誤りが，医療のリスクとして把握されなければならないのだろうか．このように改めて考えると，答えは明確ではないことに気づく．他方，ハザードの重要さに大小をつけることは可能だろう．

そこで誤りや問題に気づいたときには，そのハザードが引き起こす結果の「**重大さ**」と「**頻度**」を意識して，避けなければならないと考える順番をつけ，その順番に処する．

「すべて」の誤りや問題を避けなければならないという考え方もあるだろう．このような考え方の根底には，医療では，どのような誤りであっても，程度の差こそあれ，患者の身体に対して影響が生じるとの認識がある．他方，人間の集中力や思考力そして時間には限界がある．このため，すべての誤りや問題に対処することはできない．そこで，危害が「重大」で「頻度の高い」誤りや問題を優先して対応をしなければならない．

3　ハザード同定

3.1　直感だけでは，リスクの存在を見落とす

・「気づかない」あるいは「誰もが起きないと思う」ことが「事故」として発生します．
・どの程度稀であるか，どの程度重大な結果を生じるかを直感的に予測することは困難です．

以下の例では，どのリスクまでを医療のリスクとして意識する対象とすればよいだろうか．（医療での日常的な状況を例とすると，日ごろの思いがからんで，大切なことがわからなくなることがあるだろう．そこで，ここではわざと非日常的な例を選んでいる．）

＜例１＞　隕石が病院に落ちてきてぶつかり，建物が崩壊して患者が死亡するリスク
＜例２＞　自動車が外来待合室に突入して，患者が多数死傷するリスク
＜例３＞　医療用に用いられるガスが爆発し，患者が死傷し，施設や設備を破壊するリスク

＜例１＞を，医療のリスクとして意識する人はほとんどいないだろう．

＜例２＞については，自動車の利用が多く，多くのバスが行き来するバス停が外来玄関の直前にあるような一部の医療機関では，意識するのが必要な場合もあるかもしれない．それでも，なお大部分の医療機関にとっては意識する必要があるとは思えないリスクだろう．

＜例３＞は，ある程度日常的に意識されているリスクといえる．それでも，なお，現実にどの

ような結果となるかを想像することは困難かもしれない．

これらのような事例は，実際に生じているのだろうか．

＜例1＞の隕石が落ちてきて病院にぶつかり建物が崩壊するということは重大なできごとかもしれないが，発生する確率は，実際に起きたら後世にまで語られるほど稀といえるだろう．調査した範囲でこのような事例はない．

＜例2＞の自動車が病院の外来待合室に突入するということは，稀かもしれないが起こり得る重大なできごとといえるだろう．自動車やバスの往来が激しい都市部の病院では現実に危うい経験をしているところもあるだろう．調査したところ，1989年以降，類似する事例が国内で少なくとも2件発生している．

＜例2－1＞意図的な自動車突入

1993年11月5日に名古屋市で，病院の診察待ち時間に不満をもった患者が乗用車を意図的に突入させた．

＜例2－2＞過失による自動車突入

1995年3月8日に豊橋市の病院で，自動車で帰宅しようとした患者が誤って自動車を暴走させ，表玄関の二重ドアを破り，待合室を約30m暴走し，裏玄関を突き破り外に飛び出した．

＜例3＞では，実例として2つの事例をあげてみる．このような事例は多発していることが，過去の事例を調査するとわかる．

＜例3－1＞MRI用液体ヘリウムガスタンク爆発

2003年10月4日にいわき市の病院で，MRI用液体ヘリウムガス抜き取り作業中に起きた爆発事故では，8人が重軽傷を負い20名の外来患者が避難し，外来・検査エリアの内装を破損するという結果を生じた．

＜例3－2＞高気圧酸素治療装置爆発

1996年2月21日に山梨市の病院で，高圧酸素治療中に治療装置が爆発炎上した．タンクは形を留めず破壊され，建物は天井が壊れ，患者と付き添いの配偶者が死亡，職員ら3名がけがをした．

このほか，劇的な事件としては，1998年10月20日に，川口市の病院の1階調理場で，ガス炊飯がまが空炊きとなり爆発し，調理場と壁を隔てた廊下で診察を待っていた2人の外来患者がけがを負った事件もあり，医療用ガスをはじめとする気体の取り扱いの誤りによる爆発は頻繁にみられる事故の形態であることがわかる．

3.2 インシデントレポートは，ハザードを見いだすためにある

・インシデントレポートは，重大な事故に結びつく可能性のある「誤り」や「問題」（ハザード）を見いだすために使われます．

・インシデントレポートで報告されたハザードは，優先順位をつけて対応します．

　「事故」というものは，稀にしか発生しない．稀なのは，誰もが「事故」を起こさないようにと願って注意をしている結果である．当然，事故として起きるのは，多くの人が「気づかない」あるいは「起きないと誰もが思う」ようなこととなる．

　「事故」は稀にしか起きない以上，人がそのような事故に至る過程を想像だけで理解しようとするのは困難であり，また見落としも起こりやすい．では，事故に至る過程をよりよく見いだす，つまりよりよくハザードを同定するためには，どうすればよいのだろうか．

　リスクには，医療従事者ならば誰でも気づくようなものもあれば，あり得ないように思われ，一部の人しか気づかないものの重大な被害を及ぼすリスクもある．

　そこで，誤りをはじめとするさまざまな「問題」（ハザード）のうちで，重大な事故に結びつく可能性の大きい（つまりリスクの高い）ものを，見いだす意識的な作業が必要となる．このような作業を「**ハザード同定**」とよぶ．

　ハザード同定は，多くの人が「こんなハザードがある」という経験や発見を集めることから始まる．この作業が，インシデント報告であり，集められた経験や発見が**インシデントレポート**である．このインシデントレポートの情報を整理して，データベース化する必要がある．データベース化の方法は「**6** ハザードの業務フローに基づいた分類とデータベース化」で述べる．

　インシデントレポートとして集められるハザードの情報には，リスクの高いものから低いものまでさまざまなものが混ざっている．これらすべてのハザードに対応することは，医療安全のために割ける人の数，注意力，時間には限りがあるため，現実的ではない．

　そこで，インシデントレポートとして寄せられたハザードを分類し，ハザードのリスクをはかり，リスクの高いものを優先して対策を検討することになる．

　リスクとは「危害の発生の確率およびその危害の重大さの組合せ（ISO/IEC GUIDE 51：1999による）」と定義されている．これは，JIS の規格でもほぼ同じとなっている．このように，避けなければならないと考えるほど危害が「重大」で「頻度の高い」ものが，医療機関が把握し対応する必要のあるリスクである．

3.3 ハザードにともなうリスクのはかり方

・報告されたインシデントから，ハザードを見いだして，「重大さ」「頻度」を検討・調査して，対応の優先順位を決めます．
・確率や重大さにあいまいさが残るからといって，見積もりをまったくしないのではなく，できるだけ見積もることが大切です．

a）リスクの要素

　ハザードのリスクをはかるには，どうすればよいのだろうか．リスクは，「危害（ハザード）の発生の確率およびその危害の重大さの組合せ」なので，「確率」と「重大さ」を検討・調査する．

　さらに細かくいえば，リスクを推定するためには，「**ハザードが発生する確率**」「**ハザードが発**

生した場合に悪い結果が発生する確率」「悪い結果の重大さ」の3つを推定することになる．この3つの意味を順次考えることにする．

　確率や重大さにあいまいさが残るからといって，見積もりをまったくしないのではなく，できるだけ見積もることは重要である．見積もりがなければ，どのハザードを優先して対策するかを決めることができず，ハザードが放置されるという結果を招く．ハザードが放置されるよりも，あいまいであったとしても重要と考えられるハザードから対応を講じることのほうが，はるかにましである．

b）ハザードが発生する確率の見積もり

　あるハザードが発生する確率を正確に測定することは困難かもしれない．しかし，文献を調査したり，仮に文献が見つからなくても，おおよそを見積もることはそれほど難しくはない．

　例えば，手術中のガーゼのカウントを誤る可能性（確率）を例に考えてみよう．あなたが，ガーゼをカウントする立場にあると思って考えてほしい．

　ガーゼをカウントする際は，普通10枚束をつくって，カウントする．あなたは，血液で濡れたガーゼで10枚ずつの束をつくる作業をしている．

　10枚ずつの束を1束つくるとき，間違えそうだろうか？　おそらく間違えないだろう．これが，100枚（10束），1000枚（100束），10000枚（1000束）の場合はどうだろうか．

　ガーゼカウントをする経験がある人から数人にこのような質問をすると，それぞれの人は経験に基づいて，誤る程度を答えてくれるだろう．このような数人の回答に基づいて，およそどの程度の確率でハザードが発生するかを見積もることができる．

　ガーゼカウントの誤りの確率を考えるにあたっては，さらにいくつかの考慮をしなければならない．それは，誤りを防ぐための業務フローの影響と，人間の性質の2つである．

　実際の手術室では，すべてのガーゼを2人が独立して数える．これが誤りを防ぐための業務フローである．この場合，1人が1000枚に1枚誤るとして，2人が厳密に独立して数えた場合に，誤りが生じる確率は，$1000^2 = 10^6$に1枚と見積もられる（なぜこうなるかが理解できない場合は，高校で学ぶ確率・統計を見直してほしい）．1回の手術で，平均10束（100枚）程度使われるとすると，手術10000回に1回ガーゼのカウントに誤りが起きることになる．

　では，現実にはこの程度の誤りかといえば，実際にはもっと見過ごされていると予想される．

ハザードの発生確率を経験を基に見積もる方法

ガーゼを	確信の強さ
10枚間違えずにカウントできる	○
100枚間違えずにカウントできる	○
1000枚間違えずにカウントできる	△
10000枚間違えずにカウントできる	×

（○＝強，△＝中，×＝弱）

ハザード（ガーゼの数え間違い）が発生する確率は1／1000枚程度と考える．同様に複数人から意見を求め，平均値を発生確率とする．

なぜなら，人は2人で作業するときに，「他の人が確かめたから」などと考え，作業の集中に欠ける可能性が高まるためである．そして，ある研究報告では，ガーゼの遺残は，手術100～5000回に1回の頻度で起きていると見積もられている[1]．

2人の人が，独立して数えるといっても，実際には1人で作業するよりも集中がそがれたり，あいまいになることがあるので，この程度の遺残が起きるという結果とよく合致する．

以上の考察を年に1000件手術をする病院にあてはめると，医療従事者がよく注意したとしても，1年から5年に1回程度，ガーゼの遺残が発生することを覚悟しなければならないことを意味する．まして，このような注意や手順に抜けがあれば，もっと高い頻度でガーゼの遺残が発生するだろう．

c）ハザード発生時に悪い結果が発生する確率

次に，あるハザードが発生したときに，悪い結果が発生する確率を考える．悪い結果とは，典型的には患者の死亡や患者の肢の喪失，臓器機能の永続的な喪失などが考えられる．

再びガーゼ遺残を例にとれば，ガーゼ遺残が生じた場合，文献を調べると「命にかかわる」（つまり最も重大な結果）可能性は11％～35％程度と推定されている．

ハザードが生じた場合，どの程度重大な結果を引き起こすのかを推測するには，ハザードの発生確率を推測する方法と同様に，①**文献で調べる**，②文献がない場合は**経験から見積もる**，という方法がとられる．

d）悪い結果の重大さの見積もり

ハザードのリスクを評価する作業の最後に，ハザードにより引き起こされると予想される悪い結果の「重大さを見積もる」という作業がある．

死ぬということは，右手を失うことの何倍重大な結果だといえるのだろうか．このような問いは，答えるのが困難な問いであることは誰も異論がないだろう．この作業は，人の価値という根本的に評価が難しい問題と正面から取り組む作業であるともいえ，作業に抵抗を覚えるかもしれない．

いくつかの方法が，提案されてきている．この中で，現実的で実行が容易な方法は次のような方法だろう．何人かの人に，次のような質問をしてみる．

「健康に寿命を全うするという状況を0，直ちに命を失うという状況を100とした場合，右手を失うというのはあなたにとって，いくつくらいの重大な問題ですか？」数人から得たこの問いに対する答えを平均することで，右手を失うということの重大さを示す数値とする．

e）ハザードのリスクの計算

以上で，「ハザードの発生確率」「ハザードが発生した場合に悪い結果が発生する確率」「悪い結果の重大さ」を見積もってきた．

ハザードのリスクは，「ハザードの発生確率」×「ハザードが発生した場合に悪い結果が発生する確率」と「悪い結果の重大さ」の組合せだが，より単純化して理解するためには，これら3つをかけてもよい．

表9-1　リスクのはかり方

> リスク ＝ 確率（A）× 確率（B）× 重大さ
>
> 確率（A）：ハザードが発生する確率
> 確率（B）：ハザードが発生した場合に悪い結果が発生する確率
> 重大さ　　：発生した事態による悪い結果の重大さ

つまり，ハザードのリスクは，「ハザードの発生確率」×「ハザードが発生した場合に悪い結果が発生する確率」×「悪い結果の重大さ」と考えてよい（表9-1）．

4　ハザードの所在を広く探る

- 人から人へ作業責任が移るとき，情報が移るときに，誤りが生じやすくなります．
- 医療機関で働く多職種の仕事が，お互いにどのように関係しているかを理解することで，職員それぞれが自分の仕事の責任を具体的に自覚できます．

　医療に携わる人で，医療事故が生じることを願う人はいないだろう．したがって，それぞれの人は，医療事故が起きないようにと努力をする．しかし，残念なことに，人は自分の知らないことを努力することはできない．したがって，自分の知らないことが原因で発生する医療事故を予防することは困難である．

　誰でも，自分が知っていることを他人に伝えるときは，すべてを伝えきることはできない．したがって，作業や情報の引き継ぎが起きるとき，医療事故が起こりやすい．

　作業や情報の引き継ぎが生じた直後に生じるハザードは，引き継ぎによる影響を考慮して理解しなければならない．そこで，ハザードの存在を自分の職種に終始する範囲に限らず，広く理解して探ることが医療事故を防止するために必要となる．

　作業や情報の引き継ぎが起きるときに生じる「**知らないこと**」をできるだけ減らすために，医療機関で働く人は，各職種がそれぞれどのような業務に携わり，それをどのように実行しているかを知ることは有益である．お互いの業務を知ることで，他の職種が誤解しやすい点，自分が誤解しやすい点を予想し，誤った対応や情報の誤解を防ぐことができる．

　このようにすることで，同じ患者の診療にあたる他の職種が誤りを生じさせることを防ぎつつ，さらに効率的で効果的に患者の診療が行われるよう，自分がはたすべき役割を理解することができるようになる．

5　ハザード発見のためのヒント

- 場面や職種の特性は，その特性に従ったハザードをともないます．

5.1　場面

　診療の場面を分けて，その特徴を考えることは，その診療の場面で多く発生するハザードを発見するきっかけにできる．以下にその例を示す．

外来

　外来部門では，多くの患者が短時間に集中して医療サービスを受ける．そして，外来患者の一人ひとりを医療従事者が知っていることは期待しにくい．

　このような特性があるため，患者本人と伝票に記された指示の対応を間違える人違い（**患者取り違え**）が生じやすい．特に，同姓者，同姓同名者の取り違えは，外来部門でも患者が短時間に集中する検査部門で発生する可能性が高い．このような間違いの結果，禁忌である検査が行われる可能性が生じる．

入院

　入院患者に対しては，継続的に密度の高い医療行為が行われる．また，患者の身体の状況は外来に比べてすみやかに変化する．また，対応する医療従事者は，交代制勤務であったり日当直制であるなど，交代して患者に対応することになる．

　このような特性があるため，患者の状態の変化や行われる医療行為についての**情報伝達の不足**が生じやすく，この結果，病状悪化の見過ごし，処置の遅れ，薬剤の二重投与などを生じやすい．これらの結果，重篤化，薬剤有害反応の発生が起きる可能性がある．

事務部門

　事務部門では，多くの患者に関する情報が，短時間に取り扱われる．そしてその情報は，患者の顔や声といった人間としての現実感をともなわない記号として取り扱われる．

　このような特性があるため，**伝票の取り違え**が生じやすい．また，書類が診療の場でどのように使用されるかの現実感に乏しいため，作成された書類に誤記が生じた場合，診療の場で生じる影響を軽視することが生じるかもしれない．

　また，受付・会計では多くの患者が集まるため，同姓者，同姓同名者の取り違えが発生しやすい．この結果，別の患者が受ける予定であった外来手術を受けることが起き得る．

在宅医療・福祉

　在宅で行われる医療や福祉サービスは，医療従事者の指導や監視がほとんど行われない状態に患者が置かれることになる．

　このような特性があるため，**機器の故障**の発見が遅れる，家族が不適切な方法で医療手技を行うことが発見されない，医療機器の不適切な使用が発見されない，患者の病状の変化の発見が遅れ重篤になるなどのハザードが発生する．

　在宅酸素療法中にタバコを吸い患者が熱傷を負う，不衛生な方法で患者家族がドレーンバッグの交換を行う，定量注入機の動作不良の発見が遅れるなどが具体的な例である．

5.2　職種

　医療機関では多数の職種の人が患者の診療に携わっている．医療に関するハザードは，直接患

者と接する医師・看護師・助産師・薬剤師などの職種の行為が注目される場合が多いが，医療機関のインフラを支えるその他の職種が原因となるハザードは，影響を受ける範囲が大きくなる特徴がある．

以下に，いくつかの例を示しておく．

栄養士，調理師

外部から購入した食材の検品を外装の箱でのみ行うと，カビが発生した食材が見落とされ，調理の過程でも見落とされ，給食で提供される．この結果，患者が下痢・嘔吐を引き起こす．

清掃職員

床の清掃の際，滑りやすい状態のまま，患者の進入を許すと，転倒のリスクの高い患者の転倒を誘発する．

溶剤を使用したワックスがけなどでは，換気や通風の方法と方向を十分検討し監視しないと，溶剤蒸気が病室に流れ込み，患者などの体調不良が生じる．

施設・設備系技術者

外壁塗装など塗料を使用する際に，空調設備の吸気口から塗料の溶剤蒸気が流入することを防止しないと，医療機関の建物内の空気全体が汚染され，呼吸器系疾患を誘発する．

壁面，床などに金属の薄片や鋭利な面が露出していると，患者などがけがをすることとなる．

外来トイレなど患者が利用する場所で，非常用呼び出し装置の動作を定期的に点検しておかないと，動作不良に気づかず，患者の状態が急激に悪化した場合でも，気づかれずに重篤となることがある．

壁内の配管の誤りにより，誤った医療ガスが供給され，患者が低酸素血症により死亡することがある．

非常用電源容量の見積もりと管理が不適切な場合，非常時に電源装置が作動しない，あるいは過負荷のために停止することとなる．このため，モニターが停止し，致死的不整脈が見過ごされ患者が死亡することがある．

6 ハザードの業務フローに基づいた分類とデータベース化

- ハザードを分類して整理する（データベース化する）ことは，ハザードごとの対策とその管理，評価のために不可欠です．
- 業務の流れ（業務フロー）に沿ってハザードを分類すると，業務のどの段階に，どのようなハザードがあるかを理解しやすくなります．
- 類似する業務に共通するハザードを見つけて，共通の対策を検討・実施することが可能となれば，対策費用や遵守の改善が期待できます．

さまざまなハザードがインシデントレポートやその他の発見によって気づかれることになる．医療事故を防止しようと真剣に考える人は，医療機関の中で発生するハザードだけでも多種多様であることにすぐ気づくことになる．人の記憶に余るほどの種類のハザードを取り扱う（対策す

表9-2　ハザードの整理

> 1. 業務フローの文書化
>   業務を洗い出す．
>   業務に含まれる作業をリストアップする．
>   各業務ごとの作業の順番を確定する．
> 2. ハザードの分類
>   各業務，各作業にともなうハザードをリストアップする．

る）ためには，このハザードを整理しなければならない．では，どのように整理すればよいのだろうか．

　ハザードは注射や検査というような業務の中で発生し，**業務フロー**の各作業にともなって生じてくる．したがって，業務種別とそれぞれの業務フローに基づいて，ハザードを分類すると，分類が簡単で，理解しやすく，対策を立案する際にも効率的かつ効果的な対策を立案できるようになる．

　具体的には，以下の2つのステップで分類を行う（表9-2）．

　まず，医療にともなう業務の標準的なフローを文書化する．文書化するにあたっては，詳細に記述する必要はなく，また例外をすべて網羅する必要もない．最低限，文書を読んだ人が，業務に含まれている作業とその順番を理解できる必要がある．

　次に，各業務の作業それぞれにともなうハザードをリストアップする．

　このように整理することで，どの業務のどの作業にどのようなハザードがあるかを明確に意識することができる．そして，無関係に見えるハザードが，お互いに同じ背景や理由で発生していることに気づくきっかけともなるだろう．

　また，後に対策を考えるときにも，関連するハザードに共通した対策を考えることで，効率的で効果的な対策を立案することができると期待できる．

　このように分類したハザードは，さらに別な角度から検討をすることを容易にすることがのぞましい．例えば，かかわる職員の職種，疾患・手技，場所などがこのような検討の軸として想定できる．

　そこで，ハザードは今まで述べた業務と作業による分類に加えて，補助的に職員の職種，疾患・手技，場所などからも検索できるように索引をつけておく．この作業を**データベース化**という．

　データベース化は，コンピュータのデータベースソフトウエアを使うことで効率化できる．しかし，絶対にコンピュータを使用しなければならないというものではない．B6判や5×3判のカードで索引をつくり，事例をルーズリーフ式ノートにまとめることでも，ハザードを整理し，管理することが可能である．

　当初は，カードとルーズリーフ式ノートを使って整理し，方法に習熟したら，コンピュータを使って管理するという段階を踏むのも現実的なやり方である．

7 まとめ

　医療にともなうハザードを把握するためには，ハザードのリスクを意識することが重要である．リスクを意識するにあたっては，リスクを定量化する．

　ハザードを把握するためには，気づきにくい部分や何らかの理由であり得ないと考えがちな箇所を強く意識する必要がある．

　ハザードを管理するためには，適切に分類する必要があり，業務と作業に基づいて分類整理することが推奨される．

　以下には，進んだ学習のために役立つと思われる書籍を，日本語で記されたもの，日本語に翻訳されたものを中心に選んで紹介する．

＜医療安全に関する参考書＞
- Charles Vincent, Maeve Ennis, Robert J. Audley 著，安全学研究会訳（1998）医療事故，ナカニシヤ出版
- 中島和江，児玉安司（2000）ヘルスケアリスクマネジメント，医学書院
- アメリカ合衆国医療研究品質局編著，今中雄一監訳（2005）医療安全のエビデンス―患者を守る実践方策，医学書院

＜ヒューマンファクターに関する参考書＞
- James Reason（1990）Human Error, Cambridge University Press

＜ハザードを管理するための体系に関する参考書＞
- 日本規格協会編（2007，各年度版）JIS ハンドブック〔58〕マネジメントシステム，ISO 品質／その他，日本規格協会

引用文献
1) Lauwers, P. R. and Van Hee, R. H.（2000）Intraperitoneal gossypibomas: the need to count sponges., World Journal of Surgery, 24（5），pp. 521-527

［学習課題］

1. リスクの把握（ハザード同定）とは何かを説明してみよう．
2. リスクの把握はリスク管理になぜ必要かを説明してみよう．
3. インシデントレポートの目的を説明してみよう．
4. リスクの定義を説明してみよう．
5. ハザードが発生する確率を見積もる必要性について説明してみよう．
6. ハザードが発生する確率を見積もる方法について説明してみよう．
7. 発生した結果の重大さを見積もる方法について説明してみよう．
8. 作業や情報の引き継ぎとハザード発生の関係について説明してみよう．
9. 特定の場面・職種の特性がハザードとどのような関係があるかを例を通して考えてみよう．
10. ハザードの分類に業務プロセスを利用する方法について説明してみよう．

10

リスクの分析

[学習目標]

1. リスクの分析の意義を理解する．
2. 根本原因の分析手法を理解する．
3. 分析の結果をもとに，リスクへの対策を立案する．

医療従事者は医療行為を行う以上，大なり小なりヒヤリ，ハッとするできごとを経験する．ときには重大な医療事故に遭遇するかもしれない．その際，これらのできごとを遅滞なく，インシデントレポートとして組織内に報告することの意義は他章で述べた．このようにして現場から集積されたインシデント情報は，適切に整理され，分析されることにより，組織内のハザードとして認識され，再発防止のために有効な対策立案のための手がかりとなっていく．そこで医療の現場で発生したインシデントの原因を客観的に評価するための「分析手法」が注目されるようになってきた．

　リスクの分析手法については国内外でさまざまなものが研究，開発されている．ここでは分析の具体的な実践方法を紹介する．

1　分析の考え方——よい分析手法とは

　医療現場において**分析手法**を用いる際に重要なことは，「あらゆる分析手法に習熟すること」，あるいは「分析結果を盲信すること」ではない．大切なことは，あくまでも「分析手法によって導きだした事故の根本原因に対し，組織内で実現可能かつ有効と考えられる対策を打ちだし，実行すること」であり，実際に「**事故の再発を防ぐこと**」である．いかに時間をかけて分析を行っても，あるいは，いかに分析結果や対策が優れていても，現場のスタッフがその結果を受け入れ，実践しなければ意味がない．また，組織内で実行不可能な対策ばかりを提言していては，分析者はやがてスタッフからの信頼を失ってしまうだろう．

　あくまでも分析手法とは，医療安全対策を効率よく実施していくための1つの道具（ツール）である．では，よい分析手法とはいかなるものだろうか．ツールとして考えた場合，よい分析には，

①誰が行っても偏ることなく，大体同じような結果がでる（客観性と再現性がある）．
②少し考えただけでは思いつかないような，「思わぬ原因」が浮き彫りになる（原因究明力が強い）．
③多くの人が納得し，かつ有効な再発防止のための対策を示すことができる（説得力と実効性がある）．
④事故の原因が個人の不注意や努力不足に帰結するのではなく，組織内の構造的欠陥を明らかにできる（組織的な対策が立てやすい）．
⑤比較的短時間でできる（迅速性がある）．

などが求められる．リスクの分析手法は完全に確立されたわけではないが，近年米国を中心に**根本原因分析**（root cause analysis；**RCA**）という方法論が注目を集め，最近では医療現場でも応用されるようになってきている．

2 根本原因分析（RCA）とは

　医療界で用いられる分析とは大別すると，①すでに発生したできごとの原因を探るもの，②今後発生するであろうできごとを予測するもの，の2種類に分けられる．ここで紹介する根本原因分析法は①にあたり，すでに発生した警鐘事象や有害事象，あるいはインシデントの根底にある原因や背景因子を探るための分析手法の総称である．②はエラー予測分析法とよばれ，FMEA（failure modes and effects analysis）などに代表されるが，ここでは触れない．

　根本原因分析は医療分野のみに限られた分析手法ではないが，米国の **JCAHO**（Joint Commission on Accreditation of Healthcare Organizations；医療施設認定合同審査会）は，1997年に医療業界に適した科学的分析手法の一つとして，この根本原因分析を推奨した．同機構は医療現場で問題が発生した場合，この分析法を用いてシステムを設計し直し，その効果をモニターする行動計画を開発し，実行することを求めている．これを受け，米国退役軍人病院の患者安全センター（Veterans Affairs National Center for Patient Safety；VA-NCPS）では，複数のメンバーが紙とペンを用いて事象の原因を次々に書き起こしていくという，比較的簡便な方法での根本原因分析手法を開発し，医療現場で実績を上げている．ここではこの「**VA-NCPSにおける医療用ルート・コーズ分析**」を便宜上，RCAと称し，以下にその実践方法を述べる．

3 RCAの準備

3.1 分析したいできごとを文章に置き換える

　まず最初に，分析したいできごとを平易な文章にまとめる．文章には事実を過不足なく盛り込み，できるだけ時系列に記載する．分析にまったく値しない，という事例は基本的には存在しないが，組織にとって実りある分析結果が得られる事例と，そうでない事例は存在する．どのような事例を分析の対象にすると，より効果的か，ということについては後述する．

3.2 準備する物品

　　a．模造紙，またはホワイトボード
　　b．大きめの付せん紙（2色用意することがのぞましい）
　　c．ペン（ホワイトボードを用いるなら専用ペン）
　　　・慣れてくれば記録にコンピュータを利用するのもよい．

3.3 メンバーの確保

a．分析のリーダー1名（司会者：安全管理担当者など，分析に習熟した者が務めることがのぞましい）
b．記録係1～2名（記録係も分析に加わってよい）
c．分析員数名（5～10名以内が適当）
 ・多職種からの参加は多彩な対策立案につながり，のぞましい（米国では患者が参加することもある）．
 ・事故の関与者が参加してもよいが，心理的に負担をかけることもあるので，慎重に判断する．
 ・事故の関与者が参加できないときは，司会者などが事前に事故の様子について関与者からインタビューしておくと分析が正確になり，スムースに進行する．

3.4 ルールの説明

メンバーが集まったら，安全管理担当者は分析開始前にRCAの概念や考え方について説明する．このとき以下のルールを確認することを忘れないようにする．
・人が提出した意見に異を唱えない．
・遠慮をしないで，どんどん意見をだす．
・個人の責任を追及するような質問は控える．

4　RCAの実際

それでは医療に関係のない簡単な事例を用いて，実際にRCAを行ってみよう．ある朝，次のような事故が起こった．

> 朝寝坊したひとり暮らしのAさんは，車に乗り，急いで家をでて，職場に向かった．途中で朝食を買おうと思い，コンビニエンスストアを探しながら運転していた．しばらくして，道路の左側に店を見つけた．立ち寄るため左に大きくハンドルを切り歩道を横切ろうとしたところ，歩道を後方から猛スピードで進んできた自転車と接触した．自転車の運転手は転倒して大けがを負った．

さて，この事故の原因は何であろうか．集まってきた目撃者たちがそれぞれ分析を始めた．「この車がすごい勢いで曲がってきたから自転車が止まることができなかったのだ」，「いやいや，自転車がスピードのだし過ぎだ．歩道をあんなスピードで走るとはけしからん」，「こんなところにコンビニができたからいけないのよ．私も自転車に乗っていて同じようにヒヤッとしたことがあるの．危なくてしょうがないわ」など，分析は多彩であり，どれもそれなりにもっもらしい．しかし目撃者たちはAさんが寝坊して急いでいたなど，当事者の背景に存在するさまざまな事実

を知るよしもない．

　この接触事故の**表面的な原因**は，Aさんが歩道の状況をよく確認しないで車を進めたことにある．仮にAさんが交通ルールに則り，歩道に進入する前に一時停止をし，正確に左右確認を行っていたら，十分に防ぐことができた事故であろう．注意義務違反でAさんは警察から厳重注意を受け，Aさんは自転車の運転手に謝罪をする，といったシーンが漠然とイメージできる．

　しかし，はたしてこの事故の**根本原因**はそれだけであろうか．別の言い方をすれば，Aさんの確認不足を事故の原因と断定し，Aさんを処罰する，という"対策"を打てば，この種の事故は二度と起こらなくなるだろうか．答えは否である．Aさんは処罰に懲りて，しばらくの間は注意をするだろうが，車の運転をやめない限り何年か後には，また同じような事故を起こす可能性がある．仮にAさんが車の運転をやめたとしても，誰か別の運転手がいずれ同じような事故を起こすであろう．実際この種の事故はわが国では日常茶飯に発生している．ではAさんを再教育するのはどうであろうか．もう一度運転教本（マニュアル）を与え，自動車教習所でトレーニングを行えば，もう二度とこの種の事故は起こさなくなるだろうか．答えはやはり否である．ミスをした個人をどんなにトレーニングしても，緊張が緩んだ瞬間に"**人は必ず間違える**"．個人の再教育やマニュアルの徹底は，一定の効果はあるが，再発を根絶することにはつながらない．むしろ重い懲罰や無理な教育を個人に科することは，それらの煩わしさや恐怖心から，事故の発生を隠蔽しようという思いを人の心に芽生えさせる．**事故の隠蔽**は，より安全な環境構築にとって，大きな妨げとなることはいうまでもない．また，人間は自分の犯したミスをとりつくろうために，さらにあわててしまい，第二，第三の事故の発生リスクを高めてしまうことが指摘されている．すなわち，個人の技量を向上させることは重要なことではあるが，事故の再発防止にはまったく別次元のアプローチが必要となることが予測される．

　では，本事故に際し，"賢明"な分析官ならどのようなアプローチをするのだろうか．そこで，本事故に隠れた根本原因を調べ，二度とこの種の事故を発生させないための対策を立案するために，RCAの力を借りてみることにする．

4.1 細かく分解する（できごと流れ図を作成する）

最初に，全体を部分に分けるという作業を行う．この事故の場合，一連のできごとを次のように分解する．

①Aさんは朝寝坊した．
②Aさんは車に乗り，家をでた．
③Aさんは朝食を買おうと思い，コンビニを探しながら運転した．
④Aさんはコンビニを見つけ，立ち寄るため左に大きくハンドルを切り歩道を横切ろうとした．
⑤自転車が歩道を後方から猛スピードで進んできた．
⑥Aさんは自転車に接触してしまった．

分解の仕方に特にルールはない．分解したらこれらの文章をそれぞれ付せん紙に書き込み，図10-1のように模造紙（またはホワイトボード）の上に，経時的に一列に並べる．これを**できごと流れ図**という．

118　Part Ⅱ　医療のリスクマネジメントのプロセスとその実践

| ①Aさんは朝寝坊した． | → | ②Aさんは車に乗り，家をでた． | → | ③Aさんは朝食を買おうと思い，コンビニを探しながら運転した． | → | ④Aさんはコンビニを見つけ，立ち寄るため左に大きくハンドルを切り歩道を横切ろうとした． | → | ⑤自転車が歩道を後方から猛スピードで進んできた． | → | ⑥Aさんは自転車に接触してしまった． |

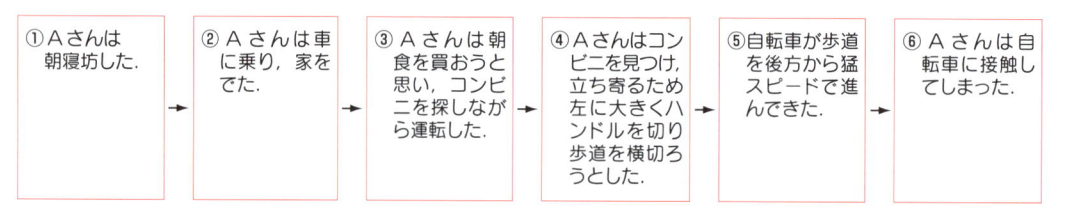

図 10-1　できごと流れ図

4.2　それぞれのできごとに「なぜ？」という分析を加える

　①から順に，そのできごとに対し思いつく限り「**なぜ**」で始まる質問を捻出し，それを文章にして付せん紙に書き込む．その付せん紙を①の下に貼り付ける．さらにその質問に対する答えを別の付せん紙に書き込み，質問の書き込まれた付せん紙の下に貼り付ける．さらにその答えに対しても「なぜ」で始まる質問を捻出する．このように次々と質問と答えを文章化し，付せん紙に書き込んではつなげ，模造紙に貼り付けていく．このとき質問は赤色の付せん紙に，答えは黄色の付せん紙に書き込むなど，付せん紙の色を2種類用意しておくとわかりやすい．質問がでなくなるまで，この作業をくり返していく（できれば1つのテーマにつき数回以上の質問をくり返すことがのぞましい）．このとき，質問は「なぜ」以外で始まる文章を使用しない．そして，必ず主語と述語を明確にしておく（例：赤い付せん紙「なぜ，○○さんは△△をしたのですか」→黄色い付せん紙「なぜならば，○○さんは□□を××しようとしていたので」→赤い付せん紙「なぜ，○○さんは□□を××しようとしていたのですか」→黄色い付せん紙「なぜならば，※※さんが……」）．情報収集が不十分で，どうしても質問の答えがわからないことがある．そのときはメンバーが答えを予測して，分析を続けてもよいが，再調査し，答えを明らかにした上で分析を再開すると，より正確である．

　①Aさんは朝寝坊した
　　　　↓
　質問：なぜAさんは朝寝坊したのか？→Aさんにヒアリング
　　　　↓
　答え：Aさんは目覚まし時計をかけ忘れたので．
　　　　↓
　質問：なぜAさんは目覚まし時計をかけ忘れたのか？
　　　　↓
　答え：昨夜は宴会があり，Aさんは家に帰るなり眠ってしまったので．
　　　　↓
　質問：なぜAさんは前もって目覚まし時計をセットしておかなかったのか？
　　　　↓
　答え：Aさんは家に帰るなり眠ってしまうとは思っていなかったので．
　　　　↓
　　　　etc.

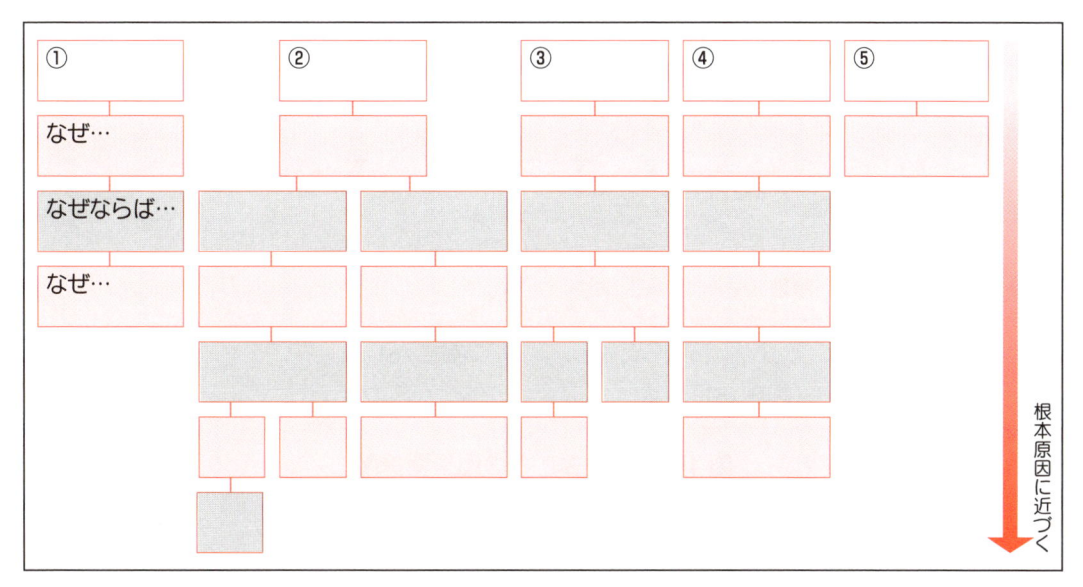

図 10-2　模造紙（ホワイトボード）に貼り付けていく

　このようにして質問と答えをくり返し，質問がでなくなったとき，**最後の答え**（一番下にある答え）が根本原因に近い可能性があるとされる．これを①から⑤の文章すべてに行う．1つのできごとから，複数の「なぜ」がでることがある．さらにその「なぜ」に対し，複数の答えがでることもある．これらの質問と回答をていねいにくり返し，もれなく付せん紙に記入し，模造紙（ホワイトボード）に貼り付けていく（図10-2）．すべての文章で"なぜなぜ分析"を終了したら，答えを記入した付せん紙のみを集めて（本事例の場合は黄色の付せん紙のみを集める）答えの中に類似性を見つけ，いくつかの**カテゴリー**（教育関連，手順関連，設備関連，コミュニケーション関連，ルール関連など）に分類していく．同じ答えは重ねていく．このとき，同じ内容の答えが多く重なれば重なるほど，その答えは根本原因の可能性があるとされる．こうしていくつかの根本原因と思われる答えを抽出する．ちなみに本事例では，根本原因として以下のものがあげられた（カテゴリーは1つの例として記載してある）．

根本原因－A：Aさんが目覚まし時計以外の方法で起床する手立てを準備していなかったこと（カテゴリー：手順）．
根本原因－B：Aさんが家に朝食を準備していなかったこと（カテゴリー：手順）．
根本原因－C：歩道の手前に絶対に車が停止しなければならないような工夫がされていなかったこと（カテゴリー：設備）．
根本原因－D：自転車を運転していた人が，普段はしないサングラスをかけていたこと（カテゴリー：ルール）．
根本原因－E：急いでいたAさんの左右確認不足（カテゴリー：手順）．

　時間に余裕のあるときは，根本原因と事故発生の因果関係を明らかにするために，抽出されたカテゴリーをもとに図10-3のような**因果関係図**を作成する場合もあるが，ここではこの詳細については省略する．重要なのは次項の**対策立案**である．

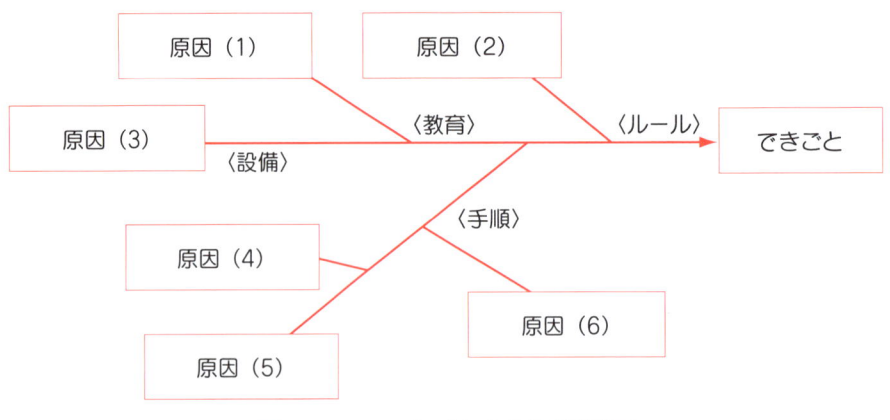

図 10-3　できごとの因果関係図

4.3　対策立案

　前記の分析から導かれた根本原因に対し，分析者は対策を立案しなければならない．

　例えば，根本原因－Ａについては，目覚まし時計以外の方法として，誰か他の人にモーニングコールを頼む，携帯電話の目覚まし機能をセットしておく，などの方法が考えられ，根本原因－Ｂについては，酒席の前には翌日の朝食を準備しておく，などの工夫が考えられる．しかし，これらの対策は，Ａさんがそれを次回の酒席のときに思い出し，実行することで初めて機能する，すなわち"手順"に関連することである．Ａさんが次回にこの"手順"（あるいは"段取り"）を忘れてしまったら，いくらよい対策であっても機能しない．根本原因－Ｅは完全に個人の注意レベルの問題である．Ａさんを十分教育したり，トレーニングしたりすることで，注意の"手順"が守られ，しばらくは事故を防ぐことができるかもしれないが，時間がたてばＡさんはまた同じミスをする可能性があり，そもそもＡさん以外の人が同じミスをするかもしれない．

　したがって本例の場合，二度と同じ事故が起こらないようにするには根本原因－Ｃを検討することが重要である．例えば歩道の手前にコンクリートのストッパーをつくり，徐行しなければ歩道に進入できないようにするとか，駐車場への車の進入口を自転車の動線と完全に分ける，あるいは朝の通勤混雑時には交通整理のためのガードマンを雇う，といった対策が，この事故を二度と発生させないための根本対策である．

　良好な対策を施行しようとすると，当然コストが発生し，直ちにできないことも多い．そこで分析メンバーは，対策案と同時に，**実施期限**，**実施責任者**，**実施後の追跡方法とその時期**などを決め，決定権のある責任者に提示する．このことにより対策の具体性が増し，改善が現実味を帯びてくる（第 11 章 **5** 参照）．また個人の教育や訓練はまったく意味がないというわけではない．有効な対策はすぐには実現できないことが多いので，その間は各個人の注意を喚起することも重要である．例えば，自転車の運転中は慣れないサングラスを使用するべきではない，といったルールを決めることも，一定の成果を生むかもしれない．ただし，これは決めたルールが必ず守られることが前提の話である．

5 RCA を上手に行うために

5.1 どのような事例を選ぶか

　医療現場で発生したすべてのヒヤリ・ハットやアクシデントに RCA を行うことは不可能である．そこで分析者は，数ある事例の中でどの事例を分析するべきか，選択する必要が生じる．前述したとおり，決して無駄な分析はないが，せっかく多くの人員と時間を要して分析を行うのであれば，できるだけ得られるものの多い事例を選択したいところである．筆者らの経験から，分析から得られるものの多い事例とは，およそ以下のように特徴づけられるので参考にしていただきたい．

　a．十分な対策が打たれているはずなのに，どういうわけか発生してしまった事例：少し考えただけでは原因がわからないような事故ほど，分析によって思わぬ根本原因が導きだされることがある．

　b．一見，個人のミスと考えられる事例：個人のミスと考えられる事故も，実は分析してみると組織上の問題点が明らかになることがある．

　c．複数の医療者が関与した事例：関係者が多部署にわたったり，多職種にわたったりするなど，複雑で責任の所在もはっきりしないような事故は，分析を行うことにより問題点が整理され，根本原因が明らかになることがある．また，分析結果を多くの部署やスタッフに還元することができ，有意義である．

　分析はくり返すことで習熟する．慣れないメンバーでいきなり重大事故の分析を始めるより，平素から比較的小さなインシデント事例の分析をくり返し，分析チーム自体の力量を高めておくことが重要である．重大事故は迅速な対策立案を求められることが多いため，分析に習熟してきた段階で取り組むことがのぞましい．表 10-1 に，事故急性期に行う RCA と，そうでないインシデ

表 10-1　RCA の時期別長所と短所

事故急性期におけるRCA	
長　所	短　所
・個人の責任に偏らない分析結果が得られる． ・スタッフの関心が高く，関与者の参加も期待でき，緻密で質の高い分析ができる． ・アピール力が強く，1例の検討からでも有効な対策が打ち出せる．	・時間的余裕がない． ・事故の規模が大きく分析が膨大となることもある． ・分析への過剰な期待とプレッシャーがある．

急がないインシデントにおけるRCA	
長　所	短　所
・時間的余裕をもって取り組める． ・事例の規模が小さく，分析がしやすい． ・プレッシャーが少ない． ・じっくり練習することで，分析力を向上できる．	・多数あるインシデントのうち，どの事例を分析するかで悩む． ・分析メンバーが偏りがち． ・アピール力が弱く，対策が本格化しにくい． ・現場に負担を押しつける結果になることもある．

ントの分析のための RCA の長所と短所をまとめた．

5.2 誰が分析するか

　分析に長けた者が司会を務め，会議をリードすることがのぞましい．さらに，**多職種の参加が理想**であり，職域を超えて広くメンバーを募るべきである．特に，事務職員など，医療者以外が参加することで視点が新鮮となり，思いがけない良質な分析や対策を導くことがある．分析に患者が加わる施設もある．また，前述したとおり，管理職の参加，あるいは管理職への結果報告は対策の実現に向けた判断を早め，有意義である．

5.3 できごと流れ図の作成の仕方

　RCA では最初にできごと流れ図（図 10-1）を作成するが，このとき，予防行動など，本来事故の発生を抑えるために行われた行為については，できごと流れ図に組み込む必要がないことが多い．例えば，「看護師 A は医師 B と点滴内容のダブルチェックをした」という行為は，あくまで事故の予防を目的として行われた行為である．この事象を 1 つのできごととして取り上げて，なぜダブルチェックを行ったのか，と掘り下げていっても，それは事故を予防するためであり，事故発生の根本原因究明にはつながらない．しかし，もし A と B の行ったダブルチェックの方法に誤りがあったとしたら，これは分析の価値がある．なぜ A と B のダブルチェックは間違っていたのか，なぜ病棟に間違ったダブルチェックの方法が広まっていたのか，など，分析は進み，従来のダブルチェックという習慣の中に潜む欠陥の抽出につながる．このようにどの事象をできごと流れ図に組み込むか，という判断は，最初は難しいが，分析をくり返すことで上達する．無駄のないできごと流れ図の作成は，有効な RCA への一歩である．なお，できごと流れ図は RCA に長けた者が事前に作成しておくことがのぞましい．

5.4 「なぜ，なぜ」の打ち切り方

　質問をなぜ，なぜ，とくり返していくと，徐々に回答に窮してくる．質問をさえぎらずに，掘り下げていくことは重要であるが，限度を超えた質問はかえって根本原因をわかりにくくしてしまう．特に，質問が個人の能力や，病態的な問題に及ぶ（例：なぜその医療者は学習が嫌いなのか，なぜ糖尿病患者は視力が弱いのか，など）とその傾向が強くなるため，司会者は議論を切り上げ，次のテーマに移った方がよい．これらを追及しても，結果的には良好な根本原因と対策は打ちだせない．

　また，長時間取り組めばよい分析ができるとは限らない．1 つのできごとの掘り下げは，15 分から 20 分程度とし，短時間で集中して議論することが有用である．さまざまなできごとが重なって発生したような規模の大きな事例を扱うときは，疲労を避け，無理をせず数回（数日）に分けて検討してもよい．

表10-2　RCAにおける原因の要約のための5つのルール

1. ルール1－RCAでは，"原因－結果"関係を明確に示さなければならない．
   事例発生の原因を記載するときに，根本原因と有害な結果との関係を明確にし，その関係をRCAチームやその他の人たちに対して，明示すべきである．
2. ルール2－RCAでは，否定的な表現は使用すべきではない．
   否定的な表現では，正しく明確な表現ができなくなることがある．不用意でひとりよがりな言葉は，大まかであり，事故に結びついた実際の行動を限定してしまう．
3. ルール3－個々のヒューマンエラーには，先立つ原因が必ずある．
   多くの有害事象では，事例とエラーは対になっている．因果関係のなかで，ヒューマンエラーには，対応する原因があるはずである．ルール1のように，原因－結果は，RCAをみる人にはっきりとわからなければならない．事故予防に結びつくのは，エラーそのものではなくエラーの原因なのである．
4. ルール4－手順の違反は根本原因ではなく，先行する原因が必ずある．
   手順の違反は，直接的には管理できない．管理することができるのは，手順の違反の原因である．どのような動機（肯定的・否定的）によって，認められていない形式が作り出されたかを特定しなければならない．
5. ルール5－するべき仕事として決まっていた場合，実行の誤りは原因を表しているにすぎない．
   診療ガイドラインや患者ケア提供の義務によって，するべき仕事が決まってくることがある．実行の誤りは，エラーが生じたときのするべき仕事によって評価される．

（長谷川敏彦編（2006）医療安全管理事典，p.229, 朝倉書店より転載）

5.5　根本原因の探し方

前述したように，1つのできごとに対して"なぜなぜ分析"が掘り下げられるほど，根本原因に近づくとされ，また，同じ回答となった付せん紙数が多いものも根本原因に近いとされる．このとき注意したいのは，いわゆる"手順"に関するものは根本原因から省くということである．つまり手順（マニュアル）の整備は根本的な対策になりにくい．いくら手順（マニュアル）を整備しても，医療者がそれを守らなければ同じ事故は発生するからである．思い切って手順に関係する事象を根本原因のリストから除外することが，よい対策を発見する上でのコツといえる．

その他，VA-NCPSが示した「RCAにおける原因の要約のための5つのルール」を表10-2に示す．

6　教育目的でのRCA

RCAをスタッフの教育や新人教育に利用することもできる．RCAを行うことは，いわゆる**システムエラーの考え方**を学ぶことにつながり，ミスとは決して個人が引き起こすのではなく，さまざまな要因が複合的に関与して発生するものであることを実感することができる．また，多職種が集まって分析を行うことで，互いの仕事の内容や平素からの考え方を学ぶことができ，コミュニケーション不足の解消につながる点も有意義である．さらに，現場のスタッフが根本原因分析というものの意義と精度を知ることで，その後，安全管理室等から提案される各種安全対策へ

の信頼と理解が深まり，実効性を増すことができる．

7 「なぜ」のレトリック

「なぜ」で始まる疑問文は，その答えが「なぜならばそれは～であったから」，「なぜならば誰々は～と考えたから」という具合に，必ず答えの形式が決まってくる．つまり，なぜにこだわって質問をくり返すことは過去の慣習や手順への鋭い追及をくり返すことであり，やがて分析者たちは「そもそもなぜこのようなルールになっていたのか」がわからなくなってくる．このときこそが組織の中の気づかれていない問題点が浮かび上がる瞬間である．ぜひ，この「なぜ？なぜ？」のくり返しにこだわり，分析を続けてみてほしい（表10-3）．

表 10-3 「なぜ」の意味

- 「なぜ」で始まる文章のもつレトリック
  「なぜ，○○なのか」→「なぜならば，それが××だったから」
  「なぜ，それは××だったのか」→「なぜならば，誰々が※※をしたから」
  「なぜ，誰々は※※をしたのか」→「なぜならば，それは△△だったから」

- 答えは「過去の理由」に限定される．
  すなわち，RCAとは厳然とした論理展開の連続でなければならない．

- 「なぜ」を続けることにより，過去の規則や，慣例，思い込み，などが個人の関与を排除しながら，その理由とともに抽出される．

参考文献
1．長谷川敏彦編（2006）医療安全管理事典，朝倉書店
2．相馬孝博（2003）医療安全における「分析手法」の考え方・選び方，病院，62（11）
3．相馬孝博（2003）FMEA（失敗モード影響分析法）の医療領域への応用，病院，62（10）
4．アメリカ合衆国医療研究品質局編著，今中雄一監訳（2005）医療安全のエビデンス―患者を守る実践方策，医学書院

[学習課題]

1．何のためにリスクの分析をするのか説明してみよう．
2．よい分析とは何か，説明してみよう．
3．メンバーを集め，事例を用いて実際に事例の分析をやってみよう．
4．分析結果をもとに，事故を防ぐために有効と思われる対策を立案してみよう．

11

リスクへの対応

[学習目標]

1. リスク対応の規模,優先順位などを理解する.
2. 対応しても減らすことの困難なリスクが存在することを理解する.
3. 具体的なリスク対応を理解する.

第10章で述べているRCAなどにより根本原因が抽出できたら，これらの結果をもとに**リスクへの対応**をしなければならない．リスクへの対応は，①医療者個人のレベルで行うもの，②病棟など1つのセクションごとに行うもの，③病院全体をあげて行うもの，④職種別に行うもの，⑤スタッフの経験年数別に行うもの，など，いくつかの種類に分けられる．

また，リスクへの対応には，優先順位をつける必要がある．発生し得るあらゆるリスクに対応し，事故を未然に防止することは理想であるが，人員もコストも時間も限られている現状では，そのすべてに完全な対応をすることは難しい．皮肉なことであるが，すべてのリスクに対応しようと努力しているうちに，"絶対に起こしてはならない事故"を起こしやすくしてしまっていることもある．ここでは実際のリスクへの対応方法について述べる．

1 対応の規模

インシデントへの対応は，個人が注意すれば十分なものや，病棟内で話し合って解決すればよいもの，病棟間で話し合って解決すべきもの，既存の委員会などで解決すべきもの，新たにワーキンググループなどを立ち上げ，職種間で話し合って解決すべきもの，RCAなどの分析を要するもの，病院全体で検討を要するものなど，さまざまである．これら対応の規模や方法を適切に見極め，効率のよい解決をはかることが重要である．例えば，外来患者の内視鏡の検査中に発生した事故であれば，内視鏡検査室のスタッフの責任者と，内視鏡を行う医師の責任者と，外来業務の責任者が集まって解決のための話し合いをもつと効率がよい．内視鏡のスタッフだけを集め，どんなに時間をかけて話し合ったとしても，結局解決に結びつかない場合がある．よい組織とは，それぞれのセクションの責任者が明確であり，セクションを横断してトラブルが発生したときに，ミスキャストなく誰と誰が対応して解決するのが一番よい方法なのか，スムースに把握できる組織である．優れたマネジャーは，トラブル発生時にすみやかに対応の規模を設定し，効率のよい解決のための話し合いの場を準備する．

このようなリスクへの対応の結果，生みだされた対策は迅速に実行に移されなければならない．さらにこれらの対策は一定の期間を経過した後，十分な効果を発揮しているかどうか客観的に検証される必要がある．検証の結果，小さなエリア内では解決が困難と判断されたら，さらに上位のセクション，あるいは組織全体が解決に向け介入する必要性が生じる．

多くの病院組織では，各部署に**リスクマネジャー**という部門ごとの担当者が配備され，医療安全に関する連絡，話し合い，解決のための責任を担っている．また，リスクマネジャーを集めた定期会議や，各部門の責任者を集めた医療事故防止委員会などの大小の組織が存在する．対策内容を組織の末端のスタッフまで広く浸透させるには，それぞれのリスクマネジャーが明確な役割をはたし，正確な指揮命令系統に従って決定事項を周知徹底させることが重要となる．

2 対応すべきリスクの優先順位

　対応すべきリスクには優先順位がある．安全管理を行う上で重要なことは，「**まず減らすべきリスク**」（ターゲット）を見つけることである．例えば，看護師が患者の冷却湿布薬を貼る日時を間違えないようにする努力も，麻薬系の貼付剤を貼る日時を間違えないようにする努力も，同じ貼り薬の使用状況をチェックするという点で，時間や手順にすれば同程度の労力を要するものである．しかし，湿布薬を間違えて貼っても患者にさしたる影響は起こらないことが多いが，麻薬系の貼付剤を間違えて貼った場合，患者には有害事象が発生する可能性がある．この場合"**絶対に起こしてはならない事故**"は麻薬の事故であり，「まず減らすべきリスク」とは麻薬系貼付剤の誤投与のリスクである．"人は必ず間違える"ことが前提であり，時間や人員が限られている以上，われわれはどのリスクへの対応に軸足を置くべきかをよく吟味しなければならない．好ましくないのは，すべてのミスを減らそうと努力していたがために，過重労働となったり，時間が足りなくなったりして，絶対に起こしてはならない類のミスを引き起こしてしまうことである．「まず減らすべきリスク」をクリアした上で，「次に減らすべきリスク」にとりかかるという姿勢が必要である．

3 「まず減らすべきリスク」とは

　「まず減らすべきリスク」（ターゲット）は施設や部署によって異なる．例えば，長期入院患者の多い病院と，短期入院患者の多い病院では，潜在的に患者の抱えるリスクは異なるため，別の対応が必要となる．また，高齢者の多い病棟には転倒や転落事故が多いが，若年者の多い病棟ではほとんど発生しない．この場合，若年者の多い病棟で転倒・転落対策に必要以上に力を入れることはあまり意味がない．リスクを把握するためには，インシデントレポートなどを部署別に緻密に分析し，ときにはRCAなどを用い，事例ごとの根本原因を探り，各部署に潜むリスクを抽出することが重要である．施設内で「まず減らすべきリスク」を見つけることは，その施設の安全管理者の役割であり，重要な技術である．以下に「まず減らすべきリスク」についての例をあげる．

(1) 薬剤誤投与・薬剤過量投与

　これらは薬剤過少投与に比べ，重篤な有害事象を招きやすい．さらに薬剤の中でも，内服よりも注射薬の方が影響がでやすく，対応すべき優先順位が高いといえる．

(2) "要注意薬品"誤投与

　医師や薬剤師の協力を得て，投与を誤ると患者に重篤な影響を与えやすい薬品（鎮静剤，インスリン製剤，麻薬，抗がん剤など）を"要注意薬品"として分類しておく方法がある．通常薬品のエラーを減らすことも重要であるが，まずは"要注意薬品"のエラーを減らすことが先決である．

(3) 患者（左右）誤認手術・検査・処置など

　患者（左右）を誤認した医療行為は医療者側の過誤とされる可能性が高い．発生した場合に患者に与える被害は甚大であり，絶対に起こしてはならない誤った医療行為といえる．

（4） 転倒による骨折事故

　入院患者の背景によって転倒のリスクは異なる．また，院内の転倒事故をゼロにすることは困難である．例えば，同じ転倒の中でも，被害の大きい"骨折に結びつくような転倒"とはどういうものかを分析し，優先して予防する工夫も必要であろう．

　これらのリスクに対しどのような対応が有効か，ということも，当然施設によって異なると考えてよい．それぞれの施設で培われた工夫や対策があり，一律にどの方法がいいとはいえない．Aという施設で，ある対策が効果を発揮しても，Bという施設で同じように効果を発揮するとは限らない．重要なことは，インシデントを分析しながら，施設内の慣習をよく見直し，不良と思われるシステムにはしっかりメスを入れ，改善をはかるという作業をくり返すことである．

4 どうしても減らせないリスクへの対応

　医療者がどんなに努力しても，一定の頻度で発生するリスクがある．例えば，採血行為にともなう上肢の神経損傷などは，患者側の解剖学的な問題もあり，どんなに注意していても一定の確率で発生する．これらのリスクへの対応は，発生をいかになくすかという視点もさることながら，発生した場合，**いかに被害を最小限に抑えるか**，という視点も重要である．有害事象発生時は医療者も患者も軽いパニック状態にあるといえる．発生時に医療者が場当たり的に対応していると，患者の心情を害し，思わぬクレームやトラブルに発展することもある．このようなトラブルを防ぐためには，有害事象発生時の院内対応指針を作成するなど，事前に対応を決めておき，ベテランであっても新人であっても，患者にとって一定の水準以上の医学的対応が均一かつ迅速に実施できるように準備しておく必要がある．特に採血や処置など，直接医療行為によって引き起こされる有害事象を完全に防ぐことは難しいため，事前に場面を想定して対策を検討しておくことが必要となる．有害事象発生時に水準以上の医療行為が進められることは，患者にとっても好ましいことといえる．

5 インシデントへの対策計画

　インシデントを分析し，対策案がだされた場合，その対策を誰が，いつまでに，どのように実現するかを決定しておくと，いよいよその案は実現に向け現実味を帯びてくる．その場合，実現にコストのかかるものもあれば，中には明日からでも実行できるものもあるだろう．あるいは，現場スタッフへの説得や説明が必要なものもあるかもしれない．安全推進者は，計画を漠然と示すのではなく，実現に向け，表11-1のような表を作成し，**実施期限**，**責任者**や**評価時期**を具体的に決定した上で対策に取り組むことがのぞましい．

表 11-1　インシデントへの対策計画の例

根本原因	対策案	実施期限	責任者	評価時期
マニュアル未整備	マニュアル作成	1ヶ月以内	主任看護師	3ヶ月後
スタッフの知識不足	勉強会の企画	2週間以内	リーダー看護師	1ヶ月後
機器の不良	機器購入	3ヶ月以内	材料部師長	4ヶ月後
人員不足	スタッフ増員	1年以内	副院長	2年後

6　リスク対応の実際

　RCAなどにより抽出された対策案のうち，すべてを実現できるわけではない．それらの中で，どの対策を行うかを選択する必要がある．このとき，留意すべきこととして以下のことがあげられる．
　①実際に実行可能なもの
　②できるだけ簡便なもの
　③高い効果が期待できるもの
　④対策費用が安いもの
　⑤効果が持続するもの
　⑥新たなリスクを生まないもの
　⑦できるだけ迅速にできるもの
　⑧後日評価がしやすいもの
　院内で対策を打ち出すとき，その対策を守る部署と守らない部署が存在することは，新たなリスクを発生させるため，好ましくない．可能な限り組織内でのルールは標準化すべきである．
　さらにこれらの対応は，できるだけ透明性を保って行われなければならない．このようなインシデントから，このような根本原因が考えられ，このような対策を打った，という一連の対応が，全職員（あるいは患者）によく認識できる形で伝えられる必要がある．実行するのは現場のスタッフであり，スタッフ一人ひとりが納得しながらリスクに対応できれば，その達成も早い．多くの職員がさまざまな形でリスク対応に触れることで組織全体の予防行動につながり，安全文化が醸成されるといえよう．
　また，人，機械，作業，マネジメントなどの観点から，安全を脅かす要因が主にシステムの中に存在することを認識することも重要である．例えば電子カルテコンピュータオーダリングシステムや，バーコードによる患者認識などは，今後ますます導入されることが予想され，期待されている．"標準化"と"電子化"はリスク対応の大きな柱であり，今後もその流れは続くと思われる．しかし，それらは万能ではなく新たなリスクを産み出すこともある．重要なことは，一度行った対応がやがて適切に評価されることであるが，その点については次章で述べる．

[学習課題]

1. リスクへの対応の手段や具体的な方法を説明してみよう．
2. リスク対応の優先順位を説明してみよう．
3. 減らすことの難しいリスクにはどのように対応するべきか考えてみよう．
4. 具体的な対策計画表をつくってみよう．
5. リスクへの「よい対応」とはどのようなものか説明してみよう．

12

リスクへの対応の評価

[学習目標]

1. リスクへの対応の評価の意義を理解する．
2. リスクへの具体的な評価方法を理解する．
3. 安全性と効率性の違いを理解する．

リスクの分析を行い，よい対応をしたつもりでも，実際にそれらが有効に機能していなければ実効性を上げているとはいえない．対策が十分に機能している，といった場合，究極の意味では，今後二度と同じ事故は起こらない，ということと同義でなければならない．しかし，理論上は正しい対策を打ったつもりでも，予測し難い何らかの理由で，それらが機能しないことを経験する．むしろ，新たな方策が，導入当初から完璧に達成されることの方が稀であり，多くの病院の安全管理者はそのジレンマに悩んでいるといってよい．医療安全において，重要なのは，**組織内への有効な対策の浸透**であり，**実際に事故を減少させること**である．そのためにも対策を打った後，適切な時期に**適切な評価**を行い，不十分な点はなぜそれが不十分なのか分析し，さらに対策を調整していくことが肝要である．これらをくり返していかない限り，組織の安全は保たれない（図12-1）．

特に，スタッフの入れ替わりが激しい大規模病院や，新しい医療器材などが次々に導入される先進医療施設では，せっかくの対策も，短期間のうちに遵守されなくなり，色あせたものになってしまう．したがって，対策の評価には一定のスピード感が必要となる．同時に対策の効果は，長期にわたり継続的に評価を受ける必要がある．

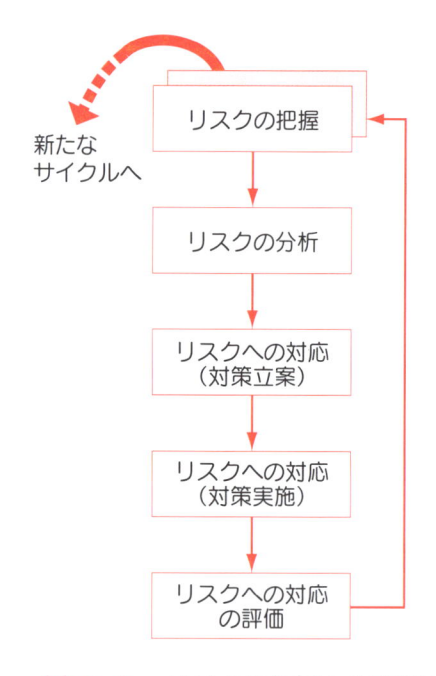

図 12-1　リスクの把握から評価まで

1　評価を念頭に置いた対策立案

対策を立案し，実行する段階で，できるだけそれらの**評価方法**と**評価時期**，**評価責任者**を決めておくことは有効である．例えばマニュアルを作成した場合，「このマニュアルは3ヶ月後に安全管理担当者によって，アンケート法にて評価され，もし有効に機能していない場合，作成委員の

メンバーを再度招集し，原因究明のための検討を行い，1ヶ月以内に新たな対策を打つ」といった具合である．つまり，評価が継続的，かつ簡便にできる対策は，よい対策であるといえる．仮に同等の効果が期待できる対策案が2つ提案されたなら，将来的に評価しやすい対策案の方を選択したい．

2 評価の方法

2.1 インシデントレポートによるモニタリング評価

　何らかの事故の後，対策が有効に機能しているかどうかを確かめるためには，その後の**インシデントレポート**を観察する方法がある．例えば，Aという器材ではどうもトラブルが多いので，Bという器材に変更したとする．その後，年間10件ほど報告を受けていたトラブルが，年間1件に減少した，ということであれば，行った対策は有効であったと推測できる．また，ある年に輸液ポンプについて新人教育を取り入れたとする．その年のポンプ操作に関するインシデントが昨年度に比し減少したとするなら，その年の新人教育は有効であった可能性がある．つまり，インシデントレポートがていねいに報告される風土があれば，レポートが組織内の**安全のモニター**の一部を担う可能性がある．その意味でインシデントレポートを提出する文化は大切であり，安全管理者は職員がインシデントレポートを提出しやすくなるような環境の整備につとめなければならない（インシデントレポートのオンライン化，匿名化，簡略化など）．

　部署別，職種別，行為別，有害事象別など，正しく整理されたインシデントの評価は，新たなターゲット（「**まず減らすべきリスク**」）を見つけるための道標となり得る．しかし，インシデントレポートはあくまでも職員の自発的報告行動によるものであり，インシデントレポートにて把握できる有害事象は職場で発生している有害事象の氷山の一角にすぎない．安全管理者はインシデントレポートが組織内の問題のすべてを表しているのではないことを，つねに認識する必要がある．例えば，報告された事がらの背景にはどれだけの医療行為があるのだろうか．すなわち「分母」を意識することが，正確な評価には欠かせない．ある施設で1年間の薬剤誤投与数が100件から150件に増えたとしても，1年間の薬剤総投与数が1000件から2000件に増えていたとすれば，ミスの発生率は減少したことになる．見かけの数値にだまされないようにするのが評価の基本である．また，ある領域の事故を減らすためのキャンペーンを行うと，その領域のインシデントレポート数が一時的に増加することを経験する（例：転倒防止キャンペーン期間中に転倒の報告数が増加する）．これは，職員がキャンペーン効果により，これらの事故発生に注目するからである．一般に，安全活動を盛んに行えば，インシデントレポート数が増える傾向にあり，インシデントレポートの数そのものは病院の安全性の高低を示す尺度とはならないのである．

2.2 アンケートなどによる評価

　新たに作成されたマニュアルなどの遵守状況は，**アンケート調査**などで評価する方法がある．

マニュアル作成後，仮にインシデントが発生しなくなった場合，実際にマニュアルが運用されたためにインシデントが減ったのか，たまたまインシデントが発生していないだけなのか，あるいは別の理由でインシデントが発生しなくなったのかは不明である．1年後に調べてみたら，ほとんどの人がマニュアルを守っておらず，その存在すら知らなかった，といったこともあり得る．

2.3　現地調査

安全管理者が，実際に組織内をラウンドし，対策やマニュアルの遵守状況をチェックする方法もある．予告して行う場合と，予告なしで行う場合がある．組織内に調査を受ける緊張感が生じ，職員の遵守習慣が芽生える可能性があると同時に，安全管理者に一定の労力を要する．

2.4　同僚による評価

あらかじめ調査項目を決めておき，職場の部署間でお互いに評価をし合う方法がある．隣の部署の問題点を探る行為はそのまま自らの部署の問題を探ることにつながる．定期的にくり返すと効果的といえよう．ただし，評価者が一定でないため，評価にばらつきがでることが予想される．

2.5　他施設との比較評価

規模が同程度の組織であれば，施設間での視察や意見交換等を行い，相互に安全性の評価を行う方法もある．第三者の評価を受けることは組織，あるいは医療界全体の透明性を保つ意味でも重要なことである．

3　評価結果が良好でなかった場合

評価の結果，遵守状況が悪ければ，なぜ遵守できないのかを入念に調べる必要がある．さらに，現場での運用に無理があると判断された場合，マニュアルを継続させるための話し合いが必要となり，場合によってはマニュアルの変更も検討する．守られないルールが院内に公然と存在することは避けなくてはならない．スタッフにルールは守っても守らなくてもいいものである，という悪いくせを生むからである．時にはルールをいったん緩和し，必ず実行できるレベルから再スタートすることが有効なケースもある．良いルールとは，負担が少なく，効果が大きいものである．

打ち出した対策が守られたり守られなかったりする状態を放置することは危険である．例えば次のような話がある．ある病院で手術の際に，手術部位誤認防止のため，油性のペンで手術部位のマーキングをすることをルールとした．多くの科の医師はそれを守ったが，腹部外科と心臓外科はそれを守らなかった．その理由は，「腹と心臓の手術はすべて正中切開（体の中央を切ること）であり，左右誤認の心配はないから」というものであった．この理由は認められるだろうか．

確かに，腹部外科と心臓外科のことだけを考えれば，このことは理屈が通っている．しかし，

手術室とは多くの診療科が同時に利用する場所である．例えば，腹部外科の患者がマーキングされないまま，誤って心臓手術が行われる予定の部屋に運ばれたとする．このとき，マーキングをしない心臓外科は，マーキング部位をよく確認する習慣がないため，腹部の手術を受けなければならない患者に心臓の手術を施してしまう危険がある．つまり，多くの人間が共同で利用する部署には**ルールの標準化**が必要であり，標準化されていないということ自体が，そのまま大きなリスクが発生しているといえる．このケースであれば，手術室の職員全員が，手術室に運ばれてきた患者の体のどこかには必ずマーキングが施されている，という**共通認識**をもつことが重要である．もし，患者の前胸部にマーキングがされていない場合，体のどこかにマーキングが必ずあるはずだということで，看護師や臨床工学技士などを含めた職員全員が患者の体表をくまなく探さなくてはならない．そうなって初めて，組織内の標準化がなされているといえる．

部位誤認手術など，特に起こしてはならない重大事故に対する標準対策が守られていない状況はすみやかに改善されなければならない．安全管理者は，標準化の状況を定期的にモニターし，守られない原因が周知徹底の不足にあるのか，そもそも対策に無理があるのか，あるいは別の原因が存在するのかなど，よく調査し，場合によっては打ち出した対策をいったん撤回し，別の方策を検討することも必要である．

現場のスタッフはいたずらに対策が実行できないと唱えるのではなく，なぜそれができないのか，それを実行するためには何が必要なのかを明確にし，まずは自分たちで対策を考え安全管理者へ伝える．現場には現場にしかわからない諸事情が存在する．これを無視した対策の押しつけは，現場のモチベーションを下げてしまう．施策を打ち出す側と，実行する側の歩調が一致しない場合，結局被害を受けるのは患者であることを忘れてはならない．つねにお互いが建設的に議論し，有効な安全対策が実行できるように，適切な評価を続ける努力が求められている．

4 評価結果が良好であった場合

対策の遵守状況や目標達成が良好であるからといって，その状態を放置していいわけではない．新しい対策は，当面機能したとしても，やがてそれが当たり前の習慣となり，そのうち，なぜそのような習慣になっているか忘れられてしまう運命にある．またつねに医療は進歩を続けており，医療者の知り得ない新しいリスクが継続的に発生しているといってよい．したがって，対策がうまくいっていると思われるときに発生したヒヤリ・ハットの解析こそ重要であり，現場のスタッフは，たとえ些細なできごとでも気になったことを迅速に病院に報告する責務がある．実効性を上げている対策でも，定期的に検証され，必要があれば改善されるべきである．これらの作業が粘り強く継続されてこそ，組織内に安全文化が根付くといえる．

5 安全評価の難しさ

評価は重要であるが，安全活動は目に見えるような劇的な評価結果に結びつきにくい．組織が

どれだけ安全になったかを，定量的に測定することが難しいからである．また，安全活動にはそれなりのコストや労力が必要となるが，それに見合った生産性の向上が明確でないため，医療者側は確かな満足感や達成感を得にくい．患者にとっては医療が安全に施行されていることが大前提である．病院内の危険や不満を指摘する患者は多数存在するのに対し，安全性や安心感を指摘し病院側によい評価を与える患者は少ない．それだけ安全性の評価は難しい．

6 人間心理と安全評価

　安全行動は**心理学**や**行動学**と密接に関連している．新たな安全対策の導入が，医療者の危機感を減少させ，行動パターンを変化させることがあり，そのことが別のリスクを発生させることがある．例えば，看護師が入院患者のバイタルサインを定期的に確認し，カルテに記録する作業は大変な労力を要する．そこで，患者の体にモニターをつけ，バイタルサインが自動で電子カルテに記録されるシステムを導入したとする．このシステム導入は，看護師の作業量を減少させるが，バイタルサインの管理を機械任せにすることで確認行動がおろそかになり，看護師の判断能力や診療技術そのものが低下するというリスクを生み出してしまう．その他，心拍数のモニターを装着している患者に異常が発生すれば，大きな音でアラームが鳴るだろうという安心感から，看護師の病室への訪室回数が減少し，患者がいつしかモニターを外してしまっていることに気がつかず，不整脈の発生を見落としてしまった，といった事例をあげることができる．マニュアルの作成は，自分の作業の標準化に有効であるが，逆に自分の作業以外のことをしなくなるという危険をはらんでいる．いわゆる"標準化"の落とし穴である．

　われわれは新たな安全対策が，知らず知らずのうちにスタッフの心理や行動を変化させていくことを念頭に置き，評価を加えなければならない．これには医学の知識だけでなく，工学や心理学などの多角的なアプローチが必要となる．多産業が集学的に知恵をもち寄り，医療のリスクに立ち向かっていくことが重要である．

[学習課題]

1．リスクへの対応の評価の重要性を説明してみよう．
2．リスクへの具体的な評価方法について，例をあげながら説明してみよう．
3．評価結果がよかった場合とよくなかった場合，それぞれ，次にしなければならないことを考えよう．
4．安全性と効率性の関係を説明してみよう．
5．安全管理活動を行うことで新たに発生する危険を探してみよう．

Part III

ケース・スタディ
ー起こりやすい医療事故とその対策ー

Case Study 1　与薬：注射・点滴
Case Study 2　与薬：内服・外用・麻薬
Case Study 3　チューブ・カテーテル類
Case Study 4　転倒・転落
Case Study 5　医療機器の管理と操作 ── ME機器を中心に
Case Study 6　検査
Case Study 7　食事・栄養
Case Study 8　手術 ── 患者誤認

Case Study 1

与薬：注射・点滴

[学習目標]

1. 注射の事故事例から事故が発生する危険を学ぶ．
2. 注射器を目的以外に使用してはいけないことを学ぶ．
3. 消毒薬の希釈作業を病棟で行う危険の重大性を学ぶ．

はじめに

　日本医療機能評価機構は，インシデント・アクシデントなどの情報収集等事業を行っている．それによると，発生件数が最も多いのは，点滴・注射などの与薬に関するものである．中でも，静脈投与する薬剤は間違いが起こると，人体への影響は顕著にあらわれ，生命に重大な危険を及ぼしてしまう．与薬にともなう間違いを防止するために，構造的照合によるダブルチェック，点滴混注作業の中断の防止，指差し呼称，5 S，5つのRight[*1]の実施など，多くの予防対策が臨床現場で実施されている．

　本稿の消毒薬静脈投与事例は，Web上に公開されている「都立広尾病院の医療事故に関する報告書－検証と提言－」（都立病産院医療事故予防対策推進委員会，平成11年8月，以降「報告書」と記す）[1]）をもとに手を加えて構成し，事故の背景要因や環境要因などについても解説したものである．

事例　消毒薬を誤って静脈注射した事故

　患者Mさんは2月8日右中指慢性関節リウマチの外科的治療のために入院し，2月10日全身麻酔で右中指滑膜切除術を受けた．術後第1日目の2月11日午前中，抗生剤点滴（生理食塩水100mℓに抗生剤1gを溶解したもの）が投与され，終了した．その後，点滴間欠投与のため，末梢静脈カテーテルは留置したままにし，三方活栓接続部から抗生剤輸液ルートのみを除去し，本来は，血液凝固阻止剤（ヘパリンナトリウム）入り生理食塩水を注入されるところを，誤って消毒液（20％グルコン酸クロルヘキシジン：ヒビテングルコネート®，以下グルコン酸クロルヘキシジンと記す）を注入され，数分後容態が急変し，約1時間半後に死亡が確認された．

1　事故の概要

　以下に「報告書」にもとづく事故の概要を記すが，事故当時の状況をよりわかりやすくするために，**筆者が準備した写真**や図により当時の状況を再現し補足する．

【入院から手術当日の経過】

　患者Mさんは24年前に関節リウマチを発症し，他病院で治療を受けていた．そして合併症としての高血圧および，甲状腺機能障害の既往歴があった．半年前から右中指疼痛および腫脹が増強したため，1ヶ月前に当病院整形外科を受診し，診断の結果，右中指滑膜切除術を行うことになった．血液検査・胸部レントゲン撮影・心電図などでは特に異常は認められなかった．2月10日9時，全身麻酔と腋窩神経ブロックを併用して，右中指滑膜切除術を実施した．手術時間は1時間24分，術中全身状態は安定しており，夕方には完全に麻酔から覚醒し，内服薬（リマチル®，

[*1] 5Sとは，整理・整頓・清潔・清掃・しつけを表す．5つのRightとは，正しい薬品・正しい量・正しい方法・正しい時間・正しい患者を表す．

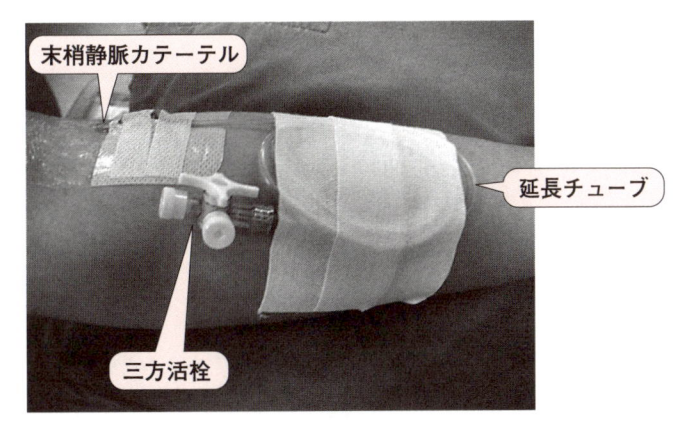

図 CS1-1(再現写真)　血管確保の目的で留置されている末梢静脈カテーテル，延長チューブと三方活栓

患者Mさんは図 CS1-1 のように左前腕に末梢静脈カテーテルが留置されていた．点滴終了後，逆流した血液が凝固し，留置しているカテーテルを閉塞させるのを防ぐため，ヘパリン生食を注入してから三方活栓で経路を閉鎖する．

ロキソニン®，プレドニン®など）が開始になった．同日 20 時すぎ術後の点滴はすべて終了したため，左前腕の末梢静脈カテーテルは留置したままにし，ヘパリンロック[*2] した（図CS1-1）．

【事故の経過】

1. 薬剤の準備

2月11日8時25分ごろ，A 看護師は処置室で患者 M さん用の抗生剤点滴（抗生剤 1g ＋生理食塩水 100mℓ）を処置台の上に置いた（図CS1-2）．そして，薬品保冷庫にあらかじめ準備されていた血液凝固阻止剤（ヘパリンナトリウム）入り生理食塩水（以下，「ヘパリン生食」と略す）（10mℓ）6本のうち，1本をとりだし処置台の上に置いた．薬品保冷庫のヘパリン生食6本には，すべてサインペンで「ヘパ生」と記入されていた．

次に，A 看護師は隣室の患者 T さんの創部処置に使用するため，処置台の後ろにある流し台の下から（図 CS1-3），グルコン酸クロルヘキシジンのプラスチック容器 500mℓ をとりだし，10mℓ をヘパリン生食と同型の注射器にとり，いったん処置台の上に置いた（図CS1-4）．そしてメモ用紙にサインペンで「洗浄用ヒビグル」と書き，セロテープで処置台の上の注射器に貼りながら，背後にある流し台の上の，滅菌済み洗面器の上に移動した．

2. 患者 M さんのベッドサイド

A 看護師は，処置台の上にあった，抗生剤点滴と注射器1本をもって処置室をでた．そして患者 M さんにあいさつをして，点滴を始めることを伝え，抗生剤点滴を点滴スタンドに下げ，注射器は床頭台の上に置いた（図 CS1-5）．（A 看護師は注射器に「ヘパ生」と記入されていたかどう

[*2] 末梢静脈カテーテルや中心静脈カテーテルなどを一時的に使用しない間欠的輸液療法などの場合，カテーテルが閉塞しないようにヘパリン生食で充填してルートを残す手法である．点滴開始にともなって，抗凝固剤（ヘパリン）を静脈注射していることになるので，その弊害などから末梢静脈カテーテルでは，生理食塩水のみを使用する「生食ロック」の方がよいといわれている．
　ヘパリンロックや生食ロックなどを実施する際，カテーテル内への血液の逆流を防ぐ方法に陽圧フラッシュテクニックがある．硬い素材の短く細いカテーテルで注入しながら針を抜くことで陽圧になる．

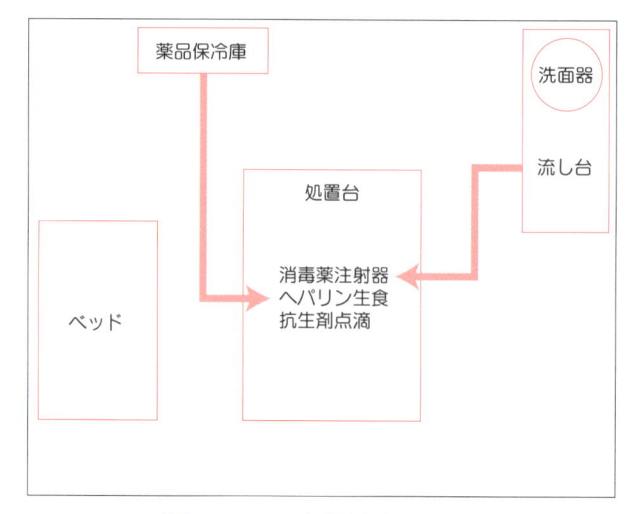

図 CS1-2　処置室見取り図

　A看護師が患者Mさんの点滴，ヘパリン生食と患者Tさんの消毒薬を準備した処置室は「報告書」によると上記のような配置である．薬品保冷庫から出されたヘパリン生食と流し台の下から出されたグルコン酸クロルヘキシジンが同じ処置台に置かれた．

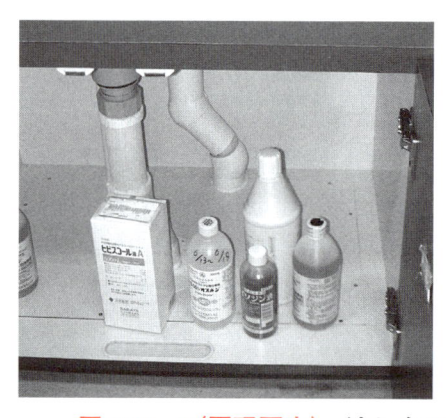

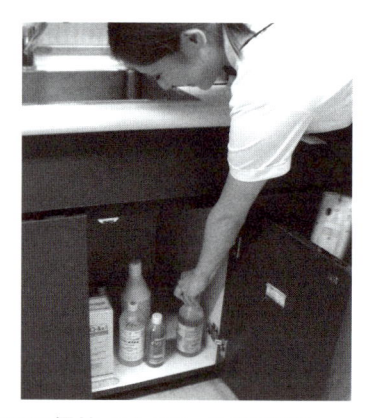

図 CS1-3（再現写真）　流し台の下に保管されている消毒薬

　流し台の下には消毒薬など，数種の薬品が保管されていたのではないかと考えられる．A看護師はプラスチック容器に入った20％グルコン酸クロルヘキシジンをとりだした．

かは確認していない．）その後患者Mさんはトイレに行った．8時35分ごろ，ベッドに横になっている患者Mさんの左前腕に留置されている末梢静脈カテーテルの三方活栓（図CS1-1）から抗生剤点滴を開始した．

3. 点滴終了後，ヘパリンロックの状況について

　9時ごろ，B看護師はナースステーションで患者Mさんから「点滴が終わった」とのナースコールを受けてすぐに訪室した．

　患者Mさんは，「やっと終わって楽だ．（点滴中は）両手が使えなくて困る」と話した．B看護師は床頭台の上の注射器をとり，「血液を固めないための薬を入れます．ちょっと冷たいですよ」と説明しながら三方活栓から注入した．（この注射器からの注入量は約10mℓで延長チューブの容

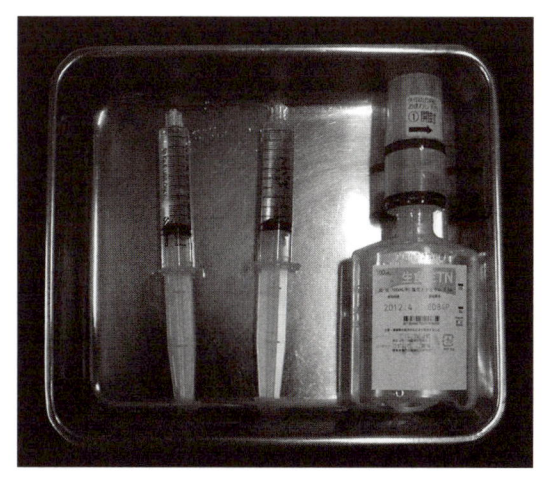

図 CS1-4（再現写真）　左から，消毒薬入り注射器，ヘパリン生食，抗生剤点滴

処置台の上にはこの写真のように同じ注射器に入れられた消毒薬とヘパリン生食，抗生剤点滴が一緒に準備され，同じ場所に置かれた．

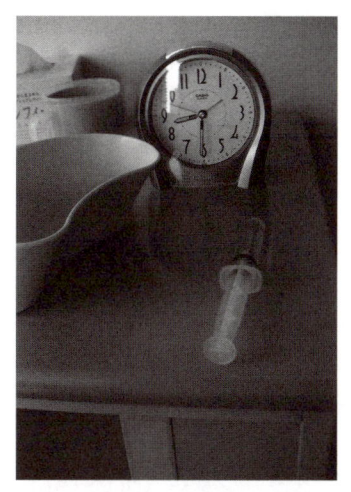

図 CS1-5（再現写真）　床頭台に置かれた注射器

A看護師は患者Mさんの床頭台にヘパリン生食の注射器を準備したつもりであったが，実際に置かれたのは20％グルコン酸クロルヘキシジン入りの注射器であった．

量が約9mℓだったことから，この時点で体内に入ったのは1mℓであったと推定される．）
　B看護師は「お疲れさまでした」と患者Mさんに声をかけて三方活栓から抗生剤点滴ルートを外し，活栓をロックし，ガーゼで保護し，ネットで前腕に固定した．

4. 急変時の対応について

　9時5分ごろ，A看護師が患者Mさんを訪室すると，「（点滴の後，）何だか気持ちが悪くなってきた．胸が熱い気がする」と訴えた．「気持ち悪いですか」と問い返すと，「胸が苦しい」と胸部をさすった．A看護師が血圧を測定したら，収縮期血圧130mmHgであった．脈の緊張は良好で，会話も可能であった．

9時15分ごろ，医師に電話で急変を知らせた．他の病棟看護師も救急カート・心電計などをもって応援に駆けつけた．9時20分ごろ，医師が到着し名前を呼びかけると，「胸が苦しい，息苦しくなってきた．手もしびれてきた」と答え，顔面蒼白となり，意識レベルが低下し始めた．心電図検査では，洞調律で軸は正常，V_1V_2でST上昇，V_4V_5でST低下が認められた．心筋の虚血が疑われた．血圧198mmHg/78mmHgであった．点滴ライン確保のため，血管確保している三方活栓から，輸液を開始した．

9時30分ごろ，患者Mさんの意識レベルはさらに低下し，応答もなく，臨床的に心肺停止状態となり，気管内挿管，人工呼吸，心臓マッサージを開始した．ボスミン投与も行い，救急蘇生を行ったが，10時44分，死亡確認した．

【死亡原因】

病理解剖の結果から，前腕皮静脈内および両肺動脈内に多数の新鮮凝固血栓が確認され，グルコン酸クロルヘキシジン誤注入による，急性肺梗塞症による死亡事故と推察されるという結論が事故調査委員会からだされた．

2 事故の原因と対策

事故の事実経過は以上の通りである．次に事故調査委員会による事故の原因をあげ，それぞれの対策について解説する．本事故は重大事故であり，この事故原因分析から，カラーシリンジや口径サイズの異なるシリンジの開発など，多くの抜本的事故改善策につながっていった．

原因 （1） ヘパリン生食と同型の注射器で，洗浄処置に使うグルコン酸クロルヘキシジンを準備したこと．

A看護師が創部洗浄用の消毒液であるグルコン酸クロルヘキシジンを注射器で準備した理由は，「清潔に使用できる」「正確に計測できる」などの利便性からで，この理由から習慣的に注射器を目的以外に使用していたことが事故の大きな背後要因である．

対策：

消毒薬などを計量する場合は，メスシリンダー（図CS1-6）などを用いる．または，注射器を本来の注射目的以外に使用する場合は，色のついた製品（カラーシリンジ）や，接続部の口径サイズが大きく，間違って接続しても注入できない製品を使用する（fail safe；フェールセーフ[*3]）（図CS1-7）．

原因 （2） ヘパリン生食とグルコン酸クロルヘキシジンを同じ処置台の上で，同時に準備したこと．

この一件は，A看護師が洗浄用の消毒薬とヘパリン生食を一緒に準備し，いったん同じ場所に置いた（図CS1-4）ことで，区別すべき注射器が入れ替わったことが大きな医療事故につながった．しかし，注射器を取り違えたとしても，まだ防護壁は残されていた．清潔なものであるヘパリン生食を汚染の危険がある床頭台に置いておく業務手順でなければ，事故は防ぐ可能性があった．しかし現実には，すべての防護壁をすり抜けて重大な事故に発展した[*4]．

[*3] 間違いや，異常などで危険が発生しても安全機構が働いて，最終段階で安全に働くようになっている仕組み．一般にフールプルーフと合わせて，本質安全装置という．

[*4] いくつもの要因が偶然つながったときに事故が発生することを，James Reasonは「スイスチーズモデル」で示した（巻末の用語の解説参照）．

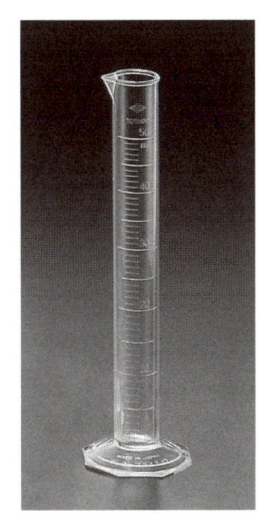

図 CS1-6　メスシリンダー
写真提供：(株)サンプラテック

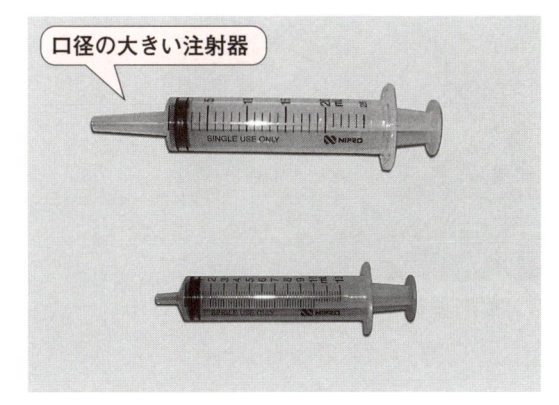

図 CS1-7　カラーシリンジ
上は口径の大きい注射器で押し子は黄色，下の押し子の色は青となっている．

対策：

　薬剤を取り扱う業務は，本来薬剤師が行うべき業務である．それを当時は病棟看護師が看護業務の合間に行っていたのが実情であった．薬剤を取り扱う業務は看護業務の中で，一番患者に重大な被害を与える危険性の高い業務であるので，他の処置の準備と同時に行ってはいけない．人間は間違える生き物であることを十分知ることが大切である．

　そして，薬剤を取り扱う注射薬の準備作業はその業務に専念し，電話・ナースコールがあってもそれには他の人が必ず対応する業務体制をつくり，実行することが大切である．具体的には，①作業者は作業中であることを示すカードをぶら下げる（図 CS1-8），②薬剤の準備は1患者1トレー（図 CS1-9），③ITの活用：リストバンドや薬剤を照合する携帯端末（図 CS1-10），④準備した注射器に空アンプルや薬剤の容器を付けておく（図 CS1-11），などである．

原因　(3)　床頭台に薬剤を入れた注射器を置いたままにしたこと．

　A看護師は抗生剤点滴を実施すると同時に，患者Mさんの床頭台にヘパリン生食を置いたとしている（図 CS1-5）．この行動は当時のこの病院では時間の効率化をはかるために，日常的に行われていたことであった．しかし，末梢静脈カテーテルに注入する滅菌状態の維持が重要な医薬品を，患者の日常生活環境に放置することは，不測の事態が発生する危険性がある不安全な行動（リスクテイキング）であった．

対策：

　一番安全な予防対策は，誤って使用された原因のヘパリン生食の使用目的であるヘパリンロックをやめることである．そうすれば，ヘパリン生食の注入を実施する必要がなくなり，リスクはゼロになる．しかし，そうなると患者は毎日点滴ごとに，穿刺の痛みをともなう．毎日の点滴のため，末梢静脈カテーテルを留置し続けることのリスク（危険）とベネフィット（利便性）の症例ごとの検討が必要である．

　末梢静脈カテーテルの留置を継続するのであれば，点滴終了時に看護師はそのときごとに，ヘ

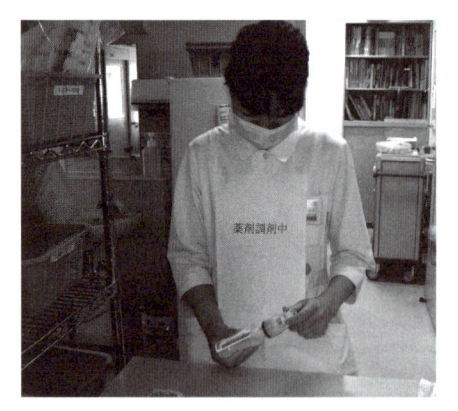

図 CS1-8　薬剤調整中であるカードを下げる

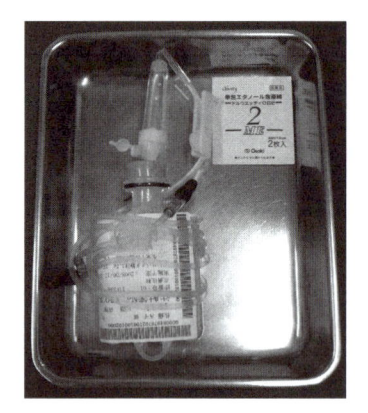

図 CS1-9　1患者1トレー

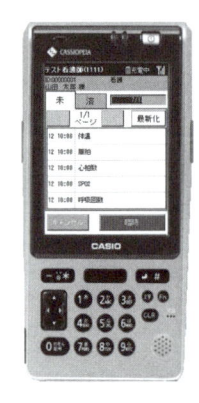

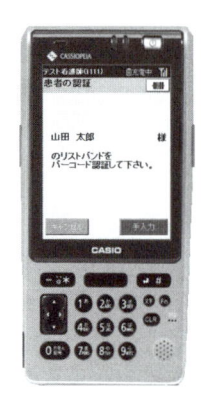

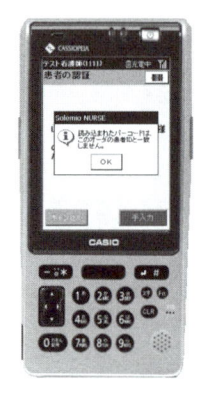

図 CS1-10　リストバンドや投与する薬剤を照合する携帯端末
写真提供：オリンパスメディカルシステムズ株式会社

パリン生食を患者のベッドサイドに持参する対策が必要である．

原因（4）多くの業務が混在する病棟で消毒液（グルコン酸クロルヘキシジン）の希釈やヘパリン生食の調剤作業を行ったこと．

　薬品保冷庫に6本のヘパリン生食が保管されていた．これは看護師が，病棟の処置室において，まとめて調剤したものであった．これらの調剤方法は当時さまざまな方法で行われていた．輸液パックでヘパリン生食を大量に製造し，処置室のスタンドにかけたままにしておき，必要な分を10mLずつ何度も注射器に取り分け穿刺していた．そのため，滅菌状態の維持にはリスクがあった．

　この事例を契機に，製薬会社から調剤済みのヘパリン生食プレフィルドシリンジ（図CS1-12）が発売されるようになり，リスクは軽減された．

　また皮膚や創部に用いる消毒薬の希釈作業は，病棟や外来などでは行わず，必要とする濃度の消毒薬を薬剤部が製造，または希釈した製品を購入し，危険性の高い濃度の消毒薬を臨床現場の病棟・外来などには常備しないようになった．

原因（5）延長チューブ内の消毒薬（グルコン酸クロルヘキシジン）が救急処置の際に体内に注入されたこと．

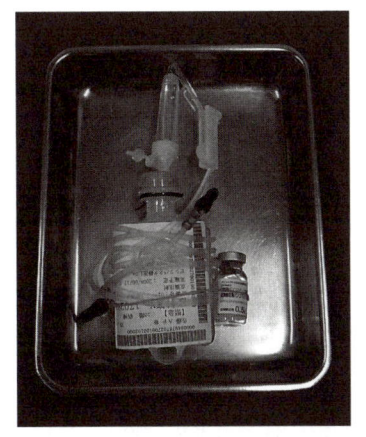

図 CS1-11　空アンプル・容器を注射器に付けておく

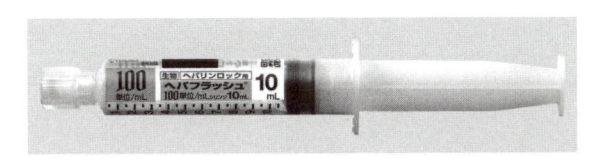

図 CS1-12　ヘパリン生食プレフィルドシリンジ
写真提供：テルモ（株）

　B看護師の注入した10mℓの消毒薬グルコン酸クロルヘキシジンのうち，9mℓは延長チューブ内に残っていて，当初は1mℓが体内に入ったと推測された．しかし，その後の救命処置で輸液が開始されたことによって，延長チューブ内に残っていた9mℓの消毒薬が体内に注入され，病態の悪化に追い討ちをかけた可能性がある．輸液開始の時点で誤薬の可能性に気づいていなかったので，やむを得ないのであるが，今後の教訓にするべきことである．

対策：
　予想もしない，とっさには原因のわからない急変時には，誤薬の可能性も視野に入れ，今まで使用していた輸液のすべてを破棄し，末梢静脈カテーテルの根元からすべての点滴ラインを交換することを急変時マニュアルにしておくことが大切である．

おわりに

　医療事故は複数のさまざまな要因が重なって発生する．発生直後は，情報を収集し原因分析を行っていくが，現実には多くの時間と，痛みや悲しみそして苦しみをともなう作業である．この事例もご家族の方々，そして医療従事者など多くの人が携わっている．過去の重大な医療事故事例から多くのことを学び，それを実際の行動に生かすことで，安全な医療が提供でき，そしてまた医療従事者も能力を向上させていくことができるのである．

引用文献

1) 東京都病院経営本部　HP
   http://www.byouin.metro.tokyo.jp/osirase/hokoku/hiroojiko.pdf

参考文献

1．宮坂勝之（2005）点滴・注射のＡＢＣ，照林社

[学習課題]

1．ヘパリンロック用注射器を床頭台に置くことの危険について説明してみよう．
2．安全な注射薬準備作業のポイントを4つ述べてみよう．
3．消毒薬の希釈とヘパリン生理食塩水調剤の作業を病棟で行う危険について述べてみよう．

Case Study 2

与薬：内服・外用・麻薬

[学習目標]

1. 与薬における確認の原則と確認方法を理解する．
2. 与薬における事故事例を通して，その原因と対策を理解する．
3. 与薬における処方箋と指示書の重要性を理解する．

医療の高度化，専門分化にともない，より多くの新しい薬剤が医療現場に提供されるようになった．そして，医療における薬物治療の役割はますます増大し，今まで以上に，薬剤の適正使用が求められている現状にある．治療に使用される薬剤の効果は絶大であるが，その反面，薬剤による副作用が多くの患者で発現していることも否定できない．医師の指示に従い薬剤を正確に投与するだけでは，安全な医療が施されるとはいえない．薬物治療にかかわる看護師は，薬剤を正確に投与するとともに，患者に投与された薬剤の効果が発現しているか，副作用（有害事象）がでていないかなどを観察することも重要である．そのためには，医師からの指示である処方箋や指示書を正しく理解し，与薬業務に関連する薬剤の知識を十分に身につけていることが必要となる．

　ここでは，処方箋により調剤される内服薬，外用薬および麻薬に関する医療事故と発生しやすい事故の事例・対策について紹介する．

1　与薬準備および与薬業務に関する事故

　与薬業務で発生する事故としては，投与量に関する過剰または過少与薬，投与時間または投与日の間違いでの与薬，同じ薬剤の重複与薬，患者間違いでの与薬，薬剤間違いでの与薬，投与方法間違いでの与薬，無投薬などがあげられる．与薬の事故は初歩的なミスによって発生するが，患者の生命を脅かす事故につながる場合もあるので十分な注意が必要である．与薬をはじめ多くの臨床業務においては，確認のくり返しが基本であり，事故を防ぐ最も有効な手段である．与薬に際しては，処方箋に基づいて，正しい薬剤，正しい量，正しい時間，正しい投与方法，そして当該患者であるかどうか（5つのRight）を確認することが必要である．そのため，看護師も処方箋の見方や読み方を十分に理解しておくことが必須である．

　与薬に関する事故の具体的な事例をあげて，発生した背景や要因，対策などについて紹介する．ここで紹介する事例は，医薬品医療機器総合機構が収集・検討した「医薬品医療機器ヒヤリハット事例情報」のうち，広く情報提供することが重要であると思われ，ホームページ上に公開されている事例をもとに，より理解が深められるように一部，加筆，修正したものである．

事例1　内服：過剰与薬

　薬剤師による服薬指導で，消化器内科患者がプレドニン®5mgを朝のみ服用するところ，朝5mg，夕5mg服用していたことが判明した．内服薬を自己管理している患者だったので，前日，担当の看護師が2日分の薬剤を患者に手渡していた．

【発生した背景（場面）・当事者や環境に関する要因】
(1) 自己管理ができる患者だと判断して内服薬を手渡した（判断の誤り）．
(2) 患者の服薬状況を確認していなかった（確認不足）．

【事故防止対策】

　抗がん剤・糖尿病治療薬・ワーファリン®・プレドニン®などのハイリスク薬剤の管理方法（与薬方法）を見直す必要がある．プレドニン®は初期に高用量が投与され，経過にともない投与量が漸減されるので患者の自己管理に適さない薬剤である．また，ワーファリン®も凝固時間などの検査値によって，投与量の変更がなされる薬剤なので，投与量が一定になるまでは自己管理させるには適さない薬剤である．患者の自己管理の実施に際しては，対象薬剤の範囲，自己管理可否の判断基準，管理方法，患者への説明方法，服薬状況の確認方法等について取り決めを行い，業務の標準化をはかる必要があろう．内服薬を自己管理する患者に関しては，理解度の把握を十分に行うことが重要である．抗がん剤・糖尿病治療薬・ワーファリン®・プレドニン®などのハイリスク薬剤に関しては，原則として，病棟管理（看護師管理）とし，服用時間ごとに配薬することがのぞましい．

事例 2　内服：与薬時間間違い

　食事中に服用するカルタン®を，誤って食間で配薬ボックスにセットしてしまった．食事中を食間と思い込み，3日間，食間で与薬していた．血液透析の申し送り時に，血液透析担当の看護師が気づき発覚した．

【発生した背景（場面）・当事者や環境に関する要因】
(1) 単純な与薬時間の思い込み（思い込み）．
(2) 特殊な服用方法の薬剤に関する知識の不足（知識不足）．

【事故防止対策】

　患者の病態や薬剤の使用目的を把握していれば，カルタン®の与薬方法（与薬時間；食事中）を理解できるはずである．医師の指示どおりに患者に薬剤を服用させることが原則であるが，食前薬，食直前薬，食後薬，食直後薬，食間薬，食中薬，時間薬などの服用方法について，基本的な知識（その目的）を身につけておく必要がある．特殊な服用方法をする薬剤に関しては，一覧表などを作成して，知識を深めておく必要がある．また，患者の食事摂取状況の確認も，与薬をする上で重要となる場合がある．特に治療上，悪心・嘔吐のために食事がとれないことが予想される場合，また，糖尿病治療薬のような薬剤に関しては食事摂取状況により休薬することがあるので注意が必要である．内服薬を配薬ボックスにセットする際には，原則としてダブルチェックを行うこと．

事例 3　内服：重複与薬

　ガスターD®錠が臨時と定期で処方されていた．看護師管理の内服薬を配薬ボックスにセットする際，臨時処方と定期処方でガスターD®錠が重複して処方されていることに気づかずに，内服させてしまった．次の配薬セット時にミスに気づいた．

【発生した背景（場面）・当事者や環境に関する要因】
(1) 臨時処方のガスターＤ®錠のみを先に配薬ボックスにセットし，後で定期処方の一包化の薬剤をセットした．そのため，ガスターＤ®錠が重複していたことに気づかなかった（確認不足，観察の不十分）．
(2) ガスターＤ®錠は急に増量する薬ではないため，医師に確認する必要もあり，薬剤を配薬ボックスにセットする際に注意する必要があった（医師との連携不適切，知識の不足）．

【事故防止対策】
　錠剤，カプセル剤の一包化は，服薬コンプライアンスを向上させるために有用である．しかし，ヒートシールからとりだした「バラ錠」を使用するため，看護師は，薬剤の識別コード，形態，色調などから一包化された薬剤の内容を十分に確認しておく必要がある．一包化された薬剤の分包紙に薬剤名，規格単位などを記載する方法を検討する必要があろう．また，錠剤，カプセル剤の一包化においては，患者に必要な情報（薬品名，規格単位など）が十分に伝達されない場合がある．そのため，患者に対してもお薬説明書などを用いて，服用中の薬剤に対する情報提供を適切に行うべきである．定期処方薬のセットを行う場合には，前回処方との確認を行い，処方変更等の有無をチェックすること．臨時処方薬のセットを行う場合には，その必要性を確認し，服用中の薬剤との確認を行うこと．

事例4　内服：患者間違い

　患者本人の内服薬のほかに，同姓の他患者の内服薬を服薬させてしまった．後で，空の薬袋を見て患者間違いに気がついた．

【発生した背景（場面）・当事者や環境に関する要因】
(1) 薬袋の見間違えと注意不足（観察の不十分）．
(2) 薬剤と患者の確認が不十分（確認不足）．

【事故防止対策】
　患者への与薬に際しては，必ず処方箋の内容を確認して，与薬する薬剤と患者を一致させることが必要である（処方箋の患者名と薬袋の患者名，患者のリストバンドなどとの照合）．特に，同姓患者，同名患者への対応ルールを決めておくことは重要である（同じ病棟内，病室内に同姓の患者がいる場合は，特に注意すること．与薬に際しては，必要によりカルテ番号を確認するなど）．患者の姓名をフルネームで呼び，患者確認を行い，必要により，リストバンドなどとの照合を行うこと．

事例5　内服：与薬量間違い

　サイレース®2mg 1錠の指示に対して，サイレース®2mg 2錠を与薬してしまった．前回処方ではサイレース®1mg 2錠を与薬したため，今回の処方では2mg錠が処方されているのに気がつ

かなかった．与薬する薬剤は 1mg 錠だと思い込んでいた．

【発生した背景（場面）・当事者や環境に関する要因】
(1) 与薬する薬剤が，パッケージからだされ 1 錠ずつビニール包装されていたため，規格を誤って認識してしまった（観察の不十分，確認不足）．
(2) 夜勤帯で忙しく，前回と同様だと思い込んでいた（判断の誤り，作業環境の不整備）．
【事故防止対策】
　担当診療科で使用される主な薬剤については，使用目的・外観，刻印（識別コード）などを把握しておく必要がある．特に，複数の規格がある薬剤については，一覧表などを作成し，セット時，与薬時に確認すること．ヒートシールからとりだされている「バラ錠」を与薬する場合には，必ず刻印（識別コード）を確認すること．処方箋やお薬説明書などにも刻印（識別コード）が印字されている場合があるので活用すること．与薬する前に処方箋を確認し，処方内容の変更がないかを確認すること．

事例 6　内服：規格間違い

　次回服用させる薬剤をチェックしていたところ，患者 A さんの配薬ボックスにデパケン R® が入っていなかった．他の看護師に相談すると，患者 B さんも同じ薬剤を服用しているということだったので，B さんの薬剤を借り，A さんに与薬した．そして，B さんの薬剤を借り，A さんに与薬したことを次の勤務帯の看護師に申し送った．申し送りを受けた看護師が薬剤を確認しているときに，A さんが服用するのはデパケン R® 100mg 錠で，B さんが服用しているのはデパケン R® 200mg 錠であることが判明した．

【発生した背景（場面）・当事者や環境に関する要因】
(1) 担当チームが変わったばかりで，デパケン R® に 100mg 錠と 200mg 錠があることを知らなかった（知識不足，思い込み）．
(2) 安易に他患者の薬剤を流用してしまった（判断の誤り，教育の不十分）．
(3) 他患者から借りた薬剤をダブルチェックしていなかった（確認不足）．
【事故防止対策】
　処方薬は，あくまで個々の患者の病態に合わせて処方されたものであり，絶対に他の患者に投与すべきではない．不足している薬剤は新たに処方箋を発行してもらうことが原則である．複数規格のある薬剤に関しては，一覧表などを作成して，知識を深めること．

事例 7　内服：与薬量間違い

　服用ごとに与薬している患者の内服薬のセット時に，内服薬の残数が少ないことに気がついた．

薬袋を確認すると,「朝・夕食後1回1錠」と書かれている下に,手書きで「薬品名」と「2錠」と書かれており,毎回2錠ずつ内服させていたことが判明した.手書きで書かれていた「2錠」は,「1日2錠」という意味で書かれていたものだったが,1回2錠であると思い込み,朝・夕2錠ずつ配薬ボックスにセットされ,倍量を内服させてしまった.

【発生した背景（場面）・当事者や環境に関する要因】
(1) 薬袋に記載されている用法・用量をそのまま活用し,記載方法を統一するべきであった（指示伝達の不備,記載形式の不統一）.
(2) 処方箋と指示書を確認して薬剤をセットし,そして与薬時に処方箋等を再確認する必要があった（作業マニュアルの不備,教育の不十分）.

【事故防止対策】
　事例は,薬袋に「(1日量である) 2錠」と記載してしまったことが原因と思われる.薬袋への用法・用量の記載方法と,その意味を正しく認識していなかったと考えられる.処方箋の用法・用量の記載方法と薬袋の用法・用量の記載方法についての基本的知識やルールを理解することが重要である.カルテ,処方箋の内容を確認してから,与薬させることが基本である.

2 検査や手術にともなう内服薬の与薬に関する事故

　適切な指示や情報伝達は,業務を遂行するために欠くことのできないものである.一般に,指示や情報伝達の手段としては,文書,口頭,その他などがあるが,文書による指示,情報伝達が基本である.指示出しや指示受けでの不十分な情報伝達,情報伝達の遅延,間違えた情報伝達は医療事故の原因となり得る.特に,検査や手術に関する指示出しや指示受けでの事故は患者に対して多大な影響をもたらすので注意が必要である.

事例8　内服：与薬忘れ

　大腸鏡検査の前処置として,9時にマグコロールP®を内服する予定の患者に,薬剤を渡し忘れてしまった.13時30分に気がつき,担当医に連絡,マグコロールP®を内服させ,その後に大腸鏡検査を施行した.

【発生した背景（場面）・当事者や環境に関する要因】
(1) 大腸鏡検査を行うことは認識していたが,マグコロールP®のことは忘れていた（観察の不十分）.

【事故防止対策】
　検査前投薬は,検査スケジュールに基づいて与薬する必要がある.特に,大腸鏡検査のように

腸内を洗浄してから行う検査は，検査を実施する時間に合わせて薬剤を服用する時間が決まるので，検査前日からの患者スケジュールを十分に把握しておく必要がある．

事例9　内服：与薬方法の間違い

検査のため休薬の指示がでていた糖尿病治療薬オイグルコン®を，内服させてしまった．

【発生した背景（場面）・当事者や環境に関する要因】
(1) 申し送りで休薬確認を怠った（確認不足）．
(2) 朝食前の薬剤が休薬であることを，事前に患者へ伝えなかった（連絡の不備）．

【事故防止対策】
患者に対して検査の説明を行う際に，検査にともなう諸注意，服薬の有無，食事などについて説明し，理解してもらうことが必要である．検査ごとに注意薬（服用しなければならない薬剤，服用してはならない薬剤など）などを一覧にしておくことがのぞまれる．検査のために休薬などの必要のある薬剤は，患者自己管理ではなく，病棟管理（看護師管理）とすることがのぞましい．

事例10　内服：与薬中止の指示出し・情報伝達の不十分

手術予定の患者がパナルジン®を服用していたため，医師に服薬中止を確認した．しかし，パナルジン®服用中止の明確な指示がなく継続して服用していたため，予定の手術が延期になってしまった．

【発生した背景（場面）・当事者や環境に関する要因】
(1) 医師からの明確な指示がなかった（医師との連携不適切）．
(2) カルテへの記入がなかった（記載形式の不統一）．
(3) 申し送りがあいまいであった（確認不足，指示伝達システムの不備）．

【事故防止対策】
術前・検査前中止薬の確認は重要であり，確認の手順を確立しておく必要がある．検査，手術の内容を把握し，出血が考えられる場合には，抗血小板薬，抗凝固薬の投与を避ける必要がある．術前・検査前に服用を中止する薬剤，服用を中止する期間などの一覧を作成して注意を喚起すること．

事例11　内服：与薬時間間違い

手術当日，麻酔科から指示のあったアルタット®の与薬を忘れ，与薬時間が大幅に遅れてしまった．

【発生した背景（場面）・当事者や環境に関する要因】
(1) 手術当日の投薬について確認していなかった（確認不足，準備不足）．

【事故防止対策】
　手術にともなう前投薬は睡眠薬，安定薬，胃酸分泌抑制薬などがある．術前投与薬は，手術のスケジュールに合わせて，投与時間が設定されることになる．手術患者に対するスケジュール管理，作業マニュアルの整備を行い，与薬が適正に行われるように確認する体制を整備する必要がある．

3 外用剤に関する事故

　外用剤には坐剤，軟膏剤，貼付剤，点眼剤などの多くの剤形があるので，それぞれの使用方法を十分確認しておく必要がある．与薬に際しては，適用部位，使用回数や使用時間などを確認する必要がある．特に，使用部位が左右あるような場合には注意が必要である．

事例12　外用：無投薬

　ミリステープ®を1日2回，1回1／4枚の指示があった．指示どおり1／4枚を貼付したが，フィルムの一部分をはがし忘れてしまった．次回，ミリステープ®を貼付する際，フィルムの一部が残っていることを発見した．

【発生した背景（場面）・当事者や環境に関する要因】
(1) カットして使用するため，フィルムが数枚に分かれてしまう（観察不足，薬剤の性質上の問題）．
(2) 準夜帯で照明を落としてあり，フィルムの残りがあることに気がつかなかった（確認不足）．
(3) その時間に行わなければならない処置がいくつかあり，あせっていた（作業環境の不整備）．

【事故防止対策】
　この事例のようにミリステープ®をカットして使用することは稀であるが，消炎鎮痛薬の貼付剤では比較的行われることが多い．薬剤の外観を把握しておくことで，患者に貼付するときの注意事項として認識できる．また，ミリステープ®には患者用の説明用紙が添付されているので，貼付前に確認しておくことがのぞまれる．テープ剤の与薬を行う際には，適度な照明のもとでフィルムが残っていないか確認をすること．

事例13　外用：与薬時間間違い

　下腿切断の患者が疼痛を訴えたため，午前9時にボルタレン坐薬®を挿入した．深夜看護師に確認すると，午前6時に挿入されており，時間間隔が3時間と短かった．

【発生した背景（場面）・当事者や環境に関する要因】
(1) 前回使用した坐薬について，確認していなかった（確認不足，知識不足）．
【事故防止対策】
　患者に薬剤を投与するときには処方箋を見て，薬品名，用法，用量等を確認する必要がある．特に，頓用指示の発熱時，疼痛時などは投与条件（体温，投与間隔）を確認し投与をすべきである．また，頓用指示の場合には，前回投与時間を確認し，投与間隔にも十分注意すること．

事例14　外用：薬剤間違い（類似薬品名による）

　ミドリンM®点眼の投薬指示があったが，薬品名をよく確認していなかったため，ミドリンP®点眼を投薬してしまった．患者には特に異常はなく，経過観察とした．

【発生した背景（場面）・当事者や環境に関する要因】
(1) 指示書の見間違い（確認不足，観察の不十分）．
(2) カルテ表記方法に不備（記載形式の不統一，薬品名の類似）．
【事故防止対策】
　点眼薬には，類似した薬品名の製剤，複数規格（濃度）の製剤がある．そのため指示と薬品名，規格（濃度）の確認は確実に行う必要がある．今回の場合は同効薬（散瞳薬）であり患者への影響は少なかったと考えられるが，効果が逆の縮瞳薬や眼圧を降下させるような点眼剤であれば，患者に大きな影響がでたかもしれない．

事例15　外用：薬剤間違い

　患者Aさんに発熱があり，アンヒバ坐薬®の使用を考慮していた．そのとき，他の看護師から患者Bさんに疼痛があるとの報告を受け，Bさんの部屋へ行き，ボルタレン坐薬®の指示をカルテで確認した．アンヒバ坐薬®とボルタレン坐薬®を混同し，Bさんに保管薬のアンヒバ坐薬®を使用してしまった．

【発生した背景（場面）・当事者や環境に関する要因】
(1) 複数の患者対応のため，確認が不十分（確認不足，思い込み）．
(2) 多忙，あわてていた（作業環境の不整備）．
【事故防止対策】
　患者に薬剤を投与する際には，処方箋を見て，薬剤名，用法，用量等を確認する必要がある．特に，発熱時，疼痛時などのような頓用指示の場合には，1回の使用量，1日の使用回数，使用間隔などの指示を確認して投与すべきである．複数の作業を同時に実施する場合には，ミスが生じる可能性が高くなるので，原則として，1つの作業を終了した後に，次の作業を行うこと．

4 麻薬に関する事故

　麻薬は鎮痛効果が強力で確実なため，がん性疼痛患者の緩和療法に使用されている．麻薬は乱用された場合は社会的に重大な危害をもたらすため，「麻薬および向精神薬取締法」により，一般社会への流出，医療現場での乱用が規制されている．各施設において，さまざまな取り決めが行われ，厳重な管理が行われている．患者への与薬に際しては，院内ルールを十分に把握し，厳守する必要がある．

事例16　麻薬：与薬日間違い

　交換予定のデュロテップパッチ®を1日早く交換してしまった．予定日の深夜勤務で気づき，医師に報告し，様子観察となった．

【発生した背景（場面）・当事者や環境に関する要因】
(1) 交換日の思い込みにより，確認が不十分であった（思い込み，確認不足）．
(2) 麻薬の重要性を認識していなかった（知識不足，教育の不十分）．

【事故防止対策】
　デュロテップパッチ®は，3日ごとに投与する特殊な薬剤である．このような特殊な投与方法の薬剤についての理解を深める必要がある．また，投与日確認の手順についても確立しておく必要がある（貼付しているパッチ，次回投与予定のパッチに貼付日，貼付期間を記載するなど）．麻薬の取り扱いについて，院内ルールの徹底と法的な要素を含めた職員への教育が必要である．

事例17　麻薬：服用確認の不十分

　MSコンチン®の服用時間になったため訪室し，寝ている患者を起こす．痛みの有無を問い，指示量の2錠を渡し，別の患者の部屋へ行った．MSコンチン®を服用する患者の部屋へもどったとき，「飲む前に1錠落としてしまった」との報告を受けた．空のシートは見つかったが，MSコンチン®そのものが見つからなかった．上司に報告し，その指示に従った．

【発生した背景（場面）・当事者や環境に関する要因】
(1) 患者には，看護師が1回ごとに与薬することになっていたが，以前に薬剤を渡したところ「自分で飲めるから」と言い，渡せば服用できる状態であったため，任せていた（確認不足，観察の不足，看護職間の連携不適切）．
(2) 白内障もありほとんど目が見えず，一人での内服は困難であると予測されたにもかかわらず，任せてしまっていた（判断の誤り）．

【事故防止対策】
　患者の服薬確認は，麻薬に限らず大切なことである．与薬の確認は患者が服薬するまでである．特に麻薬に関しては，服薬チェック表などを作成して，服薬するまでの確認を行うべきである．麻薬の紛失は事故扱いとなるため，日頃から業務管理体制を確立しておく必要がある．

事例18　麻薬：過剰与薬

　患者にカディアン®を内服させようとしてカーデックスで確認したとき，「カディアン® 2Cap 2×」を1回2Capと間違え，薬袋に書かれた用法にも気づかずに，2Cap内服させてしまった．

【発生した背景（場面）・当事者や環境に関する要因】
(1) 内服の処方箋の記載の仕方に慣れていなかった（知識不足）．
(2) 薬袋にまとめて入っており，1回量をとりだす方法だったのでわかりにくかった（管理上の問題，薬剤の性質上の問題）．

【事故防止対策】
　処方情報が各医療従事者に十分理解されることが重要であり，教育が必要である．また，注射剤の処方と合わせて，処方記載方法の統一，見直しも検討する必要がある．

事例19　麻薬：無投与

　疼痛コントロールのために定期的にMSコンチン®を内服している患者の指示書を見落としてしまった．そのため，14時分のMSコンチン®を患者に渡さず，内服させなかった．17時の申し送り後に他の看護師が気づき，医師に報告した．

【発生した背景（場面）・当事者や環境に関する要因】
(1) 朝，カルテの確認を行った際に，内服指示書を見落としてしまった（確認不足，観察の不十分）．
(2) 指示書は朝見たきりで，日中に見直すことがなかったために夕方まで気がつかなかった（教育の不十分，業務手順の不徹底）．

【事故防止対策】
　麻薬の内服は服用時間を決めて疼痛コントロールを行っている．そのため，処方箋や指示書の確認を行い，与薬時間を正確に守る必要がある．また，疼痛コントロールが十分でなく，服用前に患者からの痛みの訴えがある場合もある．そのため，レスキュー用の薬剤が準備されているので，医師の指示に従い投与することがある．患者に適正に麻薬が投与され，疼痛コントロールがされる投与量や投与間隔を管理することが大切である．

参考文献
1. 医薬品医療機器ヒヤリハット事例情報，医薬品医療機器総合機構HP
   http://msi.info.pmda.go.jp/hsearch/new_report.html

[学習課題]

1. 与薬における事故発生に関して，その背景や要因について説明してみよう．
2. 与薬における事故発生に関して，その対策や改善策について説明してみよう．
3. 処方箋や指示書に関して，与薬時に確認する事項について説明してみよう．

Case Study 3

チューブ・カテーテル類

[学習目標]

1. チューブ・カテーテル類の事故事例，ヒヤリ・ハット事例の発生状況を理解する．
2. 患者への影響が大きい事故の種類とその予防策を理解する．
3. チューブ・カテーテルの種類によるヒヤリ・ハット事例と予防策について知識をもつ．

1 チューブ・カテーテル類の事故，ヒヤリ・ハットの種類と内容

チューブ・カテーテル関連で，起こりやすい事故，ヒヤリ・ハットの種類と内容を①挿入時の事故，ヒヤリ・ハット，②留置中の予定外抜去，③接続間違い，④接続部の外れ，に大きく分類し，以下にまとめた．また，チューブ類の挿入から抜去までのプロセスを軸とした【事故，ヒヤリ・ハットの種類】と【患者への影響（危険）が大きい事故，ヒヤリ・ハットの内容】について図 CS3-1 に示した．実際に発生している事象をよく知ることが，予防の第一歩である．

この図と本文は，厚生労働省の医療安全ネットワーク整備事業における「ヒヤリ・ハット事例の収集・分析事業」に平成16年度に報告された記述情報事例「チューブ・カテーテル類の使用・管理に関するヒヤリ・ハット事例」[1]，日本医療機能評価機構のヒヤリ・ハット事例（重要事例）情報データベース構築・公開事業の事例検索による事例[2]，医療事故関連の報道情報，筆者の経験などを参考にして作成したものである．

1) 挿入時の事故，ヒヤリ・ハット

挿入時の事故として，経鼻胃管，胃瘻カテーテルの事故が複数件報道されている．チューブ・カテーテルの先端が胃内ではなく，気管内に挿入されたことに気づかず，栄養剤を注入した事例である．経鼻胃管は，看護師が挿入する頻度が多いチューブであり，事故防止が重要である．

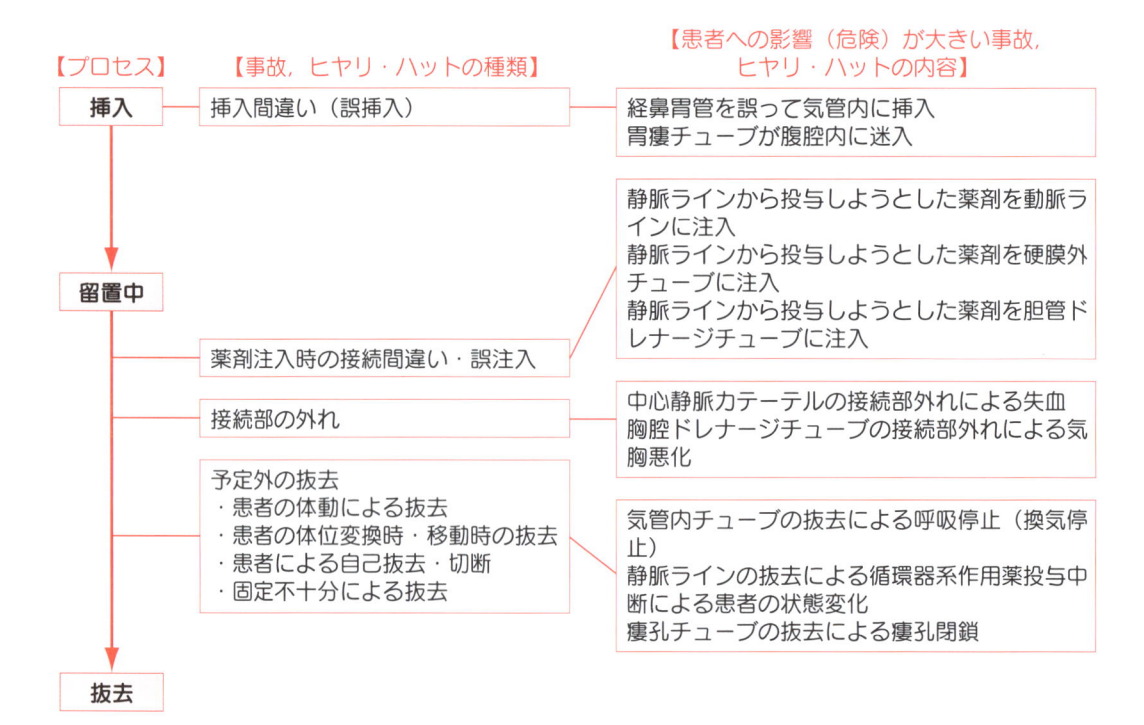

【プロセス】	【事故，ヒヤリ・ハットの種類】	【患者への影響（危険）が大きい事故，ヒヤリ・ハットの内容】
挿入	挿入間違い（誤挿入）	経鼻胃管を誤って気管内に挿入 胃瘻チューブが腹腔内に迷入
留置中	薬剤注入時の接続間違い・誤注入	静脈ラインから投与しようとした薬剤を動脈ラインに注入 静脈ラインから投与しようとした薬剤を硬膜外チューブに注入 静脈ラインから投与しようとした薬剤を胆管ドレナージチューブに注入
	接続部の外れ	中心静脈カテーテルの接続部外れによる失血 胸腔ドレナージチューブの接続部外れによる気胸悪化
	予定外の抜去 ・患者の体動による抜去 ・患者の体位変換時・移動時の抜去 ・患者による自己抜去・切断 ・固定不十分による抜去	気管内チューブの抜去による呼吸停止（換気停止） 静脈ラインの抜去による循環器系作用薬投与中断による患者の状態変化 瘻孔チューブの抜去による瘻孔閉鎖
抜去		

図 CS3-1 チューブ・カテーテル関連で発生しやすい事故，ヒヤリ・ハット（看護師が関与するもの）

2）留置中の予定外抜去
(1) チューブ・カテーテル類の固定の問題による抜去
　患者の体動によってチューブ・カテーテルが抜けたという事例，気づいたらチューブ・カテーテルが抜けていた（自然抜去とよんでいる場合もある）という事例が発生している．この原因・要因として，チューブ・カテーテルの固定が不十分であったとされる事例も多い．特に，長期留置されているチューブ・カテーテルに固定の問題が発生しやすい．

(2) 患者の体位変換時や移動時の抜去
　患者をベッドからストレッチャーや検査台へ移動するとき，またはベッド上で患者の位置を移動するとき，体位変換のときに，チューブ・カテーテルが引っ張られて抜けた，という事例が報告されていた．これらの抜去は，看護師の介助技術の問題であると考えられる．こうした抜去は，チューブ・カテーテルの種類を問わずに起きていた．

(3) 患者による自己抜去・切断
　患者による自己抜去は，医療現場で非常に多く発生している．冒頭にあげた厚生労働省に平成16年度に報告された記述情報事例「チューブ・カテーテル類の使用・管理に関するヒヤリ・ハット事例」は4,418件，そのうち患者が自ら抜去した事例は2,242件（50.7％）を占めていた．患者が自らチューブ・カテーテルを切断した，接続部を外したといった事例は80件（1.8％）報告された[3]．

(4) 小児領域の抜去の特徴
　小児のチューブ・カテーテル関連のヒヤリ・ハット事例は，末梢静脈ライン，胃管，気管内チューブで多く報告されていて，それぞれ「抜去」が最も多かった．年齢では，3歳未満の事例が大部分を占めていて，乳幼児に多いという特徴があった．また，患児の体動による抜去が多く発生していた[4]．

3）接続間違い
　複数のチューブ・カテーテルが患者に挿入されている状況で，薬液を注入するシリンジをチューブ・カテーテルに接続する際に，チューブ・カテーテルを取り違えて注入した，という事例が発生している．事例の発生状況をみると，取り違えやすいチューブ・カテーテルは見た目が似ているチューブや三方活栓である．取り違えの発生は，看護師が操作する位置に複数のチューブ類が存在している場合，患者の体外にでているチューブの位置が同じである場合に起こりやすい．

4）接続部の外れ
　チューブ・カテーテルと，延長チューブやバッグとの接続部の外れが発生している．静脈ラインの接続外れは失血を引き起こし，胸腔ドレーンの接続外れは気胸の悪化を引き起こす．

2 チューブ・カテーテル類に共通した事故，ヒヤリ・ハット対策

1） チューブ・カテーテル留置中の管理（固定・観察）
(1) 固定
　①**チューブ・カテーテルの種類に応じた固定**：チューブ・カテーテルの種類によって固定方法が異なる．各種チューブ・カテーテルに応じた確実な固定を行う．
　②**適切な頻度でテープを貼り替える**：時間の経過に従い，テープなどの粘着力が弱くなってはがれやすくなることを認識する．適切な頻度でテープなどを貼り替えて，再固定することが必要である．特に長期にチューブ・カテーテルを留置する場合には，再固定の日程を決めて共有し，確実に実施する．
　③**医師との情報共有**：医師がガーゼ交換と固定を行う場合には，情報を共有し，固定の状態や再固定の頻度をともに確認する．

(2) 観察
　チューブ・カテーテルのトラブル防止のための観察ポイントとして，チューブ類全般に共通していることは次の4点である．
　①挿入長さとマーキングの位置
　②固定の状況
　③チューブ・カテーテルの状態（ねじれ，屈曲，接続部の状態など）
　④患者の状態（チューブ・カテーテルに関する理解や認識の状況，体動の状況など）

2） 患者の体動や移動時，体位変換時の抜去防止
　特に予防したいことは，体位変換時や患者の移動介助時のチューブ・カテーテルの抜去である．
　①**患者の体位変換時および移動時**：患者に挿入されているチューブ・カテーテルが引っ張られないように，十分な長さがあることを確認して，介助中はチューブ・カテーテルを目視しながら実施する．
　②**ベッド⇔ストレッチャーの移動時**：複数のスタッフがかかわっていることが多く，チューブ・カテーテルの観察者があいまいになり，「誰か他の人が注意している」と思い込みやすいため，チューブの観察者が不在になってしまう．複数でかかわっているときには，チューブ観察者を指名して，明確にすることが予防になる．

3） 患者による自己抜去・切断の予防
　患者にとって，挿入されているチューブ・カテーテルは異物であり，違和感や不快感，拘束感や苦痛をもたらすことが多い．患者の意識状態に問題がない場合と，意識障害や認知障害がある場合とでは，対応が異なる．患者の意識状態，認知障害についてアセスメントすることが，最初の段階である．
　意識状態に問題がない場合の予防策：抜去防止に患者の協力が得られるように，チューブ・カテーテルの必要性を説明する．

意識障害や認知障害がある場合の予防策：チューブ・カテーテルの必要性を患者が認識できないため，自己抜去発生の可能性が高い．また，患者からの協力を得ることは期待できない．このような場合には，下記の方法で自己抜去を防止する．

①抜去が可能なチューブ・カテーテルかどうかを医師と相談し，抜去可能であれば抜去する．
②チューブ・カテーテルの固定を強化する．
③患者の状態とチューブ・カテーテルの状態について観察の頻度を増やす．
④患者の手がチューブ・カテーテルに届かないように上肢抑制を行う．抑制実施については，医療機関のガイドラインやマニュアルに従って実施する．
⑤切断に使用しやすいハサミ，ナイフなどを患者の周囲からとり除く．
⑥「せん妄」「認知症」の原因・要因をアセスメントして，改善に向けた介入を行う．

4）予定外の抜去発生時の適切な対応

予定外の抜去による患者への影響（危険性）は，チューブ・カテーテルの種類によって異なる．患者への影響が大きいチューブ・カテーテルについては，迅速かつ適切な対応が必要となる．気管内チューブや気管カニューレの予定外抜去は，患者の生命維持に直結するため，直ちに再挿管，再挿入が必要である．胃瘻カテーテルなどの瘻孔チューブは，抜去後の時間経過によって瘻孔が閉鎖するため，迅速な再挿入または瘻孔確保の処置が必要である．

これらを理解して，予定外の抜去発生時には，チューブ・カテーテルの種類に応じた迅速で適切な対応を行う．

3 種類別チューブ・カテーテル関連の事故，ヒヤリ・ハット事例と対策

1）気管内チューブ・気管カニューレ

事例1 患者の体位変換時やベッド上での移動時に，気管内挿管チューブが人工呼吸器回路に引っ張られて抜去

【対策】
体位変換時，ベッド上での移動時には，気管チューブと人工呼吸器回路との接続部を外して行う．外すことができない場合にはチューブを目視しながら，または一人が保持しながら行う．

【予定外抜去発生時の対応】
人工呼吸器による換気を行っている場合，特に高濃度酸素投与での換気の場合には，気管内チューブ抜去後に迅速に換気が再開されないと，患者が低酸素状態に陥る危険性がある．直ちに看護師はマスクによるバッグ換気を開始して医師をよぶ．再挿管の必要物品を準備した救急カートを患者のそばに常備しておく．

| 事例2 | 患者自身の体動によって気管内チューブが人工呼吸器回路に引っ張られて抜去 |

【対策】
①患者の体動が予測される場合には，体動の範囲に人工呼吸器回路が届くように，人工呼吸器の位置を工夫する．
②気管内挿管中の患者は鎮静を行っていることがほとんどであり，体動は鎮静が不十分な場合に生じることが多い．鎮静が適切・十分であるかどうか，つねに観察し，体動を早期に発見して適切な鎮静をはかる．

| 事例3 | 気管内チューブ，気管カニューレの固定時に固定テープやひもを切ろうとして，誤ってカフエア注入用チューブ（パイロットカフ）を切断しカフ内の空気が抜けてしまい，交換が必要となった |

【対策】
　気管内チューブ，気管カニューレは患者の生命維持に直結する重要なチューブであることをふまえて，チューブのそばでハサミを使用するときには，特に注意が必要である．ハサミ使用中の危険を避けるために，あらかじめ適切な長さにテープを切っておいて使用することは事故の予防となる．

| 事例4 | 気管内挿管中のため鎮静剤投与中であったが，患者が覚醒して動くようになっていた．様子をみていたところ，患者がチューブを自己抜去した |

【対策】
①気管内挿管中は，患者の苦痛が大きいため，通常は鎮静を行っている．鎮静が不十分で，患者が覚醒するなど不安定な場合には，医師に報告・相談して十分な鎮静をはかる．
②患者の病態によっては，十分な鎮静が行えない場合がある．十分な鎮静が行えず，自己抜去の可能性が高い場合には，自己抜去予防のための上肢抑制が必要となる．

| 事例5 | 気管内チューブの先端位置が気管支分岐部より深くなった，または浅くなった |

【対策】
①気管内チューブを確実にテープを用いて固定する．テープが分泌物で濡れると粘着力が低下するため，頻回に観察してテープを交換する．
②観察で重要なことは，挿入長さ，固定位置の確認である．気管内チューブの先端位置が移動しないように，口角または門歯の位置でチューブにマーキングを行い，マーキングの位置で固定し，挿入長さを確認する．挿入長さは記録し，患者のベッドサイドに明記しておく．気管支分岐部より深くにチューブ先端が移動すると，片肺挿管となってしまう．
③人工呼吸器の回路の重さや位置などによってチューブが引っ張られている場合があるので，

チューブが引っ張られないように管理する．

> **事例6** 気管内チューブに酸素チューブを接続するときのコネクタの種類を間違えたことにより，患者の呼気が排出されなくなって緊張性気胸を起こし，患者が死亡した

【対策】
　この事故については，日本看護協会がホームページ上の「緊急安全情報」"気管内チューブのコネクタ間違いによる死亡事故が発生"で警鐘を鳴らしている[5]．
①気管内チューブに酸素チューブを接続する場合，T字型コネクタ（3方向）を用いて呼気の排気口を確保して接続する．事故事例は「気管内チューブに酸素チューブを直接，接続した」「気管内チューブにI字型コネクタ（1方向）を接続して酸素チューブを接続した」「気管内チューブにL字型コネクタ（1方向）を接続して酸素チューブを接続した」というように，呼気の排気口が確保されなかったことが事故発生の原因である．呼気排気口を確保するよう，気管内チューブ側，酸素チューブ側，呼気排出口の3方向があるコネクタを用いなければならない．
②発生場面は，気管内挿管中の患者を検査などで移送する場面，気管内チューブから酸素投与や吸入療法を行うことが初めて必要になった場面，が多い．気管内挿管中の患者について，検査への移送や人工呼吸器からの離脱が予測される場合には，あらかじめT字コネクタをベッドサイドに準備しておく．

2）静脈ライン（中心静脈カテーテル・末梢静脈ライン）

　中心静脈カテーテル・末梢静脈ラインに共通して起こりやすい事故，ヒヤリ・ハットの内容は，①自己抜去，②患者の体動や移動時などの抜去，③接続部の外れ，④切断，⑤閉塞，⑥接続間違い，である．

(1) **自己抜去の予防対策：**
①中心静脈カテーテルは，挿入にともなう侵襲が大きい．予定外の抜去が発生して再挿入が必要となることを予防するために，上肢抑制が必要と判断した場合には実施する．
②循環器系に作用する薬剤が投与されている場合には，抜去によって投与が中断されてバイタルサインに影響するので危険である．末梢静脈ラインも，必要時，上肢抑制を実施する．

(2) **患者の体動や移動時などの抜去の予防対策：**
①固定は，引っ張られた場合に抜けにくいよう，ラインにループをつくって固定することが基本である．
②体動によってラインが引っ張られる状況が予測される場合には，固定を強化するために，より粘着力の強いテープを用いる，固定箇所を複数にする，など工夫する．
③体動によってラインが引っ張られないように，ラインがゆとりのある長さになるよう，延長チューブなどを用いて調節する．

(3) **接続部の外れの予防対策：**

接続部の外れは，失血の危険がある．点滴ラインは接続部がロック式になっているものを使用し，ロックを確実に締めることで予防できる．特に抗凝固剤を投与している患者の場合には，接続部が外れた場合，失血しやすく危険である．

(4) 切断の予防対策：

患者が切断に用いていたものは，「ヒヤリ・ハット事例の収集・分析事業（厚生労働省）」への報告によると，ハサミ，ナイフ，爪切り，ライター（焼く）であり，引きちぎる，かみ切る，などもあった[6]．患者が不穏状態の場合，意識レベルに問題がある場合は，患者のベッド周辺から，これらの危険物をとり除く．患者の家族にも説明して協力を依頼する．

(5) 閉塞の予防対策：

閉塞は，点滴が中断されて血液逆流が起こった場合や，ヘパリンロックや生食ロックを適切に行わなかった場合などに起きるので，これらを適切に実施し，管理する．末梢静脈ラインに比べて中心静脈カテーテルは，挿入にともなう侵襲が大きいので閉塞の予防が重要である．

(6) 接続間違いの予防対策：

薬剤注入時や点滴投与時に，ラインの選択を間違えて接続してしまう間違いがある．静脈ラインと動脈ラインを間違えた，静脈ラインと硬膜外チューブを間違えた，静脈ラインと胆管ドレナージチューブを間違えた，などである．静脈ラインと栄養チューブとの間違いは，誤接続防止のための栄養チューブ専用セットを用いるようになり，事故が予防できるようになった．

事例7　静脈ラインから薬剤をシリンジで注入しようとして動脈ラインに注入した

【対策】

①薬剤注入時には，シリンジや点滴ラインを接続するときに，ラインやチューブをたどって挿入部を確認し，選択したカテーテルが正しいことを確認する．

②複数のラインが挿入されている場合には，三方活栓の近くにラインやチューブの名称を記載したフラグをテープでつけておき，確認する．

事例8　点滴を静脈ラインに接続しようとして胆管ドレナージチューブの三方活栓に接続した

【対策】

胆管ドレナージチューブには，静脈ラインと同じ三方活栓は使用しない．三方活栓を用いる必要があるのならば，色の違うもの，他社製品など見た目が違って区別がつくものを用いる．

3) 経鼻胃管

厚生労働省のヒヤリ・ハット事例では，自己抜去が多く報告されていた[7]．栄養剤投与中の不完全抜去は，栄養剤の気管内への誤嚥・流入の危険性がある．

【対策】

①固定は，鼻と頬の2ヶ所を固定する．チューブに患者の手が届かないよう，チューブの位置

を工夫する．
②栄養剤投与中の不完全抜去を防止するため，不穏状態でチューブの自己抜去の危険性が予測できる場合には，上肢抑制を検討する．

> **事例 9** 胃内にチューブを挿入する際，誤って気管に挿入したことに気づかず，栄養剤を投与したため，患者が肺炎を発症して死亡した

【対策】
　チューブ挿入後に，チューブが胃内にあるかどうか，確実に確認することが何より重要である．最も確実な確認方法は X 線で確認する方法であり，次に胃内容物が吸引されることを確認することである．胃内容物の吸引を確認し，確認できなかった場合には，30 分程度経過した後に再度吸引を試みる，挿入長さを変える，体位を変えるなどを試みる．それでも胃内容物が吸引されなかった場合には，チューブを入れ替えるか，X 線で確認する．チューブから空気を注入して気泡音を確認する方法は，不確実な場合が多いといわれている．

> **経鼻胃管挿入後の確認方法**
> ①胃内容物の吸引
> ② X 線撮影
> 重要：気泡音による確認は不確実な場合が多い．

> **事例 10** チューブから栄養剤注入を開始したところ，患者がむせたため，口腔内を確認するとチューブが咽喉のあたりで蛇行していた

【対策】
　栄養剤注入前にも，毎回，チューブが胃内にあることを下記（表）の方法で確認することが必要である．

> **経鼻胃管からの栄養剤注入前の確認方法**
> ①胃内容物の吸引
> ②口腔内の確認（チューブが蛇行していないかどうか）
> ③チューブの挿入長さとマーキング位置の確認
> 重要：気泡音による確認は不確実な場合が多い．

4) 胃瘻カテーテル

> **事例 11** 自己抜去，患者の体動による抜去，移動時の予定外抜去

【対策】
①患者による自己抜去の対策としては，カテーテルに患者の手が届かないように，寝衣の中に

入れたり，腹帯を巻いて保護する．
②胃瘻カテーテルの固定は，バルーンやバンパーが抜去防止の役割を果たしているため，一般にカテーテルを皮膚に固定する必要はないとされる．カテーテルに固定板がついている場合には，固定板を腹部の皮膚に固定する．
③胃瘻カテーテルには，チューブ型とボタン型があり，ボタン型は，腹部にでているチューブ部分がないため，自己抜去の危険性が低い．自己抜去をくり返す場合には，ボタン型への変更を検討することも選択肢である．

【予定外の抜去発生時の対応】
　胃瘻カテーテルの場合，予定外の抜去発生時に重要なことは，瘻孔を確保して閉鎖を予防することである．そのままだと瘻孔は数時間で閉鎖する．
①瘻孔を確保するために，医師に報告してすぐに再挿入を行う．
②挿入されていた同じカテーテルがすぐに準備できない場合には，挿入されていたカテーテルと同じ太さの膀胱内留置カテーテルを挿入しておき，入れ替える．
③瘻孔の造設後2～3週間以内の場合，瘻孔が形成・完成されていないため，カテーテルの挿入時に腹腔内に迷入する危険性がある．内視鏡下で再挿入することが最も安全である．この期間に抜去が発生した場合には，医師と再挿入の方法について相談する．

事例12　バルーン型のボタンやカテーテルの固定水がなくなっていて，自然にカテーテルが抜けていた

【対策】
①バルーン型のカテーテルの製品説明書によると，カテーテルは約30日以内の使用，とされている場合が多い．カテーテルの交換を，耐用期間の点から定期的に行うことが，こうした抜去の予防になる．カテーテル交換の目安はバルーン型では30日ごと，バンパー型では3～4ヶ月ごとであるが，使用期間の詳細は各製品の説明書に従う．
②バルーン内の蒸留水を定期的に抜いて既定容量の蒸留水が満たされているかどうかを確認するように，製品説明書に記載されている場合がある．この方法を行う場合には，蒸留水を抜いた際にカテーテルが抜けないように，十分注意して行う．

事例13　胃瘻カテーテルを挿入した際，カテーテルが胃ではなく腹腔内に入り，気づかずに栄養剤を注入したため，腹膜炎を発症して患者が死亡した

【対策】
　胃瘻カテーテル挿入後は，先端が胃内に挿入されていること，腹腔内に迷入していないことを確実に確認してから，栄養剤を注入する．最も確実な確認方法は，造影剤をカテーテルに注入してX線で確認する方法である．次に，胃内容物が吸引されることを確認することである．

5）胸腔ドレーン

　胸腔ドレーンは「胸腔」内に挿入されていて，胸腔内は陰圧に保たれている．外気と交通した状態になると胸腔内に空気が引き込まれて肺の虚脱を引き起こし，気胸の程度によっては重篤な事態に陥ってしまう．胸腔ドレーンは水封（ウォーターシール）した状態でつねに陰圧が保たれるように管理するということが最も重要なポイントである．

5）－1　水封（ウォーターシール）に関連した事例

事例14	バッグの水封室に蒸留水を注入しないで胸腔ドレーンを接続したため気胸が悪化した

事例15	バッグの水封室の蒸留水が蒸発していて気胸が悪化した

【対策】
①胸腔ドレーンをバッグに接続するときには，必ず水封されていることを確認する．水封していなかった場合の患者への影響を考慮して，接続時の水封確認はダブルチェックすることがのぞましい．
②水封室内に必要な量の蒸留水が注入されているかどうか，患者を担当した際には，担当の最初と最後に必ず確認する．

5）－2　胸腔ドレーンとバッグの接続部の外れ

事例16	患者の体位変換を行ったときに，ベッドサイドにバッグが固定されていたためドレーンが引っ張られて接続部が外れたが，そのことに気づくのが遅れたため気胸が悪化した

事例17	ベッド柵にバッグが固定されていることに気づかずに，ベッド柵を下げたところ，ドレーンが引っ張られて接続部が外れた

【対策】
①接続部が外れたときには，陰圧を保ち，気胸発生を防止するために，直ちにドレーンをクランプしなければならない．そのためには，鉗子をつねにドレーン・バッグの近くに置いておく．
②接続部が外れないようにテープで固定したり，固定具を用いて固定する．
③胸腔ドレーンとバッグの位置関係をつねに確認しながら体位変換を行い，ベッド柵の操作を行う．

| 事例18 | ベッドサイドのドレーンバッグを倒してしまい，水封が解除されてしまい，気胸が悪化した |

【対策】
　胸腔ドレナージバッグが水封された状態に保つために，バッグは倒れないような位置に固定する．バッグの種類によっては，倒れても水封が解除されないように，逆流防止弁が付いているものもある．

5)-3 ドレーンのクランプに関する事例

| 事例19 | 患者をベッドからストレッチャーに移動する際，安全のためにドレーンをクランプしていたが，移動後にクランプを外し忘れて気胸が悪化した |

| 事例20 | バッグを交換したときに，ドレーンを鉗子でクランプしたが，交換後に外し忘れて，数時間の間，胸水がドレナージされていなかった |

【対策】
　①クランプの外し忘れに注意する．
　②患者の移動後やバッグの交換後などは，退室前にドレーン類を確認する．

| 事例21 | 胸腔ドレーンの自己抜去，患者の体動による抜去，移動時の予定外の抜去 |

【対策】
　固定は，胸腔ドレーンの場合は他のチューブ類よりも固定を強固に確実に行う．粘着力の強い絆創膏で，皮膚にしっかり固定する．まず，皮膚に絆創膏を貼っておき，その上にドレーンをのせ，さらに上から絆創膏でドレーンを巻くように固定する．
　予定外の抜去発生時の対応：ドレーンの予定外抜去発生時には，直ちにドレーン挿入部をガーゼで圧迫して押さえて，医師を呼ぶ．

6) 硬膜外カテーテル

| 事例22 | 硬膜外カテーテルに薬剤を注入しようとして，誤って静脈ラインの三方活栓から注入した |

【対策】
　①この事例では，硬膜外カテーテルと静脈ラインに同じ三方活栓を用いていたため，誤認が生じた．硬膜外カテーテルには三方活栓は必要ない場合が多いので，三方活栓を使用しないことがのぞましい．三方活栓を用いる必要があるのならば，色の違うもの，他社製品など見た目が違って区別がつくものを用いる．
　②薬剤注入時には，シリンジを接続するときに，カテーテルやチューブをたどって挿入部を確

認し，選択したカテーテルが正しいことを確認する．

事例23 硬膜外カテーテルが患者の体動によって抜けた，または接続部が外れた

【対策】
①硬膜外カテーテルは患者の背部に固定するため，発汗や体動によって固定がはがれやすくなる．患者の発汗と体動の状況に合わせて観察頻度を設定し，固定を確認する．
②薬液注入用ボトルにカテーテルが引っ張られないように，ボトルを携帯しやすくして，患者の寝衣に固定する．

7）膀胱内留置カテーテル

膀胱内留置カテーテル関連のヒヤリ・ハット事例は，自己抜去が最も多く，次の患者の体動や移動時の抜去，そしてカテーテルと蓄尿バッグとの接続部の外れなどが報告されている[8]．カテーテルのバルーンに固定液が入って膨らんだまま抜去した場合，尿道損傷が発生する危険性があり，予防が必要である．

【対策】
①固定を強化する場合，テープを1枚皮膚に貼り，その上にカテーテルをのせて，テープでカテーテルを包むように貼って固定する．
②自己抜去の予防策として，カテーテルをズボンの中に通す，下肢にテープなどで固定するなど，患者の手が届かないように工夫する．
③患者が不穏状態で，固定を工夫してもカテーテルを抜去する可能性が高いと予測できる場合には，あらかじめカテーテルを抜去することについて医師と相談する．
④接続部の外れについては，接続部をテープで補強する，接続部が引っ張られて外れることがないように，蓄尿バッグの位置を工夫して適切な位置に固定する．特にベッド柵に引っかかって引っ張られることが多いため，ベッド柵操作時にはカテーテルに注意する．

引用文献

1）平成17年度厚生労働科学研究補助金医療技術評価総合事業「ヒヤリ・ハットや事故事例の分析による医療安全対策ガイドライン作成に関する研究」（主任研究者　嶋森好子）
2）日本医療機能評価機構「ヒヤリ・ハット事例（重要事例）情報データベース構築・公開事業」HP
http://www2.hiyari-hatto.jp/hiyarihatto/index.jsp
3）前掲書1）
4）前掲書1）
5）日本看護協会HP 緊急安全情報「気管内チューブのコネクタ間違いによる死亡事故が発生」平成17年2月7日
http://www.nurse.or.jp/anzen/anzenjoho/050207_tube.pdf
6）前掲書1）
7）前掲書1）
8）前掲書1）

参考文献

1．東京都病院経営本部サービス推進部（2004）医療事故予防マニュアル　医療行為別シリーズ：No4「ライン類の抜去防止対策マニュアル」
　　http://www.byouin.metro.tokyo.jp/osirase/hokoku/jikoyobo0900.pdf
2．平成16年度厚生労働科学研究補助金医療技術評価総合事業「医療事故防止のためのヒヤリ・ハット事例等の記述情報の分析に関する研究報告」（主任研究者　嶋森好子）
3．提言　経管栄養チューブ挿入の安全確保について，患者安全推進ジャーナル，認定病院患者安全推進協議会，vol.13，2006

[学習課題]

1．予定外の抜去発生に気づいたときの対応を，チューブ・カテーテルの種類ごとに整理してみよう．
2．輸液ラインと経腸栄養ラインの誤接続防止のために作られた製品規格を調べてみよう．
3．チューブ・カテーテルの種類と目的に応じた管理基準を考えてみよう．

Case Study 4

転倒・転落

[学習目標]

1. 転倒・転落という事故の発生要因を理解する．
2. 転倒・転落が起こりやすい対象，状況を理解する．
3. 医療現場における転倒・転落の予防対策を理解する．

1 転倒・転落の発生要因

　転倒・転落は，与薬事故やチューブトラブルというような医療施設に限って発生する事故とは区別され，どの家にでも，また誰にでも発生する事故であると認識されている．そのため予防する側は，患者教育に力を注ぐことに終始することがあるが，それでは不十分である．転倒・転落がどこで発生しているかを考えると，治療・看護を提供する病院という施設で発生しているのだから，転倒・転落が発生した要因を病院の中から探さなくてはならない．そのためにあらゆる視点から患者の周囲にある転倒・転落のリスクを把握して，転倒・転落に至らない安全な治療・看護を提供するという姿勢が必要である．そしてたとえ転倒・転落が起こったとしても，軽傷もしくはヒヤリ・ハットですむような安全対策を立てておくことが求められている．まずはそのことをよく理解していただきたい．

1) 転倒・転落とはどのような事故か

　一般的に"転倒"とは"倒れる"こと，"転落"は"落ちる"ことが前提となっていて，両者は異なる事象と考えられている．しかし，国際的には"転倒"および"転落"は"身体の足底以外の部分が床につくこと"という意味で"Falls"で統一されている．そのため，ここでも"転倒"と"転落"は区別せず1つのカテゴリー"転倒・転落"として扱うことにする．

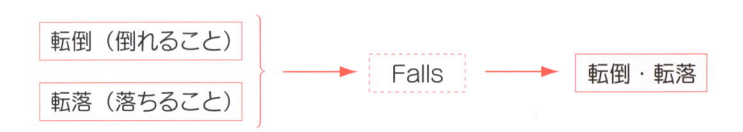

転倒（倒れること）
転落（落ちること）
　　　→ Falls → 転倒・転落

　転倒・転落は結果であって，その原因となることが患者に発生することで起こるものである．転倒・転落の発生要因による分類を以下に示す．

2) 転倒・転落の発生要因による分類

(1) 滑り

　滑ることで転倒・転落が発生する．滑るという現象は，床と足底との摩擦が少なくなるために発生する．床は清掃しやすいようにタイル貼りになっている施設が多く，わずかな水や食物の小片などでも足を滑らせてしまう．また靴の底にも配慮が必要で，滑り止めの付いている靴（院内履き）などであればいいのだが，それがないと（またはすり減って摩耗していると）滑りやすくなってしまう．水に濡れた床とすり減った底の靴，両方がそろったときには転倒・転落のリスクは非常に高くなってしまう．床への配慮と靴底への配慮を忘れずにいてほしい．

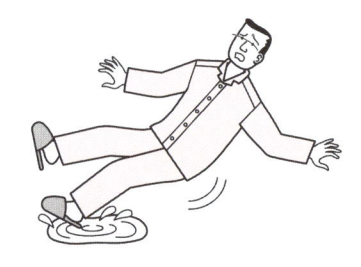

図 CS4-1　滑り

(2) つまずき

　つまずくことで転倒・転落が発生する．つまずくという現

象は，足に障害物（段差，コード，放置された器具等）が当たることで足が挙上できなくなることで発生する．そのままの姿勢でいると上体が前傾姿勢となりバランスが保てなくなり，転倒・転落が発生する．段差をなくしたバリアフリー構造を有した施設であれば問題ないが，改築や増築，または修理を重ねた施設では，病室，廊下，トイレ等の入口に段差ができ，それが原因で転倒・転落を起こしやすくなっている．特に術後の患者や高齢者は，筋力や認知能力が低下しているために，ほんのわずかな段差でも，足をひっかけてしまい転倒・転落を起こしてしまう．段差の解消を積極的にすすめることが，転倒・転落を防ぐ最大の方法と考える．

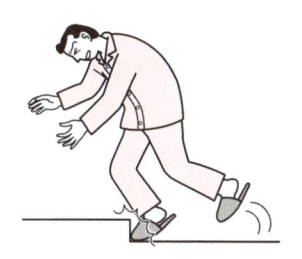

図 CS4-2　つまずき

(3) よろけ

よろけることで転倒・転落が発生する．よろけるという現象は，突然の血圧低下，血糖値の低下，一過性のショック状態等で意識が朦朧となり，足がもつれてバランスを崩すことなどで発生する．よろけることで身体を支えるバランスが不安定となり，前後左右，どの方向にでも身体が倒れやすくなる．そのためよろけるようなことがあったら無理をせず，手すりにつかまるか，その場にしゃがみ込むことが転倒・転落を防ぐことにつながると考える．

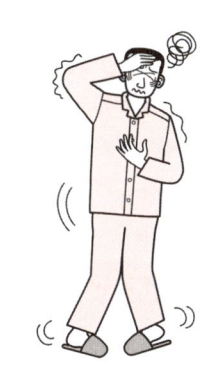

図 CS4-3　よろけ

(4) 衝突

衝突することで転倒・転落が発生する．衝突するという現象は，人や物にぶつかることで，その衝撃で跳ねとばされて発生する．人に対しては病室の入口，廊下の角などで出合い頭にぶつかることがある．また物としては壁や器材などで，夜間寝ぼけて壁にぶつかったり，自動ドアでガラスがないと勘違いしてぶつかることもある．対策としては，病室のドアは引き戸にする，廊下の角にミラーを付ける，夜間の照明を明るくする，自動ドアにはステッカーを貼るなどが考えられる．

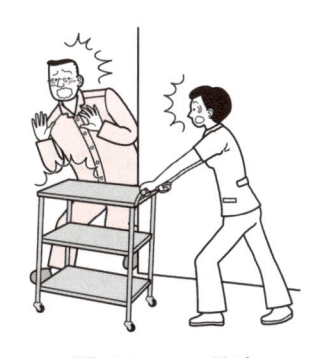

図 CS4-4　衝突

(5) 落下

落下することで転倒・転落が発生する．落下するという現象は，身体を支える柵やストッパーがなくなるために，身体が上から下へ落ちることで発生する．臨床では主にベッドからの落下が多いが，階段，処置台などでも発生することがある．ベッドからの落下は高齢者，小児，精神障害者等が多く，環境の変化に適応できなかったことや，ベッド柵のかけ忘れ・破損等でも発生することがある．落下させないために講

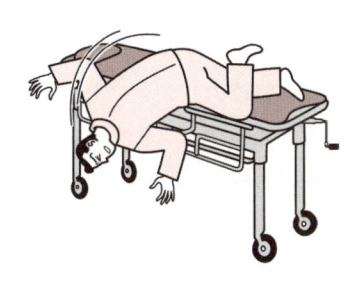

図 CS4-5　落下

じていた身体拘束は，すでに多くの施設で廃止されている．現在，落下に対する予防策は，より頑丈なベッド柵を設置するのではなく，ベッドを低くする，観察を頻回にする，起き上がり時に感知するセンサー機器を設置する，睡眠を薬物でコントロールするなどの対策の方が，患者にとっても職員にとっても有効であると認知されてきている．

(6) ずり落ち

ずり落ちることで転倒・転落が発生する．ずり落ちるという現象は，椅子に座っていたときに，坐位バランスが保てなくなると発生する．坐位バランスは腰部・殿部・大腿・下腿・足関節・足底までの，安定した筋力バランスで保たれている．しかし，筋力の低下や長時間の坐位保持での疲労等で，筋力バランスが不安定になると，体重が乗っているところに過重されて，その結果，ずり落ちが起こる．そのために予防法としては，安定した坐位バランスを保つことと，長時間の坐位を避けることなどが有効であると考える．

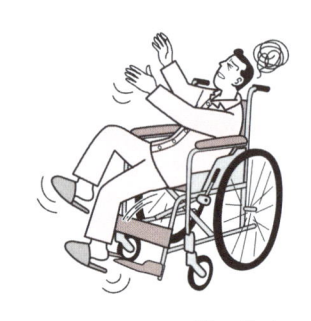

図 CS4-6　ずり落ち

2　転倒・転落を起こしやすい患者

すでに各施設では，インシデントレポート，ヒヤリ・ハットレポートなどが取り入れられて，さまざまな事故のデータベースができていることと思われる．その中で転倒・転落の事例を調べてみると，ある偏りに気がつくに違いない．"誰が"転倒・転落をしているのかを探ってみると，圧倒的に高齢者が多く，次いで精神障害者，小児，その他と続いていく（図 CS4-7）．このような結果は，どの施設でもあてはまることではないだろうか．

ではなぜ，このような特定の患者に転倒・転落が起こっているのか，ここではそれを紹介する．

(1) 高齢者

高齢者の転倒・転落のヒヤリ・ハットでは，起床時から入床時まで，また入床後でもベッドからの転落や，覚醒しての徘徊，トイレに向かう際の転倒など，生活している24時間のすべての生活行動に関連して生じていることが報告されている．これだけのヒヤリ・ハットが高齢者からあがってくる背景として，高齢者には筋力・視力低下，また判断力・認知力の低下などの廃用性症候群を併発しやすく，非常に高い転倒・転落のリスクがあると考えなくてはならない．さらにその高齢者に対して，入院という環境の変化や，点滴や検査といった身体治療が加わり，転倒・転落を起こしやすい状況となっている．そのような状況の中で転倒・転落を防ぐためには，十分な転倒・転落のリスクアセスメントを行うとともに，発生を事前にキャッチする物理的な道具（離床センサーなど）を使用することも考える必要がある．

(2) 精神障害者

精神障害者の転倒・転落のヒヤリ・ハットでは，その治療として用いられる向精神薬（主に統合失調症に使用される抗精神病薬）による副作用であったり，身体治療に対する抵抗（身体拘束からの抜け出し，点滴等のチューブトラブル等）から生じるものであったりと，その内容は多岐

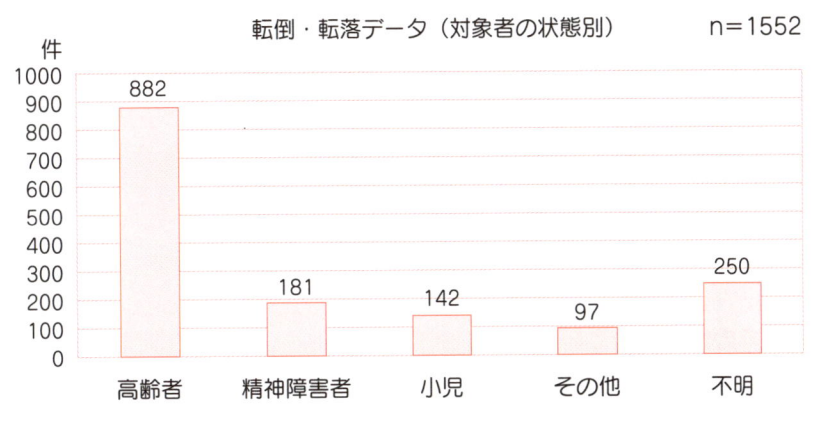

転倒・転落データ（対象者の状態別）　　n=1552

対象	件数
高齢者	882
精神障害者	181
小児	142
その他	97
不明	250

図 CS4-7　転倒・転落者の内訳
平成16年に収集された転倒・転落に関するヒヤリ・ハット事例1,552件を，転倒・転落検討班[*1]が分析した結果から筆者がまとめた．

に及ぶ．向精神薬による転倒リスクは以前から指摘されているものではあるが，投与量を減らすと治療効果がなくなることから，減量すればいいとはいい切れない問題である．また意思の疎通性および理解度という観点から，身体治療に対して協力が得られること自体が困難であることが多い．このようなケースでは，転倒・転落を避けるという考えから，副作用の少ない向精神薬への切り替えやリハビリテーションの導入など，身体機能の向上をはかったり，床の段差や廊下の水濡れをなくすといった環境を調節することに目を向けることが必要である．

(3) 小児

　小児の転倒・転落のヒヤリ・ハットでは，多くの場合がベッドからの転落である．そのほとんどが小児用ベッドにおけるベッド柵の装着忘れ，またはトラブルで発生したものであった．これに対しては，安全基準に則ったベッド柵を使用しても，周囲でかかわる家族や看護師などがその取り扱いをおろそかにしていることで発生するために，被害者である小児本人ではなく，周囲の家族や看護師などへの働きかけが必要となる．

(4) その他

　高齢者，精神障害者，小児以外では，手術後または点滴等の処置を受けて行動が制限されている患者が，無理に動こうとしたり歩こうとして，誤って転倒・転落することが多い．何かをするときにはナースコールを押すように指導しているが，看護師が忙しく働いていることに遠慮したり，自立心や自尊心を保つために押さなかったりすることもある．これらに対しては，患者に対して無理のない移動や移乗の指導をするほかに，遠慮せずにナースコールが押せる関係の構築や，患者のリスクを確実に引き継いでいける看護体制が必要である．

[*1] 平成13年10月から厚生労働省にて開始されている医療安全対策ネットワーク整備事業の一環で，対象病院より収集されたさまざまなヒヤリ・ハット事例（与薬調剤，転倒・転落，検査，機器，食事栄養，チューブ・カテーテル等）を分析して，安全対策につなげていくための検討班が設置されている．

3 事例で考える転倒・転落予防対策

　ここでは臨床の現場で発生しているさまざまな転倒・転落の事例を紹介する．転倒・転落という事故が特別な場面ではなく，ごく一般的な日常生活場面で発生していることに気がついていただきたい．

事例1　廊下での滑りによる転倒

　患者Aさんが22時30分ごろにトイレ前の廊下で転倒した．膝から崩れるように前向きに倒れたが，とっさに手をついたために傷を負うことはなかった．

　Aさんは当日，大腸ポリープの切除術（ポリペクトミー術）を受けるために入院した58歳の女性で，早めに入床したが翌日の手術のことが気になって眠れず，廊下を歩いて気をまぎらわそうとして事故にあった．トイレ前の廊下はわずかに水で濡れており，そこに滑ったものと考えられた．

　看護師はAさんからそのことを聞き，トイレ前の廊下の水濡れを見つけ拭きとった．トイレの中には手洗い場がなく，廊下にあるために，以前から水濡れによる転倒が指摘されていた．予防策として廊下の手洗い場には足拭きマットを設置していたが，範囲が狭く，効果的ではなかった．

【原因】
(1) 廊下の水濡れ（手洗い場から水がしたたり落ちている）．
(2) 不適切な手洗い場の設置（トイレの中ではなく廊下側に設置されている）．
(3) 小さい足拭きマット（十分に水濡れをカバーできない）．

【予防策】
　看護師はAさんから事故の報告を受け，すぐに廊下の水濡れを拭き取った．しかし，これだけでは再び同じような転倒事故が発生する危険性がある．予防策としては，①広い範囲に足拭きマット（滑り止め付き）を設置する，②転倒の危険性があることを患者に知らせるポスターを貼る，③手洗い場をトイレの中に設置する（または緊急的に要望する），④寝つけない，落ち着かないなどの問題を抱えた患者は，まずはナースコールで看護師に相談するように入院時に説明する，などが考えられる．

【コメント】
　廊下は転倒が発生しやすい場所である．事例のような水濡れのほかに，足拭きマットや段差，障害物（カートや車椅子など）の放置，人やドア（病室やコーナーなど）との衝突など，廊下ではさまざまな原因で転倒事故が起こっている．人が往き来をする場所である廊下を安全な場所にするためには，できる限り，危険とされる設備や障害物をとり除くことが必要である．廊下がスッキリと整備された施設では，転倒は起こりにくい．

| 事例2 | ベッドからの高齢者の転落 |

　認知症で入院中の患者Bさんが，ベッドから転落した．ベッドは転落防止のために高さを一番低く設定し，ベッド柵も四方に設置してあったが，Bさんはトイレに行こうとしてベッド柵を乗り越えてしまった．

　Bさんは右側頭部に軽い打撲を負ったが，それ以外は手足の擦過傷ですんだ．看護師は転落防止のために身体拘束（四肢抑制）も考えたが，家族の同意が得られず，現状のまま観察を強化する対策となった．

【原因】
(1) ベッドは四方をベッド柵で囲まれていた．
(2) Bさんはベッドから簡単に降りることができなかった．
(3) そのため，Bさんはベッド柵を乗り越えた．

【予防策】
　この事例では，身体拘束（四肢抑制）への家族からの同意が得られず，現状のまま観察強化する対策をとっている．仮に家族からの同意が得られたとしても，Bさんのベッドから降りようとする行為に変化はなく，再び転落が起こるリスクに変わりはない．認知症といえども障害されている部分はさまざまで，身体面・精神面のアセスメントを十分に行う必要がある．その上で患者の状態に沿った転落予防対策をとらなければ，安易な身体拘束で，権利侵害や褥そう発生を導いてしまう．予防策としては，再度リスクアセスメントを実施して，身体面と精神面の評価を行い，次の3点を実施する．①ベッドからの昇降を練習する，②センサー機器等を使用してのベッドからの起き上がりや立ち上がりの際に援助できるようにする，③日常の観察から排尿や空腹といった患者の行動パターンを把握する，などがある．

【コメント】
　前述にもあるが，高齢者の転倒・転落リスク（潜在的，顕在的ともに）は非常に高く，特に認知症といった精神面の障害があることで，相乗的に転倒・転落リスクが高まることが考えられる．そのために転倒・転落リスクの把握に対しては，対応した看護師の観察情報だけではなく，家族（基本的な日常生活レベル）やリハビリテーション科（運動機能レベル）の協力を受けて，総合的に把握する必要がある．

　ちなみにベッドの四方を囲むベッド柵の設置は，安全に十分配慮した対策とは考えにくく，それを設置して転落が起こった場合，因果関係が成り立ってしまう恐れがある．また諸外国においては身体拘束を転落の予防対策として紹介することは見当たらない．

　ではどうすればよいのか，と頭を抱えてしまうだろうが，ここでは現状を再度確認することをすすめたい．くり返し事故が起こっている背景には，不適正な人員配置，煩雑な看護業務，システム上の不備などが浮かび上がってくる．それを現場の看護レベルではなく，施設全体で解決する方向で，あせらず時間をかけて考えていただきたい．

事例3　ベッドからの小児の転落

　急性気管支炎で入院中の8ヶ月の男児が，ベッドから転落した．転落した場所には母親の荷物があったために，それがクッションとなり身体面の傷害はほとんどなかった．しかし母親は「病院側のミスだ」として厳しく看護師に抗議した．

　当時，男児は母親が着替えをさせており，ベッド柵を下げていた状態であった．そして母親は隣のベッドの患児の母親と話をしており，そのちょっとした間に男児が立ち上がり，そのままベッドから転落したものと思われる．母親は「ほんのちょっとした間，目を離しただけ，立ち上がるなんて考えてもみなかった」と話していた．男児は最近になり，よく立ち上がる（つかまり立ち）ようになっていて，看護師はベッド柵を確認するようにつとめていたが，当日の受け持ちの看護師は母親に対して，男児が立ち上がることを話していなかった．

【原因】
(1) ベビーベッドのベッド柵が下ろされていた．
(2) 母親がベッド柵を下ろしたまま，その場を離れた．
(3) 男児は最近よく立ち上がるようになっていた．
(4) 母親は男児が立ち上がることを知らされていなかった．

【予防策】
　この事例では，母親が男児の立ち上がりを予想しなかったために，ベッド柵を下ろしたまま，隣の母親と話をするためにその場を離れ，そのすきに男児が立ち上がり転落したものと考えられる．予防策を立てる際には，このような事故発生に至るまでのストーリーを読み返す必要がある．母親は男児が立ち上がることを知らされていれば，転落を防げたかもしれない．そのような情報の伝達は重要なことである．小児科に従事する看護師は，おそらくベッド柵の確認をおろそかにすることはない．しかし事例のように母親に対しては十分に情報が伝わっていなかったことを考慮し，予防策としては，①ケア終了後のベッド柵の確認，②日々成長する患児の発達に応じた行動チェック，③患児に関連する医療従事者—家族間の情報の共有，などが考えられる．

【コメント】
　小児科における安全対策は，対象者の行動予測がつきにくいために，発生可能な事故情報を家族に説明し，ともに安全対策を実施していくという姿勢が必要である．その上で家族の協力が不可欠なものは，家族に十分に説明をして協力を得ることが必要である．事例のように母親が事故にからむことは多く，ベッド柵を上げ忘れたり，下ろしたままその場を離れたりすることで，患児が転落することにつながってしまう．看護師はつねにそのことを考慮して，家族とともに安全に配慮したケアを実施してほしい．口頭での説明だけでなく，ともに実施して協働することで，家族の信頼と安心感を得ることが可能となる．

事例4　車椅子への移乗時の転倒

　患者Cさんは大腿骨頸部骨折（手術後）で入院中の53歳の男性である．Cさんはベッドから車椅子に移乗しようとして転倒事故を起こしてしまった．車椅子のストッパーが十分にかかっていなかったことが原因であった．Cさんもそのことは知っており，ストッパーがかかっていなくても自分の力で移乗できると思ったと言っていた．以前からいくつかの車椅子の不具合（タイヤのパンク，油ぎれ，背もたれの破損，ストッパーのゆるみなど）は指摘されていたが，台数が少ないことから修理ができず，病棟の看護師が応急修理を行って使用していた．

　予防策としては，すべての車椅子を調べて不具合箇所を探しだし，修理依頼するとともに，看護師に対して，車椅子以外の医療器材・機器類の不具合に関しても，その場での応急修理ですませるのではなく，必ず修理依頼をだすように伝えた．

【原因】
(1) 車椅子のストッパーのゆるみ．
(2) 患者の移乗に関する認識不足．
(3) 車椅子の不具合を看護師が応急修理していた．

【予防策】
　この事例では，ストッパーの不具合がある車椅子を患者が使っていたことで，移乗時に転倒が発生したものと考えられる．普段から不具合のある医療器材等を順次修理にだしておくことがシステムとして確立していれば，このような事故に患者が遭遇することはなかった．予防策としてだされている①すべての車椅子を調べて不具合箇所を探しだし，修理依頼する，②車椅子以外の医療器材・機器類の不具合に関しても，その場での応急修理ですませるのではなく，必ず修理依頼をだすように看護師に伝える，の2点は妥当な内容といえよう．しかし，この予防策では患者に関することに触れていない．患者はストッパーの不具合を知りつつも，自分の力で移乗できると思ったと発言している．患者に対しては，このような自己判断は危険であると警告しなければならない．そのため，③患者の移乗に関する知識とテクニックを再確認し，不足している部分は指導を行う，という対策をつけ加えることをすすめる．

【コメント】
　車椅子は一見して安全な補助器具として考えられているが，車椅子が関係する転倒事故は比較的多く発生している．そもそも，車椅子を使用する患者は歩行が不安定であるために，ベッドからの移乗やトイレを使用する際など，転倒する危険がつきまとう．車椅子の使用に関しては，十分な説明と，実際に使用した後の評価を行うことが必要である．そうしないとこの事例のように「自分の力で…」というような発想につながってしまうので，気をつけなければならない．

4 転倒・転落予防対策のポイント

　最後に，主な転倒・転落に関する予防対策のポイントを，物的・環境的対策と人的対策とに分けて紹介する．物的・環境的対策とは，ベッド周囲やトイレ等，転倒・転落が多く発生する場所における予防対策を意味するもので，主にハード面の改善をすすめるものである．それに対して人的対策とは，転倒・転落アセスメントスコアシートの活用や患者教育など，患者・家族および職員に対する予防対策を意味するもので，主にソフト面の改善をすすめるものである．

1）物的・環境的対策
①ベッド配置および周囲の改善：
　ベッドの配置を患者に合わせて工夫する．例えば入口に近いところに移動する，トイレや看護室に近いところに移動する，ベッドとベッドの間隔を広げる，床頭台やテーブルなどを手の届きやすい位置に置く，ナースコールが容易に届くようにするなどである．
②ベッド柵：
　転落防止に有効．3点柵，4点柵など，患者の状態に合わせて使用する．また，柵と柵のすきまからすり抜けが生じることもあり，布団やボードの使用，またはベッドを壁側につけるなどの工夫も必要である．
③体位保持クッション：
　転落防止に有効．つねに安定した体位を保持することができる．
④低床ベッド：
　転倒・転落防止に有効．たとえ転落したとしても軽症ですむことができる．また足が容易に床につくので，安定した座位，起立動作を行うことができる．
⑤衝撃吸収マット：
　転落防止に有効．たとえ転落したとしても軽症ですむことができる．
⑥離床センサー：
　床に足がついたときやベッドからの起き上がり時をセンサーが感知し，ナースコールまたは発信機などで知らせる機器である．あくまでも動いたことを感知し知らせるだけであり，すぐに看護師などが駆けつけなければ転倒や転落が起こってしまう可能性がある．
⑦介助バー，立位支援ポール：
　坐位訓練，坐位バランスが不安定な場合に用いるベッドフレームに取り付けるもので，移動動作の支援となる．
⑧ヒッププロテクター：
　大腿骨頸部骨折を予防するベルトである．患者の腰に巻くように装着し，クッション性素材により転倒した場合の衝撃を吸収する．
⑨トイレ環境の改善：
　廊下との段差の解消，濡れても滑りにくい床材の使用，開閉しやすい扉，滑りにくい足拭きマットの設置，各個室にナースコールおよび手すりの設置などがあげられる．

⑩夜間照明：
　周辺環境が視認可能な夜間照明を設置する．また足元を照らすフットライトの設置も有効である．
⑪ナースコールの工夫：
　指で押すタイプだけでなく，引っ張るタイプ，触れるタイプ，ワイヤレスタイプ等，患者の特性に合わせて用意する．
⑫床の改良：
　段差の解消，滑りにくい床材の使用，適度な弾力性の素材などがあげられる．
⑬履物：
　安価だからといって患者にスリッパを履かせることは禁物である．スリッパでの歩行は転倒の危険性が高いことを認識すること．底面に滑り止めやラバーなどがついているものを履くように指導する．院内履きとして履物を用意している施設やナースシューズを販売しているところもある．
⑭腰かけベンチ：
　廊下に腰かけ用のベンチを置く．それだけで転倒は防げる．廊下での転倒が多い要因は，病室からトイレに行くまでの動線が長いことがあげられる．そのために途中で休めるようなベンチを設置しておくと，そこで休むことができるために転倒を防ぐことができる．
⑮5本足点滴スタンド：
　点滴をしている患者が歩行する場合，4本足の点滴スタンドでは重心が安定せずにスタンド自体が倒れやすく，それに頼って歩いている患者も転倒してしまう．5本足のスタンドでは重心が安定するために，倒れにくくなる．6本足，8本足だとさらに安定性が増す．
⑯車椅子後方転倒防止バー：
　車椅子の後方に体重をかけるとひっくり返ってしまい，後頭部を強打するという重大な事故が起きる．そこで体重をかけてもひっくり返らないために後方転倒防止バーを，車椅子の後部足かけバーに2本付ける．そうすることで後方転倒を防ぐことができる．
⑰手すり：
　廊下，トイレ，洋室，階段等，転倒が発生しやすい場所に，手すりを付ける．そうすることで，ふらついたり，転びそうになったりしても，手すりにつかまることができれば，転倒事故を防ぐことが可能となる．
⑱薬物の調整：
　転倒リスクの高い薬物は，向精神薬，睡眠薬，鎮静剤，降圧利尿剤，強心剤，抗がん剤，緩下剤などである．本来の処方に加えて追加・増加することで転倒しやすくなることもあるために，患者の処方内容は十分に把握する必要がある．対策としては，転倒の危険性を患者に注意喚起することや，医師と相談して薬剤の調整を行うこと，また緩衝剤や副作用抑制効果のある薬剤の併用をすすめることなどである．

2）人的対策
①入院時アセスメント：
　入院時の患者情報用紙に「転倒歴，（転倒・転落要因にあげた内容に関しての）自宅での状況，家族からの情報，視覚，聴覚」などを聴取して記載する．

②転倒・転落アセスメントスコアシート：
　患者の転倒・転落の要因を事前に把握するためにアセスメントスコアシートを用いる．
③危険度の説明およびケア計画の共有：
　アセスメントスコアシートで点数化されたリスク判定から危険度を導き，患者の個別性を重視したケア計画へと移していく．このケア計画に関しては，患者および家族に対する説明が必要で，それぞれの協力がなければ効果が得られないものである．
④転倒防止訓練（体操）：
　リハビリテーション科または各病棟などで，専門家の指導のもとで転倒防止訓練を実施する．歩行や立ち上がり動作など，単純な体操を組み合わせて下肢の運動機能の向上をはかる．
⑤パワーリハビリテーション：
　高齢者を対象にマシンを使用した運動機能回復訓練である．これにより筋力アップの効果が得られる．
⑥危険度のマーキング：
　危険度（転倒・転落スコアアセスメントシート等により判定）を患者のカルテの背表紙につけたり，一覧表などに表示したりする．誰が見てもリスク判定がわかるので，つねにそれに応じた対応が可能となる．
⑦夜間行動チェックリスト：
　高齢者や精神障害者等は行動が予想できないために，つねに事故が起きやすい状況に置かれている．特に夜間帯は転倒・転落の危険性が高い．そこで夜間行動チェックリストを作成して，個々の患者の夜間行動をチェックしていく．看護記録のように展開するのではなく，対象となる患者をチェックリストにあげ，時間とそのときの行動をチェックしてオーバービュー形式で把握する．そうすることで，排尿パターンや平均的な夜間覚醒の時間などが把握でき，危険な状況を回避できる．
⑧患者教育：
　転倒防止体操，院内における事故への対応（廊下歩行時の心がまえなど），ふらつきやめまいなどが副作用にある薬剤を服用している患者など，必要に応じて患者グループを募り事故防止のレクチャーを行う．
⑨家族教育：
　上記の患者教育の内容と同じものを，家族を対象にして実施する．特に小児や高齢者では，患者本人だけでなく介護をする家族の理解が必要となる．

　次にあげる表 CS4-1 は，以上の転倒・転落予防対策と適応する患者を一覧にしてまとめたものである．

表 CS4-1　転倒・転落予防対策一覧表

具体的な転倒・転落予防対策		適応する患者			
		小児	高齢者	精神障害者	術後患者
物的・環境的対策	①ベッド配置および周囲の改善	◎	◎	◎	◎
	②ベッド柵	◎	○	○	
	③体位保持クッション		◎		
	④低床ベッド		◎		○
	⑤衝撃吸収マット	○	◎	○	○
	⑥離床センサー	○	◎	◎	
	⑦介助バー、立位支援ポール		◎		◎
	⑧ヒッププロテクター		◎		
	⑨トイレ環境の改善	○	◎	◎	○
	⑩夜間照明	○	◎	◎	○
	⑪ナースコールの工夫		◎	◎	◎
	⑫床の改良		◎	◎	○
	⑬履物		◎	◎	○
	⑭腰かけベンチ		◎	◎	○
	⑮5本足点滴スタンド		○		◎
	⑯車椅子後方転倒防止バー		○	○	
	⑰手すり		◎	◎	○
	⑱薬物の調整		○	◎	
人的対策	①入院時アセスメント	○	◎	◎	○
	②転倒・転落アセスメントスコアシート	◎	◎	◎	◎
	③危険度の説明およびケア計画の共有	○	◎	◎	◎
	④転倒防止訓練（体操）		◎	○	○
	⑤パワーリハビリテーション		○		
	⑥危険度のマーキング		◎	◎	
	⑦夜間行動チェックリスト		◎	◎	
	⑧患者教育		○	○	○
	⑨家族教育	◎	○	○	

◎特に有効　○有効

［学習課題］

1. 転倒・転落は，どのような患者にどのような状況において起こりやすいのか説明してみよう．
2. 小児，高齢者，精神障害者，術後患者の転倒・転落を予防するための対策について説明してみよう．

Case Study 5
医療機器の管理と操作
──ME 機器を中心に

[学習目標]

1. 安全確保のための医療機器の管理の現状と問題点,および機器の操作方法について,基本事項を理解する.
2. 医療機器にかかわるヒヤリ・ハット事例の傾向を把握し,安全確保の方策を考察する.
3. 生命維持管理装置である人工呼吸器に関する医療事故の事例から,その未然防止策について考察する.

1 医療機器の安全管理について

　平成15年に厚生労働省が策定した「医療機器産業ビジョン」には，患者安全への対応の必要性として，医療機器の安全な使用について「保守管理」の重要性が見直され，「生産から再利用を含む廃棄まで」の管理を行う循環型システムの必要性が明記されている．また，平成17年4月の改正薬事法施行により，医療機器は人体に与えるリスクに対応して，①一般医療機器（人体へのリスクがきわめて低い：メス，鑷子など），②管理医療機器（人体へのリスクが比較的低い：電子血圧計，MRI装置，消化器用カテーテルなど），③高度管理医療機器（人体へのリスクが比較的高い：透析器，透析装置，ペースメーカーなど）の3類型に分類され，さらに，この3類型にかかわらず，保守点検，修理，その他の管理に専門的な知識および技能を必要とし，疾病の診断，治療，予防に重大な影響を与える恐れのあるものを，特定保守管理医療機器（輸液ポンプ，シリンジポンプなど）とした．

1) 医療機器の安全管理

(1) 医療機器使用時の誤り (use error) の防止策
　前述した「医療機器産業ビジョン」によると，米国食品医薬品局 (Food and Drug Administration；FDA) に寄せられた医療機器に関する年間80,000件のインシデント報告の3分の1以上が，想定していない使い方や不適切な操作が原因とされている．このような使用の誤りを防止するために，製品の開発段階から人の行動特性や限界を考慮した設計（ヒューマンファクターエンジニアリング）や，機器の構造，機能の単純化，操作方法の簡略化など，製品の改良が積極的に進められている．

(2) 医療機器に関する情報提供
　a．医療機器メーカーは，医療機器の高度化・複雑化にともない，既存の医療機器をも含め，医療機関に対し情報提供を適正に行うため，添付文書記載内容の充実，使用方法に関する研修などを積極的に行っている．
　b．医療機器は一定期間くり返し使用するものが多いため，保守管理が重要となる．医療機関の保守管理の実効性を高めるため，臨床工学技士などの専門的な保守管理者の研修，機器耐用期限の設定，保守に必要な情報提供などが行われている．

(3) 改正薬事法等のコンプライアンスの徹底
　a．改正薬事法によって市販後の安全管理基準 (good vigilance practice；GVP) が設けられ，医療機器メーカーは，市販後安全対策を十分に行わない場合，企業活動を認められなくなった．
　b．医療機関としての責務
　　医療機器の安全性をより高めるため，医療機関には，臨床の場に立脚した不具合等に関する情報を厚生労働省へ提供する「副作用等の直接報告制度」の法制化によって報告の義務が課されている．

2) 安全管理の実状（東京都を例として）

平成17年9月に東京都から「医療用具に関する安全管理について」の病院への立入検査結果が公表され，医療機器の安全管理の実態が次のように明らかとなっている[1]．

(1) 検査結果
a．医療用具は，注射器，注射針から人工呼吸器，輸液ポンプなどのME機器（Medical Electronics）に至るまで多種多様であるが，今回は主として治療用ME機器を中心に検査を行った．
b．医療用具の適切な安全管理が不十分であった157病院（23.4％）に対して指導を実施した．指導内容は，「管理責任者を決めて点検・整備などの管理を行う」，「定期的に保守点検を行う」，「保守点検の手順書を整備する」であった．

(2) 取組状況と課題
a．ME機器は機械類の点検だけではなく，取扱いについての研修も重要である．多くの病院で，新機種の採用時や職員の異動時には研修を行っていた．しかし，それ以外では，各部署（病棟など）に任せていることが多かった．
b．ME機器について，日常点検のほかに定期保守点検，機器の精度管理などについて項目を設けて点検をしているかについては，これらすべてを網羅して実施している病院は少なかった．
c．いくつかの病院では，臨床工学部門を院内に組織し，医療機器の実際の操作にとどまらず，機器の中央管理と保守点検を行っていた．
d．小中規模病院では，臨床工学技士の配置が少なく，現場でのME機器の保守，管理は看護師に任されている場合が多かった．また，機器ごとの操作手順や管理をマニュアルとして定めていない場合や，医療機器メーカーと計画的な保守点検契約を締結せずに，故障時の修理依頼をするだけというところもあった．ME機器については，定期的な保守点検，管理の明確化，取扱いに係る教育，安全性情報の把握の徹底が必要である．

3) 安全管理における問題点と課題

上述のように，多くの医療機関では医療機器の安全管理の必要性を認めている．しかし，その実施状況には医療機関によって格差が生じている．これは，単に経済的な理由だけではなく，
①医療機関の中で医療機器を組織的に管理するという認識が不足していること
②医療機器の高度化や複雑化に応じて，医療従事者に対して継続した安全管理教育を行うことが困難なこと
③他施設の医療事故事例を自らの問題として検証せず，事故防止体制整備など安全対策に結びついていないこと
などが考えられる．

医療機器は医薬品と同様に，患者の疾病の診断，治療，予防に使用されるため，その安全管理は使用している素材，構造，原理，連続使用（保守点検）などを考慮し，その特性に応じた対策

を講じることが重要である．また，定期的な保守点検，管理の明確化，取り扱いにかかる教育，安全性情報の把握を徹底することも必要である．

2 ME機器の特徴と安全対策

1) 感電事故の危険性

　ほとんどのME機器（医用電子工学機器）は，動力に電気を使っている．商用交流電源で作動するため，取り扱いに注意しないと感電事故を引き起こす危険がある．

　人体は電気の良導体であり，神経や筋肉は電流によって興奮と収縮が起きる．この電気的刺激を感電ショック（電撃）といい，その反応は，電流の流出入部位，周波数，電流値によって下記のように分けられる．

(1) マクロショック（表CS5-1）

　電流が体表から流れ込み，体表から流れ出るときに起こる．

(2) ミクロショック

　電流の流入点または流出点が心臓など体内にある場合の電撃．心臓カテーテル検査や体外式ペースメーカーのペーシングリードの誤操作などによって引き起こす可能性がある．

　ミクロショックの心室細動発生の商用交流電流は$100\mu A$以下であり，マクロショックの場合の1／1000以下で致死的な心室細動を引き起こすため，これらの機器を使用するときは，細心の注意が必要である．

2) ME機器のもれ電流対策

　ME機器はもれ電流が増えた場合に備えて，JIS（日本工業規格）によって二重の安全を確保するよう安全基準が定められている．電源から機器本体への漏電を防止するための基礎絶縁に加え，電源プラグに接地ピン付3Pプラグを使用し，医療室の3Pコンセントにプラグを差し込むことによってアースをとれるようにしている．ME機器による電撃事故を起こさないために，アースピンの破損した3Pプラグを絶対に使用してはいけない．また，3Pプラグ用コンセントのない医用室などで，やむを得ずME機器を使う場合は，必ず「3P-2P交換アダプター」のアース用リード線を壁のアース端子などに接続してから，機器のスイッチを入れるようにしなければならない．

表CS5-1　マクロショックの人体反応

電流値（1秒間通電）	反応および影響
1mA	ビリビリと感ずる電流（最小感知電流）
5mA	手から手または足に許しうる最大電流（最大許容電流）
10～20mA	持続した筋肉収縮（自力で離脱できる限界＝離脱限界電流）
50mA	痛み，気絶，激しい疲労，人体構造の損傷の可能性，心臓，呼吸系統は興奮する
100mA～3A	心室細動の発生，呼吸中枢は正常を維持
6A以上	心筋の持続した収縮，一時的な呼吸麻痺，火傷など

50Hzまたは60Hz

（小野哲章，渡辺敏編（1991）ナースのためのME機器マニュアル，電気安全とアース，p.10，医学書院より転載）

3）ME 機器を安全に使用するための電気設備環境

(1) 医用接地方式

a．保護接地：医用室は，必ず 3P プラグ用コンセントが設けられ，医用接地センターに部屋全体の金属が 1 点接地され，10 Ω 以下の接地抵抗によって地下（大地，アース）と接続している．

b．等電位接地（EPR システム）：患者が接触する可能性のあるすべての機器，露出金属を 0.1 Ω 以下の導線で 1 点に集中接地させ，金属表面間の電位差を 10mV 以下にするミクロショック対策である．

(2) 非接地配線方式

1 つの医療機器の絶縁不良による停電を防ぐための配線方式．生命維持管理装置を使用する医用室では必須である．

(3) 非常電源

生命維持管理装置などの ME 機器は電力供給を絶やすことができないため，停電時には，重要

表 CS5-2　非常電源の種類

非常電源の種類	電圧確立時間	連続運転時間	用途
一般	40秒以内	10時間以上	重要機器・照明など
特別	10秒以内	10時間以上	生命維持管理装置
瞬時特別	0.5秒以内	10分以上	手術灯など

表 CS5-3　医療ガス供給方式による色別特定と主な使用目的

医療ガス配管（日本工業規格）			ガスボンベ（高圧ガス保安法）※	
ガスの種類	配管と端末の色	ガスの名称	高圧ガスの種類	塗色	使用目的
酸素	緑色	酸素	酸素	黒色	各種酸素療法，人工呼吸療法（全身麻酔時の人工呼吸含む）
圧縮空気	黄色	空気	空気	灰色	人工呼吸療法などの送気（吸気）酸素濃度の調節
亜酸化窒素	青色	笑気	笑気ガス	上部1/3青色，下部2/3灰色	麻酔導入時の吸入ガス
二酸化炭素	橙色	炭酸ガス	液化炭酸ガス	緑色	腹腔鏡手術（気腹），レーザー手術，冷凍手術
窒素	灰色	窒素	窒素	灰色	酸素と混合し合成空気としてタンクに貯め吸気酸素濃度の調節に用いる．高圧力供給にて骨切削器などの動力として用いる．
吸引	黒色	吸引	その他の高圧ガス	灰色	喀痰吸引，各種ドレナージ
余剰麻酔ガス排除	赤色	排ガス	水素	赤色	麻酔ガスの排気

※ ボンベは高圧ガス容器として「高圧ガス保安法」，「容器保安規則」によって塗色が規定されている．

4）医療ガスを使うME機器

　医療ガスを使う代表的なME機器は，人工呼吸器，麻酔器，酸素療法用機器（酸素流量計，ネブライザーなど），壁掛式吸引器などである．

　機器と併用する医療ガスは，酸素，圧縮空気，亜酸化窒素（笑気），吸引，窒素，二酸化炭素（炭酸ガス）などがあり，使用時の供給圧力が決まっている．これらを取り違えて使わないよう，医療ガスを特定するための色識別や医療機器に接続するアダプター形状，医療ガスボンベの塗色などが規定されている（表CS5-3）．

3　生体情報モニターの操作とトラブル対処法

　ここでは，使用機会の多いME機器である生体情報モニター（心電図モニター，テレメータ，パルスオキシメータ）の基本事項，トラブル対処法などについて述べる．

1）心電図モニター

　患者の心電図を長時間連続的にモニタリングするME機器である．患者の胸部に3点または5点の誘導電極を貼り，それぞれの電極の電位変化によって得られる心拍数と心拍リズム，心電図波形，電極のインピーダンス変化による呼吸数などの経時データを表示，記録することができる．以下に，心電図モニター使用時のトラブル対処法を示す．

（1）正しい波形が得られないとき
原因：
- a．波形がフラット：電極ペーストの乾燥，電極リード線の断線，電極リード線コネクタの破損，本体の故障
- b．ハム（交流障害）が混入する：ハムフィルターがOFF，電気毛布などを使用している，電極ペーストの乾燥
- c．基線が変動する：呼吸や体動による電極の揺れ，電極ペーストの乾燥，皮膚の乾燥による電極浮き上がり
- d．波形が振り切れる：電極リード線コネクタ接触不良，電極ペーストの乾燥，皮膚の乾燥による電極浮き上がり
- e．不規則で細かなノイズ：筋電図の混入

対処：
- a．誘導を切り替え，他の誘導波形にも異常があるかどうか確認する．
- b．一部の誘導だけ異常であれば，その誘導で使用している電極およびリード線を確認する．
- c．電極ペーストが乾燥していないか確認し，皮膚を前処理して装着する．
- d．ハムフィルターの使用，電源コードのアースを確認する．

e．呼吸，体動により基線変動する場合は，動きの少ない部分に電極を貼る．
   f．筋電図混入時は，患者の精神的緊張や，痛み，寒さによる筋肉の緊張をほぐすなどの対策を行う．
   g．他の医療機器のアースを別系統にする．
(2) **心拍数が不正確なとき**
対処：
   a．心電図の感度を変える．
   b．QRS 波が大きく，T 波が小さくなるように誘導や電極の位置を変える．
   c．ペースメーカー使用患者の場合は，ペーシング検出設定が正しいかどうか確認する．

2) 医用テレメータ（無線式）による心電図モニターについて

　心電図モニターをも含めた医用テレメータのチャネル管理は，患者取り違え事故を防止する上で重要である．施設内すべての医用テレメータのチャネル使用状況を把握するため，「無線チャネル管理者」を置くことがのぞましい．

　無線チャネル管理者の役割は，①テレメータ使用ゾーンの設定と管理運用，②購入時のチャネルのチェック，③送信機借用時のチャネルチェック，④アンテナ敷設工事必要時の指示，⑤電波障害が発生したときの調査と対策，⑥送信チャネルの変更などである．医用テレメータを使用する部署（担当者）は，使用時のチャネル設定の変更や不具合などによってテレメータ送信機を替えた場合などは，必ず変更したことを無線チャネル管理者に申告しなければならない．以下は，テレメータによる心電図モニターのトラブル対処法である．

(1) **送信できないときの対処**
   a．電池の消耗や極性ミスの確認と是正
   b．送信アンテナや送信機本体の確認と是正
(2) **受信できないときの対処**
   a．監視可能範囲の把握．電波障害となる遮蔽物などの除去．必要時はアンテナを敷設する．
   b．受信アンテナ接続不良や受信機本体の確認と是正
   c．受信チャネルの設定確認と是正
(3) **他患者の波形表示と波形乱れへの対処**
   a．送信機の同一チャネル複数使用の禁止（チャネル管理の徹底）
   b．電子機器など高周波雑音発生源から離れる．モニター中の使用を控える．
   c．その他高周波発信源を近づけない．
(4) **発生頻度の高い故障・破損など**
   a．電極コードの断線
   b．送信機電池ホルダー部のバネ劣化による接触不良
   c．送信機電池ホルダー部のフタの破損・紛失
   d．送信機内部への血液，輸液，水の浸入
   e．落下などによる送信機の破損

3）パルスオキシメータ

　患者の呼吸状態を非侵襲的に観察できる呼吸管理に必須のモニターである．手術室，集中治療室，一般病棟，外来，在宅医療などあらゆる場で使用されている．測定は，赤外線発光部と受光部で構成するプローブを指先，耳たぶ，指根などに挟み，赤外線透過光の各波長の脈波を検出し，振幅比から動脈血の酸素飽和度，脈波から脈拍数が求められる．

　以下に，パルスオキシメータ使用時の注意点とトラブル対処法を示す．

（1）測定できないとき

原因：
　a．プローブの断線
　b．プローブ装着のためのテープ等による過度の圧迫
　c．発光部と受光部のずれ
　d．人工心肺使用等により，体循環が定常流で脈波が消失しているとき

対処：
　a．プローブ発光部より赤色光がでていることを確認する．
　b．プローブ装着時，過度に圧迫固定しない．
　c．発光部と受光部が正しく向き合うように装着する．

（2）数値が不正確で安定しないとき

原因：
　a．体動による数値変動
　b．装着部位の汚れやマニキュア
　c．極度の末梢循環不全や血管収縮剤の使用
　d．貧血，または人工心肺にて血液希釈を行っているとき

対処：
　a．脈波を観察し測定値を判定する．
　b．プローブのケーブルを装着部位のそばに固定する．
　c．装着部位の汚れやマニキュアを拭きとる．
　d．末梢循環不全の改善，および輸血や血液濃縮などによる貧血の改善をする．

（3）装着部位の熱傷や皮膚損傷

原因：
　a．プローブによる圧迫とセンサー発熱による熱傷
　b．プローブの皮膚刺激による発赤やかぶれ

対処：
　a．装着部の皮膚の状態をチェックし，潰瘍形成予防のために定期的に測定部位を変える．
　b．プローブ装着部の圧迫は，血流を阻害し熱傷の原因になるので，固定を強くし過ぎないようにする．
　c．皮膚の発赤やかぶれが生じた場合は，装着部位を変えるか，ほかの機器やプローブに交換する．
　d．新生児，小児への使用に際しては，特に低温熱傷の予防につとめる．

| 事例1 | 心電図モニターの事故：警報音への対処法 |

　心電図モニターの心拍異常を知らせる警報音を急変と考えず，20回以上黙認し1時間以上放置した結果，患者は，個室トイレにおいて心停止状態で見つかり，同日夜半に亡くなった．病院は管理体制の不備を認めている．

　心電図モニターの警報は，心拍の異常だけでなく，発信機の電波が受信できないときも鳴る仕組みになっているため，担当看護師は，電波の受信できない場所へ患者が移動していると思い込み，この事故を引き起こしてしまった．
　この病院では，夜間，患者十数人を3人の看護師が担当し，心電図モニター装置を常時監視する体制ではなかった．警報が鳴ったときは，ほかの患者の世話をしており警報音量も最低に絞られていた．患者の心電図記録によると，心拍数は徐々に下がり，脈がなくなるまで警報が断続的に鳴っていた．

【生体情報モニター使用時の注意点】
　心電図モニターやパルスオキシメータは，患者の生体情報モニター機能とともに異常時の警報機能が備えられている．
　生体情報モニターを使用する医療者は，患者の状態に応じた適切な警報設定と警報が鳴ったときの対処法を知っていなければならない．使用頻度の高い医療機器だからこそ，その警報音は日常よく耳にする．「鳴っているのは，たぶんあの警報だから……」などと思い込まず，先入観を捨て適切で迅速な対処を心がける必要がある．

4 ヒヤリ・ハット事例の多い医療機器の安全使用について

　ここでは，平成17年3月にまとめられた「医療事故防止のためのヒヤリ・ハット事例等の記述情報の分析に関する研究報告書」（主任研究者：嶋森好子，平成16年度厚生労働科学研究）より，人工呼吸器，輸液ポンプ，シリンジポンプに関する事例をとりあげ，それをもとに，その安全使用について述べる．

1）人工呼吸器
　人工呼吸器に関するヒヤリ・ハット事例は，気管内チューブの自己抜去などチューブ関連の事例と，人工呼吸器本体や人工呼吸回路に関する事例に大別される．ここでは，後者のヒヤリ・ハット事例をとりあげる．

（1）人工呼吸器本体に関すること
　「人工呼吸中に本体のアラームが鳴り，確認すると人工呼吸器が停止していた」，「指示された設定と異なり，誤作動していた」など，人工呼吸器の保守管理が適切に行われていないために故障やトラブルを引き起こした事例が多い．

これらの事例や死亡事故を教訓として，生命維持管理装置である人工呼吸器は，「医療機関が責任をもって保守管理を確実に実施すること，また，自らが実施困難な場合は適正な業者に委託すること」とされている．

　人工呼吸器を使い始めるときは保守管理済みであることを確認し，電源コンセント，医療ガスラインの差し込み，電源投入後のセルフテスト，呼吸回路のリークテストなどの始業点検を経て，異常がないことを確認してから患者に装着する．また，使い始めてしばらくの間は，患者の観察を注意深く行うとともに，装置の動作音，条件設定と指示書の照合，加温加湿器の電源投入の有無，滅菌蒸留水のレベルを指差し呼称によって確認する．使用中は，機器の操作や点検項目の見落としを防ぐためにチェックシートを活用し，機器の作動状態を定期的に把握するようにつとめる．使用後は機器の清掃，付属品の確認と補充を行い，いつでも使用できるように備えておくようにする．

(2) 電源，医療ガスの供給など施設面に関すること

　　a．医療ガス供給異常による人工呼吸器の停止
　　　「医療ガス配管の点検を定期的に行っていなかったため，温度調節器が故障し，配管内が氷結した．配管内のガス通過量が減少し供給圧力が低下し，人工呼吸器が突然停止した」事例がある．
　　　①定期的な医療ガス配管の点検が実施されていること
　　　②人工呼吸器の始業点検において，医療ガス配管からガスが確実に供給されていること
　　　を確認しなければならない．

　　b．医用室の電源ブレーカー遮断による人工呼吸器の停止
　　　「同一医用室における医療機器使用数の増加によって定格電気容量を超え，電源ブレーカーが遮断し人工呼吸器が停止してしまった」事例がある．
　　　①医用室の電気容量を把握し，人工呼吸器など生命維持装置との組合せ使用時の安全限界を確認する．
　　　②施設の電気設備容量と非常電源の確立時間を把握し，緊急時の対処を想定しておく．
　　　③非常電源が確立するまでの安全対策として，バックアップバッテリーなどの電源を確保する．

　　　医療機器使用時は，原因がすぐに究明できないことがあるため，日ごろから危険予知訓練（本誌「演習：KYT（危険予知訓練）」参照）を行い，緊急事態を想定した役割分担を行っておく必要がある．

(3) 人工呼吸回路の接続，装置の設定・操作に関すること

　　a．人工呼吸回路の接続間違い
　　　「吸気と呼気の回路が逆に接続されていた」，「加温加湿器の温度センサーが外れて適切に加温されていなかった」などの回路交換や使用開始時の確認ミスによる事故が起こっている．
　　　①医療機器の中央管理などにより，機器の始業点検や回路組み立てをすませ，つねに使用できる状態にしておくことがのぞましい．
　　　②中央管理体制をとり得ない場合は，現場スタッフの教育訓練によって予防につとめる必要がある．

③人工呼吸器関連肺炎（ventilator associated pneumonia；VAP）予防の観点からも，不要な回路交換を行わないことが重要である．

b．**人工呼吸器の設定・操作について**

「人工呼吸器の換気モードの変更に気づかなかった」事例がある．

・装置の設定に関するエラーを防ぐには，

①医師は，人工呼吸器の設定や条件変更の内容を指示書に記載し，スタッフに伝達する．

②スタッフは，指示書を見ながら変更内容をダブルチェックする．

③緊急時など指示書への記載や閲覧ができないときは，医師とスタッフ相互で内容を復唱し確認を行う．

④その後，指示書にその内容を記載することを習慣にする．

・操作に関するエラーを防ぐには，機器に慣れておくことが重要である．

①スタッフは，人工呼吸器の安全管理学習会などへ積極的に参加する．

②実際に使用する人工呼吸器にさわり，呼吸モードに応じた吸気パターンの違いや操作方法を覚える．

c．**人工呼吸器使用中の生体情報モニターによる監視と不測の事態への対応**

人工呼吸器の突然の停止など不測の事態に備え，バックアップ電源の確保，バッグ・バルブ・マスク方式などによる手動換気の方法を医師，看護師など，全スタッフが実施できるようにトレーニングしておく必要がある．

(4) 在宅人工呼吸療法への対応

呼吸器疾患治療への人工呼吸器の適応拡大により，在宅人工呼吸療法が盛んに行われている．在宅人工呼吸器療法の導入に際しては，

①人工呼吸器本体と周辺機器の使用環境の整備

②家人・介護者の使用時の安全の確保

③急変時における連絡体制や対処方法

などの確認事項がある．

また，在宅療養中患者の急変による入院などで，不慣れな機器を扱うことによってエラーを引き起こす可能性があるため，在宅療法患者を受け入れる施設のスタッフは，患者の使用している機器の取扱説明書を入手し，人工呼吸器本体や周辺機器の使用方法を確認しておくべきである．

事例2　人工呼吸器のヒヤリ・ハット：回路の取り扱いミス

看護師がウォータトラップの除水を行い朝のラウンドをしていた．途中何度も人工呼吸器のアラームが鳴るので，低換気が原因でいつもの状態だと判断し，患者に深呼吸を促した．しかしアラームは止まらず，他の看護師が訪室したところ，ウォータトラップ接続部のゆるみを発見する．接続し直したところ低換気が改善した．

【対策】
(1) 加温加湿器の適切な設定
　ウォータトラップは，除水などで外したときに簡単にエアーがもれない構造になっているが，接続時のゆるみや斜めに付けた場合はエアーもれが生じる．除水後は，必ずアラームと換気量の確認を行うことが必要である．人工呼吸回路では，吸気が加温加湿され，蛇管を通過する際の室温との温度差によって結露が生じる．過度に加温加湿すると，吸気側のウォータトラップに水がたまりやすくなる．適切な設定により除水の頻度を減らすことが可能である．

(2) 適切なアラーム設定と人工呼吸器装着患者の管理
　この事例では，頻繁に鳴る「低換気アラーム」への対処は「深呼吸を促すこと」，がパターン化して原因追究が遅れた．頻繁に鳴る同一のアラームには思い込みが生じやすいため，患者の状態によってアラーム設定を行うとともに，同一のアラームが鳴っても，そのたびごとに視点を変えた原因追究の意識をもつことが大切である．

　また，人工呼吸器装着患者の観察項目として，患者側と人工呼吸器側の要因を把握できるようなチェックシートを活用すべきである．また，生体情報モニターによる患者観察とともに，パルスオキシメータによる動脈血酸素飽和度やカプノメータによる呼気中炭酸ガス濃度のモニタリングなどを併用し，人工呼吸器のトラブルによる換気不良を早期発見することが重要である．

　なお，次の事例は，人工呼吸器関連の重大事故である．これは日本看護協会ホームページに掲載されている事例をもとにまとめた．

事例3　人工呼吸回路を構成する加温加湿器へのエタノールの誤注入

　2000年2月，卒後1年目看護師が，ラベルを確認せずエタノールタンクを滅菌蒸留水入りと思い込み病室に運び入れ，患者の人工呼吸器の加温加湿器モジュールにエタノールを注入し，そのままタンクを人工呼吸器の置いてあるワゴンの下に置いた．53時間後に判明するまで，後に続く数名の看護師が，各勤務帯にわたって同容器からエタノールを注入し，患者は死亡した．

【事故の原因】
　滅菌蒸留水入りと思い込み，薬品ラベルの確認という注意義務を怠った．

【薬品ラベル確認を怠ったと考えられる要因】
(1) 病棟業務と新人看護職員の指導体制について
・エタノール入りタンクを持ち込んだ看護師は新人で，勤務ローテーション後の日が浅く業務に不慣れであった．
・当該病棟の看護師1人あたりの業務量は非常に多く，当事者への身体的，精神的ストレスが重なっていた．
・新人看護師に対する教育，指導体制が不十分であった．

(2) 類似容器入り薬剤の管理と使用方法について

・エタノールと蒸留水の容器が酷似しており，取り違えを引き起こす可能性があった．
・薬剤の在庫管理に不備があり，薬剤の保管状態も雑然として判別しにくい状態であった．
・使用時に便利なためキャップが共用され，薬剤の確認方法がラベル以外になかった．

【再発防止対策】
①人工呼吸器関連業務の標準化（マニュアル，チェックリストの活用）と使用環境の整備を行う．
②人工呼吸器を適正に操作できる知識と技能を備えたスタッフの育成体制をつくる．
③外観の類似した薬品などを混在して保管しない（不可避の場合は，誤使用に対する警告を促す表示を行う）．
④薬品，器材などの在庫管理，保管場所，配置方法を統一し，標準化をはかる．
⑤薬品や医療用具の使用済み容器などを目的外に使用しない．

2）輸液ポンプ，シリンジポンプ

輸液ポンプ，シリンジポンプのヒヤリ・ハット事例は，その多くが確認不足，業務手順の無視，機器に関する知識不足などによるものである．業務プロセスごとの安全対策を示す．

(1) 輸液ラインやシリンジを機器に装着するとき

輸液ポンプでは，互換性のない輸液セットを取り違えて使用してしまうことによるミスが多い．

a．輸液セットの規格統一

製造会社によって異なる輸液セットの規格を，1mℓ あたり 20 滴と 60 滴の 2 種類に統一することとなった．今後，輸液セットの滴数を設定して用いる滴下制御式の輸液ポンプは，上記規格の輸液セットを使用することとなる．

b．機器装着時のエラー防止

設計の段階から「輸液ポンプ等に関する医療事故防止対策」（表 CS5-4 参照）の講じられた機器が製造されている．

①輸液ポンプ：輸液ライン巻き込み防止用ガイドの取り付け
②シリンジポンプ：注射器の押し子装着不良への報知機能の装備（図 CS5-1）

などの安全設計がはかられている（安全対策適合品マーク付機器）．

(2) 輸液を開始するとき

機器の使い始めは始業点検が重要である．電源スイッチを入れ，セルフテストの結果を確認し使用可能か否か判断を行う．軽視しがちな業務であるが，絶対に習慣にするべきである．

a．流量設定など数字の入力ミス防止

事故防止対策安全設計として，

①輸液ポンプ，シリンジポンプとも，電源投入時の流量および予定量の表示が「0」となっている．それぞれの数値を入力しないと作動しない．
②シリンジポンプでは，数値表示の判読ミスを防止するため，整数部分と小数部分のサイズを変えている．

b．内部電源（バッテリー）への過信

機器を使い始めるとき電源コンセントに接続せず，内蔵バッテリーで使い始め，時間経過によりバッテリーがなくなり，途中で停止したなどの例が報告されている．

表 CS5-4　輸液ポンプ等に関する医療事故防止対策への適合性を判断するためのチェック項目

（1）輸液ポンプ等への適切な装着に関する安全対策

① 輸液セットが機器へ正しく取り付けられることを保証する正しい装着を構造的に促す輸液セットの装着ガイドなどの手段を設けなければならない．
② シリンジポンプには，シリンジの外筒と押し子を正しくクランピングおよび位置付ける手段を設けなければならない．
③ 押し子の位置が不適正な場合は，シリンジポンプが始動してはならない．
④ 単一故障状態におけるサイフォニングを防止する手段を付けなければならない．
⑤ ポンプ作動中にシリンジが外れた場合には，警報が作動しなければならない．

（2）輸液ポンプ等におけるフリーフローに関する安全対策

① 輸液ポンプのドアを開けたときに発生するフリーフローを防止する構造として，輸液セットをクランプする機能をもつこと．

（3）輸液ポンプ等の流量および予定量の入力に関する安全対策

① 流量および予定量の入力が可能な場合には，両方を入力しないと作動しない．
② 設定した予定量よりも流量が大きい場合には一時停止し，再度確認しないと作動しない．
③ 電源スイッチを入れたときの流量設定値は，0（ml/h）とし，かつ予定量の表示が可能な場合には予定量表示値は0（ml）とする．
④ 在宅での使用を意図した機器の初期値は，「前回設定値」を表示してもよい．この場合，特に誤解を生じないように機器本体の目立つ部分および添付文書に「在宅用」であることを明示する．
⑤ 電源スイッチを入れるたびに「0」と表示するか，前回設定した値を表示するかを電源再投入時に必ず選択させるように設定されている機器については，③から④に適応とする．
⑥ 流量および予定量双方の入力が可能な場合には，流量および予定量は，入力が別画面で独立表示とする．ただし，携帯形機器については，適用しない．
⑦ 整数部分と小数部分の表示の大きさを変える．（例：「40.0」と「400」）
⑧ 機器の正確度に基づいた適切な数値を表示する．正確度が±10％を超える機器については，整数表示とする．
⑨ 小数点表示は，表示値の増減による桁数の変化があっても，常に固定小数点表示とする．

（4）輸液ポンプ等の故障防止に係る安全対策

① 輸液固着を防止するため，漏洩した液体が機器の重要な部分（送液機構部分，閉塞検出センサ，気泡センサ，チューブクランプ，装着ガイド　など）に付着しないような構造とする．

（5）バッテリーに関する安全対策

① バッテリーの消耗の程度を知るための目安となる表示機能をもつ．ただし，外部で充電した充電池や種類の異なる電池を使用できる機器を除く．
② 主電源または補助電源として内部電源をもつ機器は，バッテリー消耗のために輸液を停止する前の30分間，警告音および警告表示をださなければならない．この間，機器は，継続的な警告表示および間欠的な警告音をださなければならない．

（6）微量輸液時の安全対策

① 微量の投与を目的とする機器については，閉塞警報しきい値（圧力）の設定を，通常より低い適切な圧力に切り換える機能を備えること．

（7）気泡センサーの感度設定に関する安全対策

① 適切な気泡検出感度の切り換え機能をもつこと．

（8）その他

① 輸液開始が可能な状態で，操作者の輸液開始操作忘れを防止する警報手段を備えなければならない．
② 機器は，偶発，または意図しない設定値の変化を防ぐ手段（輸液中には設定値が変更できない機能，1回の操作では設定値が変更できない機能　など）を付けなければならない．

（出典：薬食審査発第0213001号　平成16年2月13日「輸液ポンプ等の製造（輸入）承認申請等の留意事項について」）

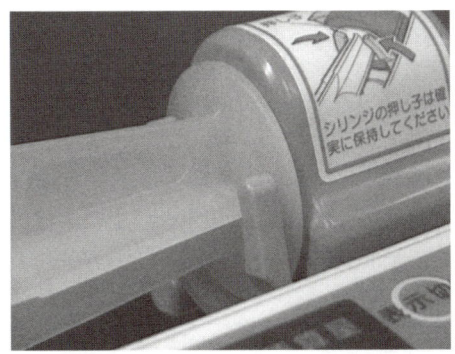

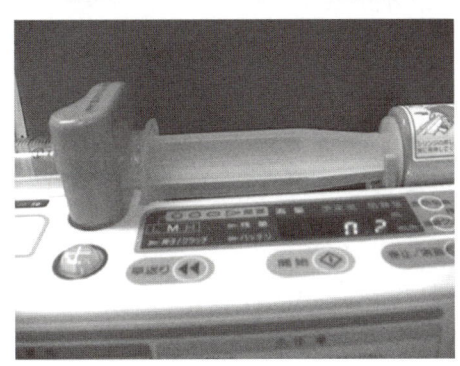

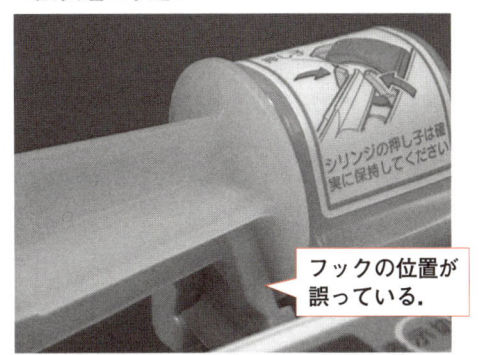

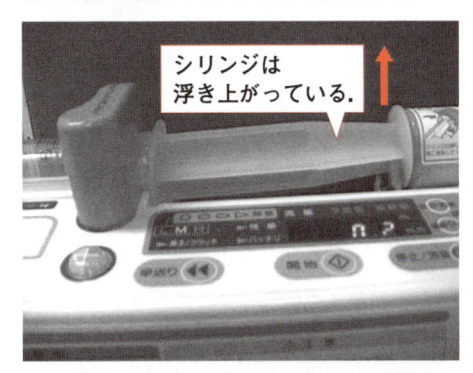

<正しい装着状態>　　　　　<誤装着の状態>

フックの位置が誤っている．

シリンジは浮き上がっている．

押し子が押されていくと，シリンジがさらに浮き上がり，シリンジ外れ警報が発生する．

図 CS5-1　押し子装着不良の報知機能がついたシリンジポンプ

写真提供：テルモ(株)

　輸液ポンプ，シリンジポンプとも，患者移動時などのバックアップ用バッテリーとして使い，通常は電源コンセントへ接続（充電状態）して使うことを習慣にする．

(3) 輸液中の処置による一時停止，再開時の操作

　頻出事例は，輸液交換後の再開始時スイッチの入れ忘れと誤操作である．安全対策適合機器は，開始忘れ警報，誤入力防止キーロック機能が装備されている．

a．輸液交換時，輸液中の観察とチェックリスト活用（表 CS5-5，表 CS5-6）

　①輸液交換時は，前後で設定を確認し，復唱，指差し呼称を必ず行う．
　②定期的に輸液ラインや投与ルートをチェックする．
　③複数のポンプで投与ルートが共通する場合，サイフォニングや干渉による注入量変動に

表 CS5-5　輸液ポンプチェックリスト

使用前点検	本体外観にひび割れ・へこみ等の破損がないことを確認します．	☐
	薬液によるフィンガー部・チューブを装着する部分への固着がないことを確認します．	☐
	本体・ドアヒンジ・ポールクランプ・AC電源コードの破損がないことを確認します．	☐
準備	ポールクランプを使って本体をスタンドに取り付けます．	☐
	AC電源をアースのあるコンセントに接続します．	☐
	ドアを開け電源を入れます．	☐
	ドアを開けチューブを装着せずに電源を入れてセルフチェックを行います．	☐
	内部フィンガー部が動くこと・すべての表示が点滅すること・アラーム音が鳴ることを確認します．	☐
	AC・DCランプが点灯することを確認します．	☐
プライミングとチューブ装着	使用する輸液セットが指定のものか確認します．	☐
	輸液セットのクレンメがポンプ下流側に来る位置でクレンメを閉じます．	☐
	ビン針を輸液剤に垂直にしっかり根元まで刺します．	☐
	点滴筒の約1／3まで薬液がたまるようにします．	☐
	クレンメを開き，チューブ内に気泡が発生しないように注意しながらプライミングを行います．	☐
	プライミングが完了したらクレンメを閉じます．	☐
チューブ装着	チューブクランプを解除し，溝に沿ってチューブをまっすぐにセットします．	☐
	ドアを閉じ，チューブがドアに挟まれていないか確認します．	☐
設定値入力	使用する輸液セットの種類と滴数が合っていることを確認します．	☐
	流量を設定します．	☐
	予定量を設定します．	☐
輸液の開始	輸液セットのクレンメを開き，セットの先端から薬液がでていないことを確認し針と接続します．	☐
	輸液を開始する前に，流量・予定量に間違いがないか再度確認します．	☐
	開始ボタンを押し輸液を開始します．	☐
	点滴プローブが水平で滴下しているか，使用中も定期的に確認します．	☐
完了・終了	積算量が予定量に達するとブザーが鳴り，完了ランプが点滅します．	☐
	消音・停止ブザーを押して輸液セットのクレンメを閉じます．	☐
	ドアを開け，チューブクランプを解除しチューブを外します．	☐
	電源を切ります．	☐
使用後	薬液の固着は故障の原因となるので清掃を行います．	☐
その他	輸液セットのチューブは12時間ごとに位置をずらします．	☐

注意が必要である．

④積算値と実際注入量を比較し，誤差範囲内であることを確認する．

　（輸液，シリンジポンプ：各々±10％，±3％）

b．血管外注入ミスの防止

　輸液ポンプ，シリンジポンプともに，誤注入防止機能は装備されていない．

　閉塞圧検出警報が鳴ったら，

①フリーフロー，過剰輸液，過剰注入を防止するため，輸液セットまたは注入ラインをクランプし，ライン内を減圧する．

②穿刺部位を確認し，正しく血管が確保されていることを確認し再開する．

(4) 使用終了後のメンテナンス

表 CS5-6　シリンジポンプチェックリスト

使用前点検	本体外観にひび割れ・へこみ等の破損がないことを確認します． 薬液によるシリンジクランプ・スライダーへの固着がないことを確認します． 本体・ポールクランプ・AC電源コードの破損がないことを確認します．	☐ ☐ ☐
準備	ポールクランプを使って本体をベッドの高さに固定します． AC電源をアースのあるコンセントに接続します． シリンジを装着せずに電源を入れてセルフチェックを行います． すべての表示が点滅すること・アラーム音が鳴ることを確認します． AC・DCランプが点灯することを確認します．	☐ ☐ ☐ ☐ ☐
シリンジセット	使用するシリンジが指定のものか確認します． シリンジクランプを引き上げ，スライダーを引いてシリンジをセットします． シリンジのフランジがスリットに入っているか・押し子とクラッチが外れていないかを確認します． シリンジサイズ点灯ランプと使用のシリンジサイズが合っているかを確認します．	☐ ☐ ☐ ☐
流量設定	流量を設定します．	☐
プライミング	早送りスイッチを押しながらチューブ先端までプライミングを行います． シリンジのフランジとスリットの間，押し子とクラッチの間にすきまがないことを確認します． 早送りで使用した積算をクリアします． 輸液ラインを接続します．	☐ ☐ ☐ ☐
開始・注入中	輸液を開始する前に流量に間違いがないか再度確認します． 開始ボタンを押し輸液を開始します． 注入中は実際の注入量と積算量が合っているか定期的に確認します．	☐ ☐ ☐
完了・終了	残量がシリンジの2%から5%に達するとブザーが鳴り，残量ランプが点滅します． 消音・停止ブザーを押して輸液ラインを閉じます． クランプを引き上げ，スライダーを解除しシリンジを外します． 電源を切ります．	☐ ☐ ☐ ☐
使用後	薬液の固着は故障の原因となるので清掃を行います．	☐

　機器を使い終わったら，清掃と終業点検を必ず行う．
　定期的に閉塞圧テスト，流量テスト，電気的試験，バッテリー充電，交換等の保守点検を行う．

5　医療機器システムの安全確保のために

　医療機関において医療機器システムの安全を確保するためには，①保守管理の徹底，②安全機能を有する機種への統一，③スタッフへの定期的な教育訓練（使用方法やトラブル対応）の実施が不可欠である．
　今後，看護師の扱う医療機器はさらに種類が増え複雑になることが予想されるため，日ごろから考えながら業務を行う習慣を身につけ，いざというときに即座に対応できる感性を磨いておくことが大切である．つねに危険予知の意識をもち，スタッフ間で情報を共有すること，また，実際の作業にあたっては，複数の看護師でチェックポイントを確認し，評価し合える環境を整えておくことが事故の未然防止につながる．

引用文献

1) 東京都福祉保健局 (2005) 医療安全に関する立入検査結果 (報告書)

参考文献

1. 医療看護安全情報, 日本看護協会 HP

[学習課題]

1. ME機器を使用する環境を理解しよう．
2. ME機器の正しい動きを原理から理解しよう．
3. 医療機器にかかわるヒヤリ・ハット事例から，安全な使用方法を確認してみよう．

Case Study 6

検 査

[学習目標]

1. 検査関連で必要な確認事項を覚える．
2. 検査時のヒヤリ・ハット事例から重要度の判定ができる．
3. 事故を防ぐ検査業務の改善策を理解する．

「ヒヤリ・ハットや事故事例の分析による医療安全対策ガイドライン作成に関する研究（平成17年度厚生労働科学研究）」にまとめられた検査に関連するヒヤリ・ハット事例を分析すると，多くの施設に共通する問題が明らかとなる．それらの中で看護に関連する業務に焦点を当てて解説をする．ヒヤリ・ハットを生じる背景には業務の流れに問題のある場合が多い．個々のヒヤリ・ハット再発防止のためには，当該施設内で業務を見直し改善する必要がある．

ここでは，多くの施設で，業務を見直していく上で参考になると考えられる事例を同研究からとりあげ，筆者が分類や分析を行った．

1 検査ヒヤリ・ハット事例の分類，分析

1）検査関連事例の記述情報の全体概要

冒頭にあげた研究における検査関連のヒヤリ・ハット報告データの中で，分析可能な記述事例920例を分類すると，以下のようになった（図CS6-1）．

患者確認に関連する問題　11.1％

検査部位誤認　5.2％

検体取り違え　10.5％

検査時の薬剤，食事指示変更の問題　13.4％

機器の管理，操作に関連する問題　7.6％

検査法に関連する問題　27.7％

その他　24.5％

2）分類概要説明と詳細分類

検査部位誤認，検体取り違え以外の項目は細分類し（表CS6-1），全般にわたり問題点を提示する．

(1) 患者確認方法

検体検査，放射線検査いずれでも発生している．検査で患者を誤認する原因であるが，その

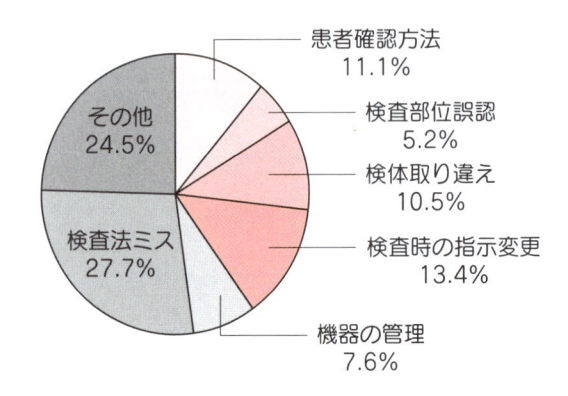

図 CS6-1　検査ヒヤリ・ハット分類（全920例）

表 CS6-1 検査ヒヤリ・ハットの細分類

患者確認方法		検査時の指示変更			機器の管理, 操作		検査法			
呼名法確認	その他	薬剤	食事	その他	管理	操作法	蓄尿	検体・放射線	血糖	その他
8.9%	2.2%	9.6%	2.6%	1.2%	4.1%	3.5%	4.1%	4.7%	6.4%	12.5%
11.1%		13.4%			7.6%		27.7%			

80％以上は，呼名のみで患者の確認を行っていることによる．同姓，同名，認知症の患者，聴力に障害のある患者で誤認しやすくなる．

(2) 検査部位の誤認

放射線検査では頭部，胸部，腹部などを取り違えたり，乳管造影で左右の取り違えなどが報告されている．手術の場合の取り違えは重要な問題であり，取り違え防止のガイドラインも提唱されている．それぞれの施設で重点志向で考え，患者への侵襲度が高い検査の場合には，部位誤認が起こらない厳重な仕組みを構築する．

(3) 検体取り違え

検体検査のラベル貼り間違いなどによる，検体取り違えの報告も 10.5％と多かった．放射線関連ではフィルム・入力・配信の間違いである．特に最近，病理標本の取り違えによるがんの誤診が報道された．各施設で重要な業務工程を見直す必要がある．

(4) 検査時の指示変更

検査前後で中止もしくは容量を変更しなければならない薬剤，例えば抗凝固剤，抗血小板剤，インスリンなどの変更指示が適切にだされない，指示受けされないなどの問題から発生する．また中止された薬剤の再開が指示されない，指示受けされないなどの問題も発生している．食事に関しても同様であった．薬剤に関して 9.6％，食事に関しては 2.6％，その他が 1.2％であった．

(5) 機器の管理，操作

使用すべきときに機器が使用できないなどのヒヤリ・ハットが発生する．機器の日常管理，保守管理に関する問題（4.1％），機器の操作に関連する問題（3.5％）に分類された．

(6) 検査法

検査法に関連する問題は 27.7％を占め，最も多かった．蓄尿検査もれが 4.1％，依頼された検体・放射線検査のもれが 4.7％であった．後者は検査もれの頻度が比較的高く，蓄尿のもれる原因も同様と思われる．血糖検査のもれは 6.4％である．これは，スライディング，血糖日内変動など，測定法が多様であることが原因となっていることが多い．検査日などの誤りは 2.6％で，何種類かの検査が重なったときにもれていたことが多い．

3) 看護部門で問題となる点に関して

上記の分類をもとに，ここでは以下の問題をとりあげ，重要な事例と対策の要点をあげる．
　①検査時の患者誤認
　②検査部位の誤認
　③検体取り違え

④検査時の処置・投薬，食事変更

⑤正しい業務ができる人材の保証：検査法の誤りに関してはシステムの整備とともに，教育訓練の問題も考えられる．

⑥検査に関連した安全情報の収集：ヒヤリ・ハット事例のみならず，情報を収集し，活用するための仕組みが必要である．

4）看護が関与する検査の事故対策

ヒヤリ・ハット報告が提出されたら，改善のきっかけにすることと，重要な報告から業務の見直しをしていくことが重要である．

(1) 業務の見直しをする

ヒヤリ・ハット報告が提出される場合には，病院の業務に不具合があることが多い．ヒヤリ・ハット報告を教訓（あるいはきっかけ）として業務改善をする必要がある．

(2) 重点志向で検討する

先にあげた検査に関する問題のうち，すべてを扱うことはできない．重要な問題点を優先して改善していく．ヒヤリ・ハットのすべてに十分な分析をかける時間的余裕はない．また重要な事項を十分に解析し，改善すると，波及効果がでて他の業務の改善も容易となることが多い．ここで，事故の重要度を考える上で次の点に留意しなければならない．

(3) 重要度の判定

ヒヤリ・ハット報告に記載する場合，あるいはセーフティーマネジャーが報告を見る場合，最終的な患者への影響がどうであるかを考えることが必要であるが，考慮されていないことが多い．すなわち，ミスは不具合に関する記述だけであると，患者への最終的な影響があいまいとなり，ミスの重要性が不明瞭なことが多い．以下に，検体取り違えを例に重要度の判定について述べる．

＜重要度判定例＞

検体取り違えは決してあってはならないことであり，間違えない仕組みづくりは不可欠である．しかし検体取り違えでも，状況によって患者への影響は異なり，それぞれの重要度は異なる．

事例①　採血ラベルの取り違え

患者Aさんから採血して，Bさんのラベルを貼ってしまった．

採血のラベル取り違えの場合，生化学検査の場合，肝機能検査，腎機能の異常で誤診をきたすことがある．しかし多くの場合は即座に治療を行ったりすることはない．再検査あるいは過去の履歴をみて，誤りである可能性を考えることも多い．

血液型検査の検体取り違えの場合は重大なミスである．しかし輸血する場合にはクロスマッチ採血を行うことで，多くの病院では血液型を間違えた場合のミスに気づくはずである．クロスマッチでも誤れば不適合輸血の可能性がでる．

事例②　肺病理標本の取り違え

肺がん疑いの患者Cさんの肺病理標本を，肺結核疑いの患者Dさんの標本と取り違えた．

がんの検体を取り違えた場合には，がんの患者を放置し，がんでない患者を手術してしまうなどの重大な医療過誤となり得る．

－解説－

検体取り違えは，失敗，不具合の様式である．その失敗が患者にどのような影響を及ぼしたか，及ぼす可能性があったかは，上記のように大きく異なる．そこで，業務，最終的な患者への影響をつねに考え，重要度を判断しなければならない．その中から重要な報告を優先させて改善策の策定，業務の見直しをしていく．

前記の事例では，病理の検体取り違えの場合は，誤った手術を行う可能性があり，患者への影響が最も大きい．

2 検査ヒヤリ・ハット事例の分析・対策

1）検査における患者誤認
(1) 問題点
次のような場合に患者誤認は起こるが，特に採血，レントゲンなどの検査を実施するときに，患者を誤認して検査を実行してしまった事例が多数報告されている．患者誤認により，誤診，誤った治療を実施するなどの悪影響をきたす可能性がある．
　内視鏡検査：内視鏡検査室へ病棟患者を誘導するとき
　放射線検査，MRI 検査，CT 検査室へ病棟患者を誘導するとき
　採血検査：外来，病棟で採血をするとき

事例 1　MRI 室での患者取り違え

看護師が病棟で患者 A さんの介助をしていたところ，MRI 室から患者 B さんを MRI 検査に誘導するよう連絡が入った．看護師は B さんの担当であり，MRI 室へ連れていくことになっていたため，B さんの ID カードをもっていた．A さんの介助中であったため，A さんを B さんのつもりで検査室に連れていった．検査技師は患者に名前を名乗ってもらおうとしたが，看護師が「高度難聴と構音障害でコミュニケーションがとれません」と言ったので，ID カードだけで患者確認を行い検査室へ誘導した．リストバンドは装着されていたが，確認の手順は省略され，MRI 検査が行われた．その後，予定の B さんでなく A さんであることが判明した．

【改善策】
　患者誤認は院内のさまざまな部署で起こり得る．検査時の患者誤認がヒヤリ・ハットとして多数報告されているのは，多くの施設では，患者呼びかけによる確認法のみで対応しているためである．誤認による有害事象を減少させるため，米国の JCAHO（医療施設認定合同審査会）では検査，投薬，輸血をするときに少なくとも 2 つの異なった，独立した方式による確認法を推奨している．患者呼びかけによる確認（呼名法）に加えて，患者診察券，リストバンドなどを利用している施設が多いと思われる．
　この事例の場合は高度難聴と構音障害でコミュニケーションがとれない患者のため，確認はリ

ストバンドでする必要があった．リストバンドで確認する規則になっていたにもかかわらず，看護師・技師・医師の誰もリストバンドで患者確認を実行しなかった．改善策として，「患者確認マニュアルの遵守（リストバンドで患者確認）」で終わらせてはならない．これではかけ声だけに終わる．マニュアルが遵守されなかった原因を追究しなければ改善には結びつかない．その可能性として，①リストバンドを利用した確認システムが複雑で誰も実施しなくなった，②リストバンドの字が読みづらく実施しなくなった，③リストバンド装着を拒否する患者が多く実施しなくなった，などがあり得る．マニュアルを遵守できなくなった理由をつきとめることにより，適切な対策を立てることができる．

事例2　外来処置室での患者取り違え

外来処置室での採血の際，患者Cさんの名前をフルネームで呼んだ．同姓の患者さんが入ってきた．看護師は再度患者さんにフルネームで確認した．患者さんは「はい」と答えたので採血を行った．通りがかりの看護師が，伝票の名前と患者さんが違うのに気づいた．検査指示のない患者さんから採血をしてしまった．

同姓の患者，名前の似た患者は呼名では誤ることが多い．また，まったく違った氏名の場合でも，「はい」と答える患者も多い（特に認知症，難聴の患者）．このように氏名の呼名のみの確認では誤認は起こりやすい．

事例3　検査室での患者取り違え

車椅子の患者Dさんが検査室の前で採血の順番を待っていた．検査室の看護師Xから"車椅子の患者さんお願いします"と言われたため，看護助手は"車椅子の患者Eさん"を誘導し，採血を行った．その後，採血したのは採血予定ではない別の車椅子の患者Eさんであることが判明した．

この事例の場合には呼名も行っていない．「車椅子」という特徴で患者を確認したつもりになっており，確認を行っていない．

(2) まとめ——検査における患者誤認
現状・原因：多くの施設で，呼名による方法だけで患者確認が行われている．呼名法による確認は簡便で一般的であるが，同姓患者，認知症患者などでは誤認の原因となる．呼名に加えて，リストバンドによる確認が取り決められていても，実施されないため誤認した事例もある．
対策：患者誤認を減少させるためには，少なくとも2つの異なった，独立した方式による患者の確認が必要である．施設ごとにどの方式で確認するかを決め，実行する．それぞれの状況に応じ

た確認法を考えることも重要である．例えば，以下のような方法から施設に応じた方法を選択する．

①呼名法は一般的である．入院，外来でも広く行われているが，この方式だけで確認することにより，誤認が起きている．同姓，同名，認知症などの場合に誤認されやすい．

②リストバンドで確認する方法を採用している施設も多い．リストバンド装着時の誤認を避けるため，運用を適切に定める必要がある．患者には取り違え事故防止という目的を説明しておく．リストバンド装着は複数の職員立ち会いのもとで行う．対象となる業務としては，手術，アイソトープ，CT，MRI，内視鏡，エコー下穿刺および輸血などリスクの高い検査を優先させる．ただし，リストバンドでの確認が決められていても運用されないために誤認された事例も報告されていた．運用が守られない場合は，守られない原因を追究し運用法を検討する必要がある．

③診察券を確認に利用する．外来患者には必ず診察時，検査時に提示を求め，確認する．入院患者の場合も病棟から検査室で検査を受ける場合には携行する取り決めをする．

④予約票，検査伝票を利用する．

⑤患者ベッドに付属している氏名カードを確認に利用する．

⑥待食カード（採血や検査の場合に待食を促すためにベッド柵に下げるカード）を確認する．

⑦採血管をもとに患者氏名を再確認する．

⑧オーダリングや放射線部門システムが導入されている施設では，IDカードなどが有効である．

⑨ICタグにはさまざまな情報をIDで管理し，記憶させることができる．検体ラベルのICタグと患者を識別するバーコードあるいは診察券のタグを照合することで，検体取り違えを減少させることができるが，まだ実用段階ではない．今後はICタグを利用した個人認証が利用されると思われる．

2）検査部位誤認（左右，臓器）

(1) 問題点

　放射線検査で，撮影の左右取り違え事例が報告されている．特に侵襲（造影剤注入など）をともなう場合は重大事例と考える．また，頭部CT，胸部CTの取り違えの報告も複数認められる．部位の取り違えは診断の遅れをきたすことがある．また，侵襲をともなう検査の場合は重大な影響を及ぼす．放射線被爆の点からも軽微とはいえない．

> **事例4　乳管造影の左右取り違え**
>
> 　Fさんの左乳管造影検査時，放射線技師が右の乳管造影検査撮影を始めた．開始直後に左右の取り違えに気づき中止となる．後日再検査を実施する．放射線技師が伝票をよく確認していなかったことが原因であった．

　手術あるいは侵襲のある検査手技での左右取り違えは「最重要事例」と考える必要がある．こ

の事例では造影剤が予定とは反対の乳腺に注入されており，重大事例と考える．

【改善策】
　左右取り違えは「誤りやすく，かつ誤りが重大な結果を生じ得る」．今回は最終段階での一人の診療放射線技師の確認ミスでヒヤリ・ハットが発生した．放射線技師だけでなく，医師の指示の段階から撮影が行われるまでの業務過程を組織的に見直す．例えば以下のように，各部署での業務の流れを明らかにする（個々の病院では詳細な流れを記載する）．
　①医師は検査を説明し，同意書に乳腺造影の左右の部位を記載する．
　②患者は左右の部位を確認し同意書にサインする．患者に同意判断ができない場合は家族が代理でサインする．
　③看護師は検査当日の手順を説明する．
　④検査当日，放射線技師は左右を同意書で確認する．
　⑤撮影前に，放射線技師は患者（もしくは家族）に左右を確認する．
　⑥放射線技師は撮影する．
　このように，複数の医療者の確認，患者，家族などの確認を求めるシステムの構築が必要である．

(2) まとめ——検査部位誤認
現状・原因：多くの施設で，医師が検査部位を指示し，検査時に技師が確認して検査を実施する．他者の関与が少ないため，医師，技師いずれかが間違えた場合に部位取り違えとなる．
対策：検査部位誤認は，部位，両側部位の左右，撮影方向で80％弱が発生している．この対応は技師本人が確認し実行することが主となり，他の要因の影響が少ない領域である．このため各放射線検査ごとの標準化を進め，つねに一定の検査手順で確認照合しながら実行できるシステムづくりが必要と考えられる．重点志向の考えで，特に侵襲をともなう検査の場合は同意書をとり患者にも確認することを取り決める．また患者の状態に応じて確認法を考える．例えば，認知症をともなう場合は家族にも確認してもらうなどの手順の取り決めが必要である．複数の医療者の確認，患者，家族などの確認を求めるシステムの構築が必要であるが，すべての検査に，手間のかかる確認法をとることは困難であるので，重要な検査から厳重な確認法の手順を決め実行する．

3) 検査時の処置・投薬，食事変更

(1) 問題点
　検査の中では，内視鏡検査のときに問題が多い．抗凝固剤，抗血小板剤を事前に中止していなかったため，生検，ポリペクトミー，内視鏡下粘膜切除術などの手技を受けることができなかった事例，検査前に中止された薬剤が再開されない事例が数多く見受けられる．内視鏡手術後の禁食時間が通常の検査と同じ時間に設定されていた事例も報告された．
　検査前後のインスリンに関する事例の頻度も多い．インスリン治療中で，内視鏡，超音波検査など禁食となる場合には，インスリン量の変更が必要である．禁食にもかかわらず通常量の投与により低血糖の危険性，あるいはインスリンを中止することによる高血糖をきたす可能性がある．経口血糖降下剤でも同様である．

事例 5　インスリン注射指示の変更

　昼食前に患者 G さんの血糖を測定し，血糖値とスケール表を確認しインスリンを施行した．ナースステーションにもどり検査伝票に測定値を記入するとき，朝の測定値が記載されていないのに気づき，他の看護師に確認したところ，昨日指示変更があり，今朝から定期のインスリンに変わったことが判明した．昨日指示を受けた看護師がスケール表と検査伝票を破棄することを忘れたため，個人のカルテに添付されたままだった．G さんは指示量より多いインスリンを施行したため，低血糖を起こす可能性があった．

　インスリン施行時の正規の手順を実施しなかった（インスリン一覧表・ベッドサイド単位表の確認）．指示変更時の情報が伝わっていなかった．

事例 6　ポリペクトミー時の抗血小板剤

　患者 H さんは，ポリペクトミー目的にて受診し大腸ファイバーの予約をとった．その際，看護師は服用している薬の確認を忘れた．入院後バイアスピリン®を服用していることがわかった．担当医に報告したところ予定どおりポリペクトミーを実施．止血のためクリップを使用した．ポリペクトミー後は出血なく退院した．

　大腸ファイバー予約時に，検査の説明とともに，内服薬等に関しても問診し，それらの薬は当日，あるいは数日前から休薬することを明瞭に患者に説明し，記録に残す必要がある．

事例 7　内視鏡検査時（禁食中）のインスリン

　13 時からの内視鏡検査のため患者 I さんは禁食中であった．I さんは 8 時，通常量のインスリンを自己注射した．禁食でインスリンを通常量注射したことに気づいた看護師が，10 時に血糖を調べたところ 56mg/dℓ であった．I さんに自覚症状はなかったが，ブドウ糖を静注した．昼食後も禁食となるためブドウ糖液の点滴を行った．

　内視鏡検査の日にインスリン注射，降圧剤，抗血小板薬などの薬剤は中止してよいのか，継続するのか，量を変更するのか，定常の業務としてあらかじめ決めておく．

事例 8　内視鏡検査時に中止していた薬の再開

　外来患者 J さんは，大腸内視鏡検査で大腸ポリープが見つかり 3 ヶ所切除された．経過観察を

要するため，一泊入院となり翌日退院となった．検査のため中止していた抗血栓薬の再開時期を看護師がJさんに告げていなかったため，Jさんは服用していなかったことが，1週間後の外来受診時に判明した．

薬剤の中止のみならず，再開に関しても患者に対して指示を明らかにしなければならない．

(2) まとめ——検査時の処置・投薬，食事変更
現状・原因：ヒヤリ・ハット報告の多くは，検査前後の処置等に関する①医師の不適切な指示，②看護師の指示の未確認，誤認，③医師あるいは看護師による患者および家族への説明の不備，④実施者への指示の伝達不備，⑤実施者の知識不足，⑥未実施，⑦指示実施の際の不十分な患者観察にともなう不適切な与薬，処置の実施，⑧忘却などである．
対策：安全で確実な検査が実施されるためには，妥当な指示がだされ，確実に実施することを保証する必要がある．そのためには，検査前後の業務手順を見直し，ヒヤリ・ハットが発生する原因を追究し，業務工程を修正する必要がある．

検査に関する指示は，文書で示すことを原則とし，以下の項目を満たしたものであること，さらに患者の検査にかかわる医療チーム員が共有することを前提とする．

1. 検査目的，検査日時，検査場所，検査実施者，患者および家族への検査説明（面談日時と家族名記載）と承諾（必要時承諾書）について
2. 検査実施にあたり，あらかじめ確認すべき事項について
   ・内服薬中の薬剤，治療，アレルギーと内容，障害の程度に関することなど
3. 検査の前後に必要な処置・薬剤などについて(注1)
   ・中止すべきもの（食事・薬など），与薬すべきもの，実施すべき処置と注意事項，実施日時，量など，指示はわかりやすく記載する．
   （いつ・誰が・どこで・誰に・何を・どのようにするのか）
4. 指示を確認して実施者へ正確に伝達する体制について
   ・原則として，上記の1，2，3の内容が含まれた検査指示書が，検査にかかわる医療チームメンバーに伝達され，確認されること．
     指示確認・実施の日時の明記と署名によって実施責任を明確にする．
5. 患者への説明と承諾について
   ・原則として，検査指示書に基づいて患者に説明がなされ，患者用の文書を作成し手渡せることがのぞましい．文書は患者が理解できる平易な表現とする．
   ・看護師は患者への説明とその内容を確認する．
   ・安静度，食事や内服薬中止などは可能な限り患者とともに，あるいはベッドサイドで確認できる仕組みづくりが必要である．
6. 検査マニュアル整備と職員への周知について
   ・検査に関連して使用する薬剤などの中止や与薬に関しては，院内で統一したマニュアル

> を作成する．
> ・検査ごとのパスを作成し，患者ごとに必要事項を加味し，確認方法をルール化する．
> ・検査によっては，食事中止指示を給食部門や医事部門と連動させる，あるいは所定の検査に該当する禁忌情報の画面表示を可能にする仕組みづくりなどの検討が必要である．
> ・検査マニュアルの見直しと職員への周知
> ・職員への検査安全情報の提供
>
> 注1：検査前に注意すべき薬剤の例；
>   血糖降下剤（特にインスリン）・血小板凝集抑制剤・抗トロンビン剤・ワーファリン・三環系抗うつ剤・降圧剤・抗不整脈剤など

　以上の指示は，全国的に標準化することが好ましいが，患者の病態に対応した検査前後の処置や与薬に関しては困難である．処置や薬剤などの指示，指示内容を患者の状態を観察した上で実施できる体制が重要となる．例えば，インスリン量の変更も検査による禁食時間，患者の病態により異なり得る．抗凝固剤の休薬期間も医療機関間で標準化されていない．2003年，日本医療機能評価機構の認定病院患者安全推進協議会が，「パナルジン®」「アスピリン」「ペルサンチン®」「ワーファリン®」の4種類の薬剤に関して，内視鏡検査時の休薬期間のアンケート調査を行ったが，結果は医療機関ごとに異なっていた．検査前後の処置や薬剤の変更などをチェックできる仕組みを構築していく方法として，クリニカルパスの活用も，指示もれを未然に防ぐことができ有効であると考える．

3　まとめ——事故とならないために

1）正しい業務ができる人材の育成

　検査時の処置・投薬・食事変更などは，検査の案内→呼び込み→着替え→検査台への誘導→検査→造影→検査終了→誘導→着替え→診療科（会計・次検査）への案内など，診療業務一連のさまざまな場面で装置，器具，医薬品，技師，医療スタッフなどが介在して発生している．これら多岐にわたる場面での事故を未然に防ぐためには，確認，観察，判断が十分機能するシステムや人材育成など，教育と訓練ができる環境が必要と考えられる．

　「人は間違える」ので，失敗を想定して，事故とならないシステムづくりが重要である．しかし，十分な知識，技術があれば事故を低減させることができたと思われる事例も数多くみられる．医療は日進月歩であり，国家試験合格後，覚えるべき技術が膨大である．国あるいは病院組織で，能力，知識をチェックし，教育する仕組みが必要である．

　また各病院は，対策実施のための要員に必要な能力を身につけさせ，維持させるために適切な事項を含むカリキュラムを決め，教育および訓練を実施する必要がある．質の向上という視点を重視し，効果的なコミュニケーション能力を身につけること，エビデンスと情報を活用すること，医療人としての職業倫理に基づいて行動することなどを含め，医療人としての資質の向上をはかることが目的となる．

教育・研修，業務の仕組みの改善においても，事故をくり返す者をどう扱うかが問題となっている．管理者は，医療人の適性に関しては検討する必要のある場合もある．

2）検査に関連した安全情報の収集

検査に関連した安全情報を絶えず収集し，施設内で方針，手順を明瞭にする必要がある．患者安全管理にかかわる問題点（課題）把握のための情報収集（ヒヤリ・ハットやアクシデントの報告，他施設からの情報，専門誌・一般誌（紙）からの情報など，事後対策と予防対策を含む）および患者の安全に影響を及ぼす要因を特定するための情報収集を行うことが必要である．

重要な情報が発信される厚生労働省，医薬品医療機器総合機構等の情報をURL（文末参照）などから入手して，各医療機関ごとに対応を検討する必要がある．例えば，平成17年11月25日厚生労働省医政局（医政総発第1125001号）より，X線CT装置等と埋め込み型心臓ペースメーカー等の相互作用に係る「使用上の注意」について通知があった．ある種のペースメーカーがX線CT装置による放射線照射により部分的リセットが発生する．同様な事象が除細動器にも起こり得る．各施設で対応を協議，対策・措置方法に準じて運用を明文化する必要がある．

その他，検査に関連したものでは「簡易血糖測定器及び自己血糖検査用グルコースキット（グルコース脱水素酵素法のうち補酵素にピロロキノリンキノンを使用するもの）の安全対策」（平成17年2月7日），「経口腸管洗浄剤ニフレック®等による腸管穿孔及び腸閉塞に関する緊急安全性情報」等が報告されている．こうした情報を施設内にとりいれて職員に周知する仕組みが必要である．

<重要な情報のURL>

厚生労働省　http://www.mhlw.go.jp/topics/bukyoku/isei/i-anzen/hourei/index.html
医薬品医療機器総合機構　http://www.info.pmda.go.jp/

参考文献

1．個人情報保護ガイドライン第2集V，医療安全管理に関するガイドライン，日本臨床検査技師会，2006
2．謝宗安（1992）臨床麻酔マニュアル，へるす出版
3．内視鏡検査安全対策について，患者安全推進ジャーナル，認定病院患者安全推進協議会，vol.2，2003
4．放射線診療事故防止のための指針 Ver.4，日本放射線学会
5．三宅良彦監修（2003）すぐ役に立つ！検査をうまく進める28の方法，エキスパートナース，19（15），照林社
6．遊佐洋子，川崎多恵子，若松恵子，岩崎円，飯田修平（2003）FTA手法を用いた患者誤認防止の取組み〜患者確認の仕組みを再構築する〜，クオリティマネジメント，54（2），2003
7．JOINT COMMISSION（米国病院認定機構）National Patient Safety Goals 2006（Goal 1）
「少なくとも異なった2つ以上の方法で患者を確認する」
検査時（採血等），治療時（薬，点滴，輸血等）
http://www.jcaho.org/accredited+organizations/home+care/npsg/06_npsg_ome.htm
8．JOINT COMMISSION National Patient Safety Goals 2006（Goal 4）
「手術（手技）前の確認手順（チェックリスト等）を作成，利用する．承諾書等を利用する」「手術ではマーキングする」
http://www.jcaho.org/accredited+organizations/home+care/npsg/06_npsg_ome.htm
9．VHA Directive 2004-028（退役軍人病院米国患者安全センター）

Ensuring Correct Surgery and Invasive Procedures（手術，侵襲のともなう検査を確実に）
http://www.patientsafety.gov/CorrectSurg.html

[学習課題]

1. 検査事故を防ぐための看護師の業務を見直してみよう．
2. 検査部位誤認や検体取り違えから重大事故につながる危険を予知してみよう．
3. さまざまな検査機器にはどのような安全対策がとられているか調べてみよう．

Case Study 7

食事・栄養

[学習目標]

1. 食事・栄養に関連した事故の特徴および背景要因を理解する．
2. 食事・栄養関連事故防止における看護師の役割を理解する．
3. 重大な事故を防止するためのエビデンスに基づく対策を理解する．

1 食事・栄養関連事故の特徴とリスクマネジメントの考え方

1）食事・栄養関連の事故の発生率

　平成16年度に厚生労働省が行った医療安全対策ネットワーク事業における「ヒヤリ・ハット事例の収集・分析事業」に報告された記述情報事例のうち，食事・栄養関連事故の報告が占める割合はおおむね10％以下で，決して高い発生率ではないが，これは食事関連の事故が少ないということを意味しない．むしろ，食事が日常生活の延長上のものとしてとらえられているために，食事に関連するトラブルを医療リスクと位置づける見方が，十分に定着していないためととらえるべきである．

2）食事・栄養関連の事故の種類

　「ヒヤリ・ハット11,000事例によるエラーマップ完全本」[1]や「医療事故防止のためのヒヤリ・ハット事例等の記述情報の分析に関する研究報告」[2]によると，食事・栄養関連の事故は，経管栄養に関連したものと，経口摂取に関連したものとに大別される．経管栄養に関連した事故には，準備段階での指示の見落とし，単位や注入量・注入内容の間違い，実施段階での速度や時間の間違い，患者の取り違えなど注射のエラーと共通するもの，および，接続外れのようなライン管理に関するものとがある．重大なエラーとして，静脈ラインに間違えて接続・注入する誤接続や，逆流や自己抜去による誤嚥など，命にかかわるものがある．

　経口摂取に関連した事故には，食事内容の間違い，配膳対象の間違い，アレルギーなどの禁食品の摂取，絶食患者の摂食，分割食の一括摂取，認知症患者などによる配膳後のトラブルや異食・誤飲，異物や危険物の混入，高齢者や麻痺などの嚥下障害患者の誤嚥・窒息などがあり，いずれも一歩間違えば重篤な結果につながるものである．

3）食事・栄養関連事故の背景要因とその特徴

（1）複雑な分業システムが情報伝達エラー発生のリスクを高める

　食事・栄養関連の業務は，医師・看護師・栄養士などの医療専門職のほか，調理師・委託業者・看護助手・介護職などの非医療職や非職員によっても担われ，最終段階には患者の家族も介在するなど複雑であるため，情報の共有やコントロールが困難である．また，医師・看護師による食事・栄養のオーダーを，栄養士がメニュー・オーダーに切り替える必要があり，基本情報が調理業務プロセスで分断されるという構造上のリスクを内包している．そのため，ITによる食事業務支援システムの構築が重要となる．

（2）未熟な医療体制がリスクを高める

　食は健康を支える基盤であり，病院食は治療の一環であるにもかかわらず，食や栄養の評価とコントロールは，主な診断と治療の陰に隠れて二の次になりがちである．チーム医療において看護師や栄養士などのコメディカル職種の発言力が小さいことも，このような状況を助長する．関連職種の食と栄養に関連する職務上の役割と権限を明確にして，チーム医療を強化することが，安全で質の高い「食」の提供につながる．

2 食事・栄養関連事故の事例と防止対策

事例1　静脈ラインへの経腸栄養チューブの誤接続・誤注入

　88歳の女性患者に胃瘻チューブから流動食を注入しようとして，誤って点滴用のチューブから流動食を入れてしまい，3日後に患者が多臓器不全で死亡した医療過誤の事例．事故は2005年7月に起きたもので，実施した看護師，および，適切な指示を与えなかったとして看護師長の2人が，業務上過失致死罪容疑で2006年4月に書類送検された．点滴ラインは左腕に留置されていたが，自己抜去を防ぐために，病衣の中を通して腹部から外にだしていた．申し送りの書類には2本のチューブに注意するよう記載されていたが，実施した看護師は読んでおらず，「てっきり流動食のチューブだと思った」と供述している．（2006年4月14日付　朝日新聞をもとに再構成）

　同様の事故は，これより以前の2000年4月にT病院で起きており，これを契機として，厚生労働省は医療材料生産企業に，点滴ラインに接続できない経腸ラインの開発と供給を命じた．同年中に，経腸栄養ラインの規格整備による誤接続防止対策が全国的に導入された．以後，同種の事故発生の報告は皆無であったため，国家レベルでの医療器具の統制による医療事故防止の成果と考えられていた．しかし，事故はくり返された．

【リスク要因】
(1) カテーテル・テーパー規格の不採用
　標準的な誤接続防止法であるカテーテル・テーパー規格の経腸ライン専用材料を採用していなかったことに尽きる．かつて血管系ラインと経腸ラインの規格は同一であったため，T病院の事

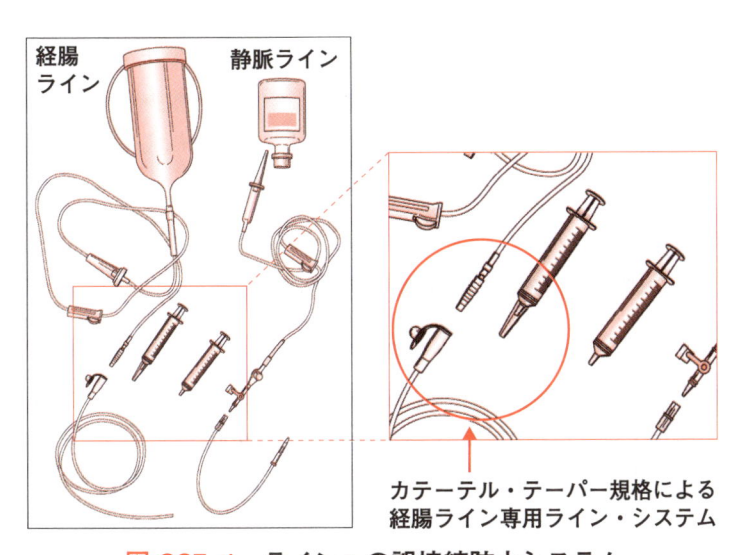

図CS7-1　ラインへの誤接続防止システム

故以外にも，静脈ラインと経腸ラインの誤接続事故は発生していたものと推測される．根本的な解決のために，ヒューマンエラーの観点から，失敗しても安全が保たれるフェールセーフの仕組みとして，カテーテル・テーパー規格（オス側先端外径6mm，メス側口径7mm）による経腸ライン専用材料が開発された．これにより，看護師などの現場のユーザーは，内服薬や栄養剤を誤って静脈ラインに接続しようとしても，口径が違うため，絶対に接続できない製品を使えるようになった．さらに，口径の規格の違いだけでなく，無色透明のシリンジは注射用，黄や緑の特定のカラーシリンジはカテーテル・テーパー規格による経腸ライン専用とするルールと併せて，標準的な誤接続防止システム（図CS7-1）が完成し，日本中に定着したと思われていた．しかし，医療従事者に標準的な事故防止法の知識や安全に対する認識が不足していれば，事故はくり返されるという教訓である．

(2) 不適切なルートと確認不足

不適切なルート整理の仕方がリスクを高め，実施ごとにルートを確認しなかったことが，間違いを発見する機会をのがすことにつながっている．経腸ラインとの誤接続防止，静脈ライン同士の交差，静脈ラインと動脈ラインの交差防止のためにも，ラインを束ねたりせず，ルートを留置部位までたぐって確認するのは鉄則である．

【予防策】

(1) カテーテル・テーパー規格による経腸ライン専用材料の使用

①エンドユーザーである個々の看護師は，標準的ルールを学習する．
②施設の管理者は，経腸ライン専用材料を採用・購入する責任がある．そして，用途ごとに使用するシリンジの色と規格を施設内で統一し，職員に周知徹底をはからなければならない．

(2) チューブ管理の基本の徹底

①接続・注入の際には，ルートを留置部位までたぐって確認する．
②ラインが交差しないように各ラインを離して整理する．
③転記ミスに気をつけて，各ラインに目印や見出しをつける．

以下の事例2〜6は，嶋森好子主任研究者による，平成16年度厚生労働科学研究「医療事故防止のためのヒヤリ・ハット事例等の記述情報の分析に関する研究報告」，同じく平成17年度「ヒヤリ・ハットや事故事例の分析による医療安全対策ガイドライン作成に関する研究報告」を参考とした．

事例2　栄養剤注入時における経鼻胃管留置部位の確認不足

X線で胃管の留置部位を確認することなく栄養剤の注入を開始した事例．患者は認知症があり，頻回に経鼻胃管を自己抜去し，再挿入をくり返していたので，今回も胃管は正しく留置されているだろうと思い，再挿入後，空気注入による胃部の気泡音聴取を行っただけで注入を開始した．事後のX線で，幸いにも先端は胃内に達していることが確認された．

誤って気管へチューブを挿入しそのまま栄養剤を注入すると，あるいは，食道に挿入しても先端が胃に達していない場合は注入物の逆流が起こり，誤嚥や窒息に至る危険の高い重大なエラーとなる．

【リスク要因】
① 神経筋疾患や進行した呼吸器疾患患者，高齢者では，胃管が気管に挿入されても咳嗽反射がみられない場合もある．
② 伝統的に行ってきた空気注入聴診法の正診率は60％以下という報告もあり，また，気泡音を確認したにもかかわらず誤挿入・誤注入事故が発生していることから，この方法のみの単独の評価に頼るのは危険である．
③ 背景には，エビデンスに基づいた評価法の教育・普及の立ち遅れや，経鼻胃管による経腸栄養法の安易な選択があると推測される．

【予防策】
(1) X線による先端部の位置確認の徹底
① X線不透過ライン入りチューブを使用し，挿入ごとにX線で先端が胃内にあることを確認した後，栄養剤の注入を開始する．
② 胃管の鼻腔開口部にマーキングし，チューブのサイズ，X線による確認日時と評価者等の情報を記録し，維持管理の目安とする．
③ 在宅療養などによりX線での確認が不可能な場合には，空気注入音を聴取した後，内容物を吸引し，吸引物が胃液様であり，かつ，pH 5以下の強酸性であることを確認する．

(2) 経管栄養の必要性・適用のアセスメント
① 身体・心理・社会的側面から栄養状態と食事摂取能力を評価し，経管栄養の適用を査定して，不要な経管栄養は行わない．経管栄養からの早期離脱のためのケアを行う．
② 経腸栄養が6週間以上に及ぶ場合には，PEG（経皮内視鏡的胃瘻増設術）を選択する．

事例3　嚥下障害のある患者への不適切な食材提供と不適切な介助

　麻痺のある患者に家族が持ち込みのパンを食べさせ，患者が窒息しそうになった事例．脳梗塞で入院中の70歳の患者に，従来から家族が食事介助をしていたが，この日は夕食後に家族が差し入れのパンを食べさせ，喉に詰まらせた．同室者のナースコールで看護師が駆けつけ，ハイムリック法でパンを除去し，大事には至らなかった．

　麻痺などで嚥下障害のある患者の食事介助は，誤嚥や窒息の危険性が高く，専門的観点から適切な食品と適切な援助方法が選択・実施されなければ，命にかかわる重大な事故となる．

【リスク要因】
① 高齢者や麻痺のある患者は嚥下障害による誤嚥・窒息のハイリスク群であるが，誤嚥リスクの

アセスメントが適切に行われていない.
②パンは嚥下しにくい危険な食材であるが，嚥下障害の患者に適切な食材が選択されていない.
③リスク情報が関係者で共有されておらず，嚥下リハビリ等，専門的なチーム・アプローチが実施されていない.
④危険をともなう食事介助を家族に依頼せざるを得ない看護要員の不足.

【予防策】
(1) 誤嚥・窒息リスクのアセスメント

経口摂取が可能か，食物の選択・摂取方法を判断するために，嚥下機能の総合的なアセスメントを行う必要がある．以下の情報から嚥下機能をアセスメントする．

①全身状態（皮膚・顔色，BMI，血液データ，肺雑音，意識状態・認知能力，運動機能；開口・閉口，咀嚼，嚥下，知覚；口唇・舌・咽頭，口腔内の衛生状態）
②嚥下機能（喉頭挙上：3回/30秒，反復唾液嚥下テスト：3回以上/30秒，水のみテスト：水30mℓを5秒以内に1回でむせなく飲める）
③摂食の観察（嗜好，むせの有無，咀嚼の状態，姿勢，嚥下回数）

(2) 専門家による適切な食事介助

①正しい姿勢を保持する
・重力により食物が胃に移動しやすい坐位，または，嚥下反射の起こりにくい患者の場合には，残渣物が気道に落下しにくいベッドアップ30度を保持する．
・頸部筋の収縮が容易で，嚥下反射を誘発しやすくするために，頸部を軽度前屈させ顎を少しだす姿勢をとらせる．

②正しい食べ方を選択し実施する
・食前に嚥下リハビリテーション，および，口腔ケアを行う．
・一度に嚥下できる1回量としてティースプーン1杯程度を，健側の舌の上に置く．
・意識して咀嚼の動作を行わせ，タイミングよく嚥下させ，気道に残渣が流入しないよう，嚥下直後に呼気を行わせる．

③適切な食材を選択する
・適切な食品：飲み込みやすい食品，舌で押しつぶせる柔らかい食材，食塊形成が容易な食材，とろみをつけた食品を準備する．
・不適切な食品：液体，硬くて咀嚼しにくいピーナッツやせんべい，パサパサしたパンやゆで卵や焼きいも，粘りの強いもちやいも，すすって食べる麺類，水分と固形物に分かれる果物や吸い物．

(3) 家族を含むケアチーム内でのリスク情報の共有
(4) 誤嚥・窒息発生時の危機管理体制の整備

事例4　アレルゲン食材の摂取

甲殻類アレルギー疾患をもつ入院患者が，近隣の弁当屋の弁当を食べた後，アナフィラキシーショックによると思われる呼吸困難を起こした．命にかかわる重大な事故となるところであった

が，幸いにも発症後直ちに抗ヒスタミン剤を投与でき回復した．

　この患者の病院食は甲殻類禁止となっていて，本人もアレルギーを自覚しているので，弁当のエビフライは食していなかった．盛り合わせてあったトンカツを食べており，弁当屋の揚げ油が原因と考えられた．

【リスク要因】
　①原材料にアレルゲンとなる食品が含まれている加工食品や，アレルゲンとなる食材と一緒に調理した調理器具や食材を介してアレルゲンが取り込まれることもあるなど，アレルゲン食材の取り扱いに関する知識が不足していた．
　②患者の生活歴や食生活の情報から食品アレルギーのアセスメントを行うこと，患者に正しい情報を知らせることは，医師・看護師・栄養士の重要な役割であるが，徹底していなかった．

【予防策】
(1) アレルゲン食材の取り扱いに関する正しい知識をもつ
　①食品衛生法でアレルギー表示が義務づけられている5食品（卵・乳・小麦・そば・落花生）
　②食品衛生法でアレルギー表示が奨励されている食品（あわび，いか，いくら，えび，オレンジ，かに，キウイフルーツ，牛肉，くるみ，さけ，さば，大豆，鶏肉，バナナ，豚肉，まつたけ，もも，やまいも，りんご，ゼラチン）
　③上記①②の食品アレルギーの場合，食材が含まれる加工食品や調理器具を介してアレルゲンが取り込まれるとアナフィラキシーショックを引き起こす．
(2) 食品アレルギーのアセスメントとアレルゲン情報の共有
　①初診時，入院時の問診により本人・家族から上記の食品にアレルギーがないか確認し，情報は診療記録により共有化する．
　②ヒューマンエラー防止の観点から，個人別にアレルギー食品をコンピュータで自動的にチェックする献立管理システムを活用する．
　③患者や家族に，アレルゲンとなる食材が含まれる加工食品や調味料等，アレルゲン食材の摂取を防ぐ具体策を教育する．
(3) アレルゲン食材の混入を防ぐ
　①アレルゲンとなる食材と他の食材を一緒に料理しない．
　②食器・調理器具は区分けして使用し，使用前は十分に洗浄する．

事例5　栄養障害

　転倒による外傷で入院した75歳の男性患者に，低たんぱく血漿による強度な浮腫がみられたが，漫然と1400カロリーの粥食が提供され続けた．浮腫により静脈ラインの確保が困難であったため，経静脈的な栄養補給は行われなかった．患者の摂取量にはムラがあり，栄養状態の改善はなかったが，外傷の治癒にともない退院となった．

患者は胃の全摘術の既往があり，1回の食事摂取量が少ないこと，義歯の咬合が悪く，摂取できる食材に制限があること，家族の支援が十分ではないことなどが，栄養状態を低下させたと推測された．

【リスク要因】
(1) 栄養への認識不足
　医師や看護師等，患者を取り巻く関連職種に，患者の栄養評価と適正な栄養確保に関する認識が不足している．入院時の患者の実に40％が低栄養状態であるという報告や，低栄養群の患者の在院日数が長く，合併症の頻度が高いという報告もある[3]．患者の栄養状態を整えることは，医療の質にかかわる基本的事項であるにもかかわらず，診療の主目的に隠れて，問題視されにくいことが問題である．
(2) チーム医療の未熟
　チーム医療が未熟であると，各職種の専門性が生かされない．近年，各医療施設で栄養サポートチーム（nutrition support team；NST）の活動が活発化してきており，栄養療法の標準化，感染症や褥そうの低減などの医療効果が報告されてきている．関連職種の専門的役割が明確に位置づけられたチーム医療が定着すれば，総合的な栄養アセスメントに基づいた，個別性のある適切な医療が提供されると考えられる．

【予防策】
(1) 関連職種の連携による総合的アセスメントと個別ケア
　①医師の栄養指示は，慣例やパターン化されたマニュアルによるのではなく，個別の患者の栄養評価に基づき適切に行う．
　②栄養士は，栄養状態，病態，食生活の情報を総合的に評価し，適切な栄養補給方法を提案する．
　③看護師は，患者の食生活と食行動，食に関する認識と価値の側面から，食と栄養に関する健康問題を査定し，個別のケア計画を立案・実施するとともに，栄養チームによるケアの調整を行う．
(2) 医療体制と医療情報システムの整備による栄養状態のスクリーニングシステムの整備
　①医療情報システムを活用して，低栄養状態の患者や，不適切な栄養指示をチェックできるシステムを構築し，逸脱状態の早期発見と早期対処を可能とする．
　②コメディカル職種の専門的役割と権限を明確に定め，関連職種が専門性を生かした連携ができるよう，チーム医療の体制を整備する．

事例6　絶食すべき患者の摂食

　絶食で経食道心エコー検査（transesophageal echocardiography；TEE）を受ける患者が食事を摂取してしまった事例．新任の医師が，心エコーの伝票に「TEE，絶食」と記載して，経食道心エコーの指示をだした．看護師はTEEの略語の意味がわからなかったが，心エコーの伝票だっ

たので経皮的心エコーと思い込み，絶食の指示に注意を払わず，患者に絶食の指示を伝えなかった．検査当日，医師が診察のために訪室して，偶然，食事をしている患者を見つけて発覚した．患者は検査の延期を余儀なくされた．

手術や検査後の絶食を要する時期の摂食は，患者に嘔吐や誤嚥の危険をもたらす．消化管の手術後であれば，吻合部の哆開や感染など命にかかわる重大な事故となる．また，事例のように，手術や検査の前であれば，患者は診療の中止や延期を余儀なくされ，患者も病院も，時間的にも経済的にも多大な損害を被る．

【リスク要因】
① 医療情報システムが未整備で，食事・栄養の情報管理と手術・検査等の治療情報の管理がリンクしていない場合，情報伝達エラーが生じやすい．
② 不十分なインフォームドコンセント，患者の認知能力の障害など，患者との情報共有が不足しているとエラーが発生しやすい．
③ 絶食の必要性と重要性に関するスタッフの認識不足．

【予防策】
(1) 医療情報システムの整備による食事情報の共有化
① 検査や手術などの診療に関連した食事変更の情報が，栄養士・調理師・看護師・看護助手等の食事業務担当チーム，および，患者・家族と共有できるシステムをつくる．
② 配膳表や食札など，最終行為者である配膳担当者が利用する情報媒体に，「絶食」等の指示情報が表記されるようにする．

(2) 患者の食事摂取時間に合わせて食事を提供する
① 十分に説明していても，配膳すれば，食べてよいと誤解を招くので，摂食が可能となった時点で配膳するようなシステムにする．
② 摂取時間に合わせて食事を提供する体制をつくる．配食から摂取までの時間を適正に管理することは，食中毒の防止や異物混入リスクを軽減させる点からも重要である．

引用文献
1) 川村治子（2003）ヒヤリ・ハット11,000事例によるエラーマップ完全本，医学書院
2) 医療事故防止のためのヒヤリ・ハット事例等の記述情報の分析に関する研究報告（主任研究：嶋森好子，平成16年度厚生労働科学研究）平成17年度3月
3) 今中雄一監訳（2005）医療安全のエビデンス 患者を守る実践方策，医学書院

参考文献
1．アレルギー物質を含む食品に関する表示について，厚生労働省HP
2．加藤順一監修，兵庫県立総合リハビリテーションセンター リハビリテーション中央病院摂食嚥下障害研究会著（2002）看護師のための摂食・嚥下障害アセスメントマニュアル，日総研

3．経管栄養チューブの誤挿入・誤注入事故を防ぐ，医療・看護安全管理情報 No.8（2002.8.15），日本看護協会 HP
4．食物アレルギーの実態及び誘発物質の解明に関する研究（2000～2002），厚生労働科学研究成果抄録データベース
5．聖隷三方原病院嚥下チーム（2003）嚥下障害ポケットマニュアル第2版，医歯薬出版
6．東口高志責任編集（2003）NST が病院を変えた！，医学芸術社
7．東口高志編集（2005）NST 完全ガイド　栄養療法の基礎と実践，照林社
8．Nutrition Support Team Resource Kit.(1995)A.S.P.E.N.ガイドライン

[学習課題]

＊食事・栄養関連事故の要因と対策を考察してみよう．
1．ヒューマンエラーの観点から
2．チーム医療の観点から
3．根拠に基づく医療の提供という医療の質保証の観点から

Case Study 8

手術——患者誤認

[学習目標]

1. 手術に関して患者誤認はどのようなときに起こり，どのような事故につながるのかを理解する．
2. 患者誤認防止策について，その方法・利点・弱点を理解する．
3. 「事象の連鎖」という考え方を通じて，事故のとらえ方を理解する．

はじめに

　手術室は病院内で最も医療事故が起こりやすい場所で，全医療事故の41％が手術室で発生しているとの報告もある[1]．手術室は通常患者が生活する空間とはまったく異なる閉鎖空間であり，手術はその空間に一時的に滞在して行われる処置である．手術室で患者に接するスタッフは，患者との接点がまったくないことが多く，術前・術後の部分にはほとんど関与しない．したがって患者に関する情報共有が希薄になりやすく，術前・術後の連携が不十分な場合には患者に直接影響を与えてしまう．さらに，麻酔という非生理的状況におかれた患者に対して，手術という高い侵襲を加える行為を時間的な制約の中で完遂しなくてはならないので，スタッフは特別な精神的圧力にさらされている．手術室は多職種のスタッフが勤務する一方，手術のために一時的に配置されるスタッフもおり，それら手術に携わる全員がチームとして機能しなければ手術を安全に完遂することはできない．このように，手術室は患者にとってもスタッフにとっても異閉鎖空間であるため，リスクマネジメントにも特異性を理解した視点が要求される．

　ここでは，手術室におけるリスクマネジメントの中で「患者誤認」について，事例をあげながら対策と事例検討のポイントを述べる．

1　手術において生じ得る患者誤認について

　川村が分析したヒヤリ・ハット事例[2]の中から，手術において生じ得る患者誤認についての例をみると以下のようにまとめられる．

①手術件数が多く，順番などの変更が頻発する手術における誤認

　白内障手術のような手術件数の多い手術では，1件あたりの手術時間が短く，1日に行われる件数も多い．手術順番が変更されることもしばしばあり，患者を取り違えやすい．また，手術日や手術時間の変更があって申し込み書類を変更する際，他患者の申込用紙を変更してしまうような事例もある．

②手術室外における手術に関する患者誤認

　術前処置（浣腸や剃毛）の患者間違いや術前訪問・麻酔科診察における患者間違いが報告されている．

③病棟との連携に関する患者誤認

　病棟との連携では手術室入室における患者誤認として，ストレッチャーに異なる患者のカルテをのせておいた事例，病棟への連絡時に，患者名を告げずに「次の人」という連絡を間違った病棟にしたために，他の患者が搬入されてしまった事例がある．また，病棟から手術室に複数患者を同時に搬入すると，入室すべき手術室を誤ってしまうことがある．さらに，病棟との連携では，帰室を間違った病棟に連絡したり，異なる患者のカルテとともに搬出してしまうこともある．

④手術室内で発生する検体の誤認

　手術室内で発生する病理検体における患者名の記載間違いや，複数の手術が連続して行われる場合に複数患者の検体が交錯してしまうような事例にも注意する必要がある．

⑤**左右の誤認**

　患者自体を取り違える誤認ではないが，左右のある臓器においては左右の間違いが起こり得る．手術申込書とカルテの左右記載が異なることや，患者に部位を確認した際に左右を間違って返答されるということがある．

2　手術における患者誤認の事例

　次に具体的な事例を提示する．以下は，1999年1月に横浜市立大学医学部附属病院で起きた手術における患者誤認事故である．同年3月の「横浜市立大学医学部附属病院の医療事故に関する事故調査委員会報告書」[3]と，本事例をもとに同年5月に厚生労働省から発表された「患者誤認事故防止方策に関する検討会報告書」[4]から事故の概要を転載する．

事例1　2人の手術患者を取り違えたまま手術が施行された例

(1) 被害者

　Aさん（74歳，男性）
　　予定されていた手術（心臓）：僧帽弁形成術または僧帽弁置換術
　　実際に行われた手術（肺）：右肺嚢胞切除縫縮術
　Bさん（84歳，男性）
　　予定されていた手術（肺）：開胸生検，右肺上葉切除術，リンパ節郭清
　　実際に行われた手術（心臓）：僧帽弁形成術

(2) 事故の事実経過（下線は筆者）

　2人の病棟看護師が，それぞれAさん，Bさんを病室から業務用エレベータの中まで移送した．その後，病棟看護師のうち1人が病棟に戻り，もう一方の病棟看護師が1人でAさんおよびBさんを4階にある手術室交換ホールまで移送した．

　手術室交換ホールにおいて，<u>AさんをBさんの手術担当の看護師に，BさんをAさんの手術担当の看護師に引き渡したため，それぞれ間違った手術室に移送された</u>．その際に，<u>手術室看護師がBさんの名前を呼びかけたのに対しAさんが返事をしたという</u>．その後，病棟看護師から手術担当看護師への申し送りが行われ，カルテは患者とは離れて本来の手術室に運ばれた．

　Aさんの運ばれた手術室では，麻酔科医が，患者（Aさん）の背中に貼られていたフランドルテープ（心疾患患者用の薬剤を塗布してあるテープ）に気づいたものの，<u>患者を取り違えているとは思わずその場ではがした</u>．

　手術は，3人の執刀医により開始された．患者（Aさん）には，Bさんの腫瘍があると術前に診断した部位と同じところに，嚢胞様病変が認められたため，<u>術前の所見と大きな矛盾はないと判断</u>し，嚢胞の切除を行った．

　Bさんの運ばれた手術室では，手術担当看護師は，患者（Bさん）が十分に剃毛されていないことを麻酔科医から指摘され，剃毛とブラッシングを行った．

複数の麻酔科医および執刀医が，患者の身体的な特徴がAさんと異なっていることや検査所見が術前所見と異なることに気づき議論が行われた．念のため，麻酔科医の一人が手術担当看護師に指示して病棟に確認の電話を入れさせたものの，Aさんは確かに手術室に降りているという返事があったため，患者取り違えに気づくに至らなかった．

手術は，2人の執刀医によって開始された．胸骨心膜切開後，執刀医グループの責任者が手術室に入室し，検査結果を再検討したが，患者取り違えに気づくに至らなかった．左心房を切開し弁逆流試験をすると，予想していたよりも軽度ではあったが病変を認めたため，僧帽弁形成術を施行した．逆流試験にて逆流が消失したのを確認し，手術が終了した．

なお，手術中に，患者（Bさん）へAさんの血液が輸血されたが，幸い血液型が同じであったため大事には至らなかった．

手術後，Aさん，Bさんの順に，それぞれICUに入室した．

Aさんの主治医と麻酔科医は，術後に見込んでいた体重と異なるため，Aさんではないのではないかとの疑いをもった．ICUの医師がBさんを診察し，2人が入れ替わったのかもしれないと思い，Aさんの心音を聴いたところ心雑音が聴かれた．そこで，Aさんに名前を尋ねたところ，患者が入れ替わっていたことが確認された．

事例1は患者誤認における重大かつ象徴的な事故である．患者がひとたび手術室に移送されるとすべてが手術の完遂に向かって動き，それを止めるには相当の根拠とエネルギーが必要とされる．その流れの中での患者に関する情報共有が希薄であることによって生じる「危うさ」を露呈している本事例では，他者が後から検討すればこそ「このときに確認できていれば」と考える場面がいくつかある．しかし，例えば他人の名前を呼んでも返事をするというようなことは日ごろ医療現場に限らず経験しながらも，日常は名前を呼んで患者確認をしている例がある．患者確認が不十分になる要因は，確認の手段と手順が施設内で統一されていないことにも一因がある．したがって，「引き継ぎ時および麻酔導入時，執刀時に患者確認を行う」というように，確認を行うタイミングを明確にし，さらに手術室交換ホールではどのような手段を用いてどのような手順で患者確認を行うか，麻酔時・執刀時は何をもって確認するか，という共通のルールづくりが必要である．手術室ではさまざまな職種がチームとなって手術の完遂に向かって任務を遂行するが，複数職種がかかわるがゆえに責任の所在があいまいになりがちである．確認方法だけでなく，続行を決定する責任者は誰なのかを明確にしておく必要もある．

また，この事例では，Bさんの身体的特徴や検査所見が，本来手術を受けるはずのAさんと異なることに複数のスタッフが気づき，確認の電話を病棟にしたにもかかわらず，患者誤認に気づくことができなかった．このことから，患者誤認を疑ったときの確認の手段も熟考するべきである．

患者誤認事故防止のための対策には，①患者誤認が発生しないための確認手段・手順，②患者誤認が疑われたときの確認手段・手順，そして③患者誤認が発生したときの対応手順が，それぞれ必要である．

以下に,「患者誤認事故防止方策に関する検討会報告書」[4]から,患者誤認防止策を抜粋する.

---

1. 術前訪問時(麻酔科医,手術室看護師)には術前評価だけでなく患者の特徴(例:顔貌,体格,義歯の有無,頭髪の長さ・色,ほくろ,手術痕,四肢血管の特徴など)を文書にして記録し,いつでも確認できるようにしておく.
2. 患者を手術室に移送する際には1人ずつ行う.
3. 主治医が病棟から手術室まで同行する.
4. 名前の呼びかけでなく,名前を患者本人に応答させることにより,患者の確認を行う.
5. 患者を識別するためのバンド等をつける.
6. 患者を識別するために足の裏などにマジック等で氏名を書く.または,幅広の絆創膏に記載して貼り付ける.
7. 病棟から手術室への患者受け渡しの際には,患者と同時にカルテやX線写真などの患者情報の受け渡しを行い,他の患者と入れ替わることのないようにする.
8. 病棟から手術室への患者受け渡しの際には,渡す側と受け取る側の両者が,共同で患者の名前を復唱するなどの方法により患者の確認作業を行う.
9. 手術スケジュールはできるだけ1件ずつ開始時間をずらし,同時に複数の手術が開始されることのないようにする.または,少なくとも同じ病棟の手術が同時間に重ならないようにする.
10. 患者が手術室に入室後,麻酔をかける前に,執刀医または主治医が患者に声をかけ確認する.
11. 多数の手術室を有する病院においては,手術部全体を統括する立場の手術部専任医を配置し,専任医が各手術室を巡回して状況を確認して,各手術室における異変をいち早く把握する.また,各手術室において手術部全体のスケジュールを把握できるように,手術スケジュールや手術の進行状況の一覧表を各手術室に張り出すことを検討する.

これらの手段は,各施設の実情に合わせてアレンジすることは可能であると思われるが,重要なことは,特に4~8の患者の識別方法を用いる場合,複数の手段を組み合わせることである.例えば,リストバンドは単独では万能ではない.装着時の着け違え,転記間違いが起こり得るので,補助的手段と考えたほうがよい.患者本人に名前を名乗ってもらう方法は誤認の可能性を低くすることができる.ただし名乗ってもらう行為が不快感や不安感をもたらすことがあるので,事前の十分な説明が必要である.また,麻酔前投薬を行っていたり,認知障害があったり,疾患や病状によっては自ら名乗ることは困難である場合があるので,その際の確認方法も準備しておく必要がある.そして患者の写真をカルテに入れておくなどの工夫により,患者とカルテを容易に照合できるような工夫ものぞまれる.病状や治療により顔貌が著しく変化することもあるので,いかに変化に対応するかという対策も立てておかなければならない.このように複数の確認手段をもったり,術前に患者の特徴を文書に記録しておくことは,患者誤認が疑われた際の確認手段にもなり得る.さらに,このような対策は個人が思い思いに行うのではなく,施設において患者

確認の方法を統一しておくことが大切である．しばしば「私はこうして確認しているけれど他の人はわからない」ということがあるが，確認方法は施設内で統一した上で個人の対策・対応を加えていくべきである．

事例2では，自己血輸血が取り違えられた例により，「事象の連鎖」(第3章参照)という考え方を通じた事故の要因のとらえ方を述べる．事故の概要は，岐北厚生病院編著『こうして事故は起こった』(日総研出版)[5]より抜粋した(下線は筆者)．

事例2　異なる患者の自己血が術後患者に投与された事例

　病棟受け持ち看護師Aと手術室看護師Bが申し送りを行った際に，申し送り記録の持参品欄に自己血輸血パックが書き落とされていたが気づかなかった．手術室看護師Bは自己血輸血パックを手術室の冷蔵庫に保管したが，手術室看護記録は申し送り記録の持参品欄を写して記載したので自己血輸血パックの記録が抜けていた．手術中に間接介助は看護師B→C→Dと3人交代した．B→Cでは自己血輸血パックの申し送りはあったが，C→Dでは申し送りが途絶えてしまった．手術終了時にDは自己血の存在を知らなかったので，通常は病棟に返却されるはずの自己血輸血パックが手術室に残ってしまった．

　病棟に帰室後，主治医が自己血輸血の口頭指示を行った．指示を受けた看護師Eは，病棟の保管用冷蔵庫に1パックだけあった自己血をとりだして輸血の準備をした．とりだしたのは数日前に手術が終了した別の患者のものであったが，血液パックの名前をまったく見なかったため気づかなかった．ベッドサイドにいた看護師Aが「やっておきます」と言ってパックを受け取り，輸血を開始した．この看護師も血液パックの照合をしなかった．その後，患者は呼吸状態不良となり嘔吐もあったため，主治医・看護師数名が病室を訪れて容態を診察したが，血液パックの名前を確認することはなかった．

　病棟で異型輸血が開始されてしまったころ，手術室では冷蔵庫に自己血輸血パックがあることに気づいていた．通常は病棟にすぐ連絡して届けるのだが，同室で行われていた別の手術が終了しそうだったので，病棟看護師が迎えにきたときに渡すことにした．手術終了時に迎えにきた病棟看護師は，受け取った自己血輸血パックを病棟保管用冷蔵庫に入れたが，そのことが輸血を準備した看護師に伝わったのは業務が一段落してからであったため，輸血ミス(異型輸血)に気づいたのは輸血開始から5時間15分後であった．

　事例2は，手術室と病棟との連携がうまく行われていれば未然に防げた，あるいは異型輸血を早期に発見できたであろうと思われる事例である．本事例は，
　①申し送りの書類に不備があり
　②その書類を書き写して手術室看護記録を作成したので自己血輸血パックの情報が欠けてしまい
　③間接介助の看護師が3人交代したので
　④自己血輸血パックに関する申し送りは間接介助の看護師間で途絶えてしまい

⑤最終の間接介助の看護師は自己血輸血パックの存在を知らなかったので，自己血輸血パックが病棟に返却されず
　⑥たまたま病棟の保管用冷蔵庫には1パックの他患者の自己血輸血パックが残っており
　⑦血液パックの名前を確認しないまま輸血の準備をし
　⑧ベッドサイドにいた別の看護師も，輸血を受け取った際にパックの名前を確認せずに輸血を実施した
ために異型輸血が行われてしまい，さらに，
　⑨手術室に残っている自己血輸血パックには気づいたが
　⑩そのとき行われていた手術が終了しそうだったので病棟看護師が迎えにきたときに渡そうと考え
　⑪受け取った病棟看護師が自己血輸血パックの返却の件を伝えたのは業務が一段落してからであった
ために異型輸血の発見が遅れた，というようにたくさんの事象（＝できごとや考え）が起こっている．

　このように，1つの事例＝事故は1つの原因で起こるのではなく，実にいろいろな事象が連なって生じているのだということがわかる．これを事象の連鎖という[5]．この連鎖をどこかで断ち切れば，事故を防ぐことができるし，影響（被害）も最小限にとどめることができるということを知ることは，事故を分析するのに重要な視点である．この連鎖を断ち切るための工夫が事故防止のための対策，ということになる．さらに，それぞれの事象には必ず背後要因があるので，対策を考える際には背後要因を含めて手を打たないと根本的な解決にはならない．しばしば背後要因こそが真の原因である．例えば，異型輸血が行われてしまった最終段階の⑥・⑦・⑧において，なぜ病棟の保管用冷蔵庫に他患者の自己血輸血パックがあったのか，なぜそのパックをとりだしてそのまま輸血準備したのか，という疑問があり，この事象の背後要因は，
　　a）数日前に手術が終了した患者の自己血が医師の指示でそのまま保管用冷蔵庫に入っていた
　　b）冷蔵庫には自己血が1パックしかなかったので，当該患者のものであると思い込んだ
　　c）術後であり業務を円滑に行わなければならない，という気持ちがあった
　　d）輸血の指示が口頭指示であった
　　e）血液の管理は使用する部署に任せられていた
　　f）もともと自己血がその患者のものであることを照合する伝票はなかった
　　g）自己血管理は受け払い簿のみで管理されていた
　　h）輸血手順はあったが，自己血輸血の手順はなかった
など，多数あげられる．また，a），e），f），g），h）のような背後要因は，この事故の要因が単に個人的な確認不十分という問題だけではなく，組織全体のシステム的な要因もあったことを示している．このように背後要因を詳細に検討することによって，よりよい対策（＝解決方法）を立案することができる．

　手術に関連して生じる事例を検討する際には，必ず関与する複数の職種・部署が協力し合わなければならない．それは，一部の職種だけで検討すると偏った見方になり，背後要因がみえにくくなるため，十分な検討ができなくなることと，検討過程が理解されない場合には，しばしば決

定事項が守られにくくなるからである．複数の部署・職種で検討する場合には，よい話し合いの方法や事例分析のテクニックによって，合理的な問題解決が期待できる．

おわりに

　手術室は複数の職種で構成される．利用する診療科・病棟など多様な部署のスタッフが，互いの関係を良好に保ち協力しあっていかなければ，容易に危険な環境に陥ってしまう．

　手術室における患者誤認の防止のためには，手術室入室から手術の完遂，帰室までの各ステップにおいて，携わるスタッフが確実に確認すること，および，責任を明確化することが重要である．

引用文献

1) 中田精三編著（2003）THE BEST NURSING　手術室看護の知識と実際，p.208，メディカ出版
2) 川村治子（2003）ヒヤリハット 11,000 事例によるエラーマップ完全本，pp.51-59，医学書院
3) 横浜市立大学医学部附属病院の医療事故に関する事故調査委員会報告書（1999）
   http://www.cute.to/~dent_rie/zikotyousa.htm.
4) 厚生労働省（1999）報道発表資料「患者誤認事故防止方策に関する検討会報告書」
   http://www1.mhlw.go.jp/houdou/1105/h0512-2_10.html.
5) 岐北厚生病院編著（2004）こうして事故は起こった，pp.14-32，日総研出版
6) 河野龍太郎（2004）医療におけるヒューマンエラー　なぜ間違える　どう防ぐ，pp.47-60，医学書院

参考文献

1. 岐北厚生病院編著（2004）こうして事故は起こった，日総研出版
2. 小松原明哲（2003）ヒューマンエラー，丸善

[学習課題]

1．手術室が他の部署と異なっている点と，それがなぜ患者誤認につながるか説明してみよう．
2．手術に関して生じ得る患者誤認に対する対策はどのようなものがあるか説明してみよう．
3．事例1を「事象の連鎖」という観点から分析してみよう．

演 習

KYT（危険予知訓練）

KYT とは

　KYT（危険＝K　予知＝Y　トレーニング＝T）は，数十年前に日本の工業界で，作業者の事故や災害を防ぐことを目的に開発された手法です．イラストや写真のシートにより，そこに潜んでいる危険な要因に気づいていく訓練法です．

　KYT のシートは，危険が潜んでいることへの気づきを与えてくれるツールです．普通の風景の中に潜在している危険要因，すなわち危険な行動や危険な状態に気づくことは大切なことです．KYT は，そうした気づきを与えてくれる訓練であり，気づくことによって私たちはその危険を回避しようとする行動をとります．その意味で，KYT は事故防止に有効な手段といえます．

KYT を行うにあたって

　KYT では，私たちが見慣れているごく普通の情景をシートにする必要があります．ことさらに危険な情景を描いて，その危険を言い当てることはしません．シートのイラストや写真そのものにとらわれてしまうと，イラストや写真の間違い探しになったり，危険当てクイズになったりしてしまいます．そうではなくシートの情景から，まだ何も見えてはいないけれども，何かの行為，何かの変化，何かの作用が加わることによって，危険が発生することを予測することに KYT のねらいはあります．

　危険をもたらす人の行動や環境の状態を危険要因とし，その結果としての危険（エラー，事故）を一連の文章として表現したものを「**危険ストーリー**」とよぶことにしました．危険ストーリーは，「○○すると，△△して，××になる．」「○○なので，××になる．」というような文型で表現します．この危険ストーリーをたくさん考えだすことがポイントです．

　この危険ストーリーをあげていく基盤には，その事柄への幅広い知識と経験，想像力が求められます．どんなときにどんな危険が起きやすいか，どんな環境下でどんなヒューマンエラーが起きるのか，そうした可能性を，これまでに蓄積してきた知識や経験を生かし，事前に危険に気づき，自らの行動にあてはめて考えます．そして危険を回避する行動を実践すること，それが KYT の目的です．最終的には危険回避の行動化ですから，KYT は，一人称で考えること，自分がこれから作業を行おうとするシートの人物になったつもりで考える必要があります．

やってみましょう

　　KYT は奥深く，その実践方法にも多種ありますが，ここでは気づくことの訓練に焦点をしぼっていますので，対策案については省略しています．次ページ以降に，KYT のイラストシートを用意していますので，実際に KYT を行ってみましょう．

　　KYT は複数の人が集まって行うと効果があるといわれています．KYT を行う際の原則はブレーンストーミングで話し合うことです．他者の意見を否定したり批判したりしてはいけません．他者の意見にさらに上乗せをして，よりよい意見にしていくことが重要です．

　　各シートをみて，どのような危険ストーリーを考えることができるでしょうか．まずは，やってみてください．シートの裏面には，一般的な「**危険ストーリー**」をあげていますが，これは例の一部です．次に，これらの「危険ストーリー」から「**特に知ってほしいこと，気づいてほしいこと**」の一部も文章化していますので，参考にしてください．

＊KYT シート裏面の上段「**S：危険ストーリー**」では，それぞれのストーリーの最後に ➡ と N 番号をつけています（S：Story, N：Notice）．N 番号は，下段の「**N：この危険ストーリーから特に知ってほしいこと，気づいてほしいこと**」の番号に対応しています．

　　例）　S①：危険ストーリー　➡ N[1]
　　S①の危険ストーリーで特に知ってほしいこと，気づいてほしいことは，N[1]を参照してくださいという意味です．

KYT シート 01

【状況設定】

あなたが朝のミーティングを終え，9時切り替えの点滴（2層バッグ）に混注をしていると，医師が注射指示書を持ってやってきました．

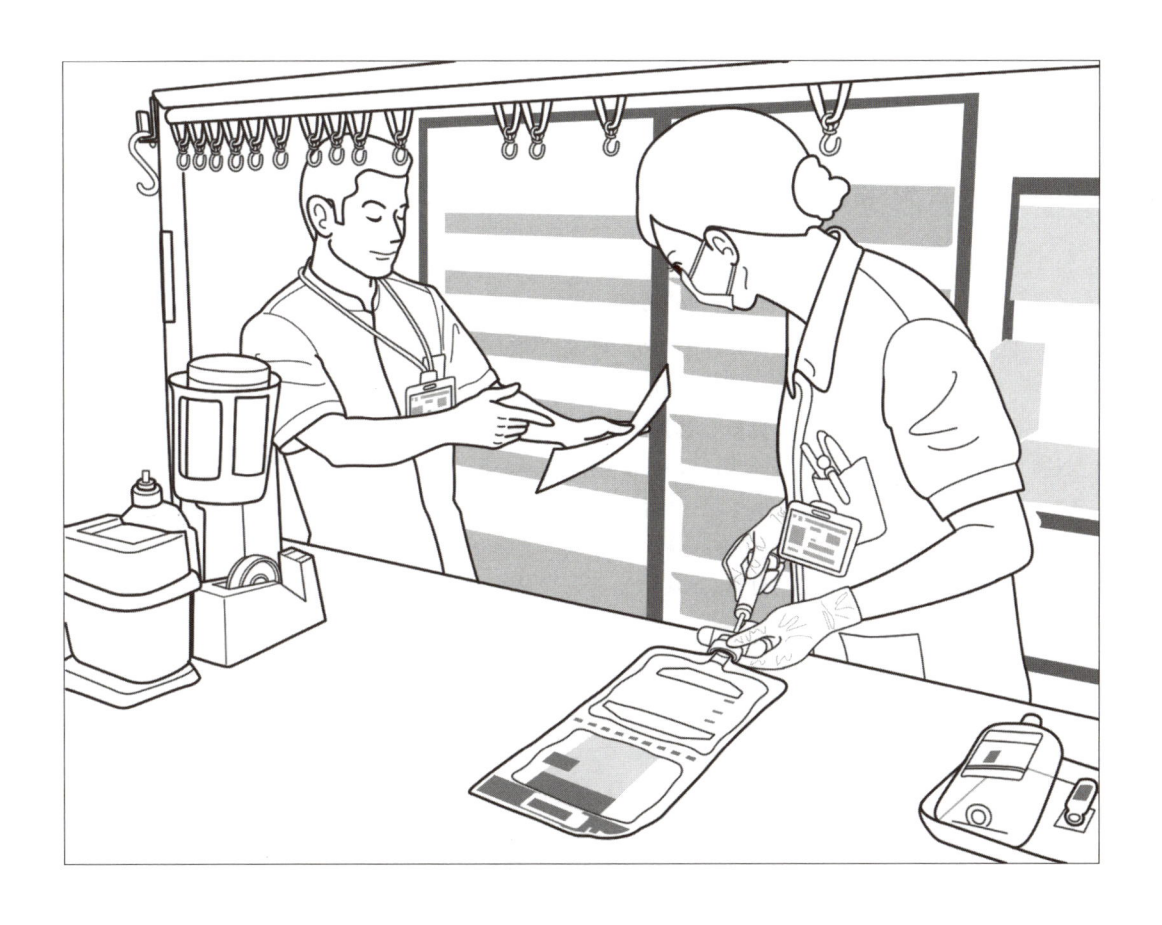

あなたは，上の場面から危険ストーリーをいくつ考え出すことができますか？

・・・▶ 危険ストーリーの例は次のページにあります

KYTシート01

S：危険ストーリー

S①：注射の混注作業の途中で話しかけられよそ見をすると，それまでしていたことを忘れて，混注していた注射薬を間違える．➡N①
S②：2層になっている点滴バッグは，隔壁開通して使用することに気づかずそのまま使用すると，不適切な薬液の注入となる．➡N②
S③：注射針のような鋭利な用具を用いて手作業するときに，手元を見ないで作業をすると，針刺し事故を起こす．➡N③
S④：注射指示の変更を医師から受ける場合に，指示書をきちんと見ないで耳で聞くだけだと，聞き違えて指示内容を間違える．➡N④
S⑤：業務が集中している朝の時間帯には割り込み業務が多いので，看護師の集中力が分散して，ヒューマンエラーによる忘れが多くなる．➡N⑤

N：この危険ストーリーから特に知ってほしいこと，気づいてほしいこと

N①：やむを得ず作業中断となる場合は，どこまでの作業が終了しているかがわかるようにメモなどで残すこと，記憶に頼らないことが大切です．
N②：薬液が2層になっている意味と，その正しい取り扱い方を理解します．
N③：注射作業をするときは，作業をしている手元をきちんと見ながら作業することが鉄則です．また，しっかり見る（目視する）ことが確認行為です．
N④：耳で聞くだけでは，聞き間違いの伝達エラーが起こります．指示に関しては，聞いたことは必ず復唱しますが，注射指示は，指示書に記入されたものを受けることを原則とします．
N⑤：朝9時の看護師の業務分担について，チーム内で考え合いましょう．

KYTシート02

【状況設定】

あなたは，採血した針付きの注射器を廃棄ボックスに捨てようとしています．

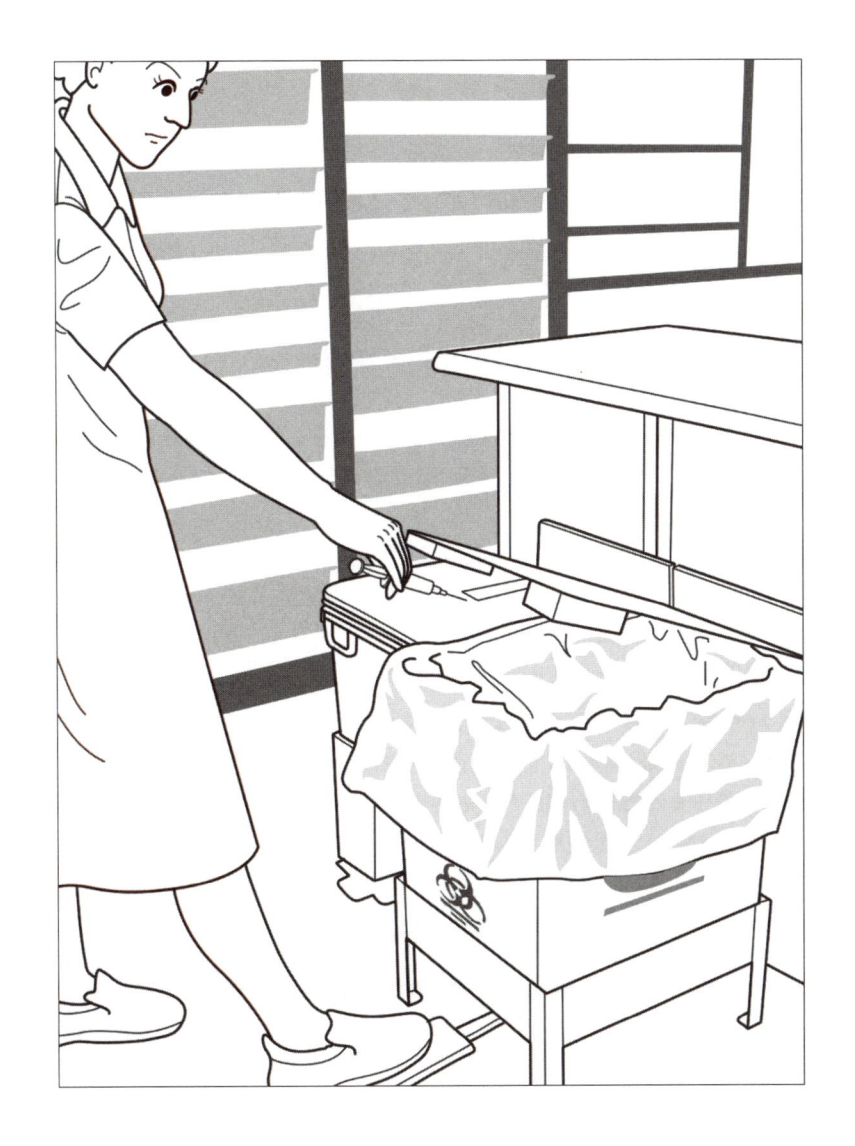

あなたは，上の場面から危険ストーリーを
いくつ考え出すことができますか？

・・・▶ 危険ストーリーの例は次のページにあります

KYT シート02

S：危険ストーリー

S①：手袋を忘れると，血液に触れ感染する．➡N①
S②：針にキャップがないまま持っているので，針刺しをする．➡N②
S③：バイオハザードマークが袋やカバーで隠れていると，ごみ分別を間違える．➡N③
S④：針を廃棄するには間口が広く，大きいボックスなので，ボックスが倒れたときに針が刺さる．
S⑤：しっかり廃棄ボックスのふたを開けてないと，ふたにぶつかり針が落ちて足に刺さったり，血液汚染する．➡N④

N：この危険ストーリーから特に知ってほしいこと，気づいてほしいこと

N①：採血時は，直接血液に触れることがないよう，感染防止のために手袋を着用する必要があります．
N②：採血に使用した針は，その場で直ちに針用の廃棄ボックスに廃棄するシステムにします．または，直接手で針を持ったりせず，ペアンでつまむなどで処理するようにします．
N③：バイオハザードマーク（感染性産業廃棄物マーク）の意味を理解してください（資料1参照）．各医療施設で取り決めをしているごみの分別方法について，知っておく必要があります．
N④：使用後の汚染された針などの刃物を処理する方法について知っておきます．針刺しなど医療者が2次的災害の受傷者とならないことが重要です．これまで，血液感染によって，医療者が劇症肝炎になった例もあります．

資料1　バイオハザードマーク（生物学的危険指標）

公衆衛生の保持および病原微生物の拡散防止の観点から，より安全な取り扱いを必要とする感染性廃棄物の容器に貼付することがのぞましいとされている国際規格のマーク．「感染性産業廃棄物マーク」ともよばれている．感染性廃棄物の種類によってマークの色は次のように赤，橙，黄の3色に区別されており，一目で関係者にわかるように配慮されている．

バイオハザードマークの色分け

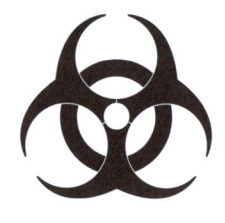

色	感染性廃棄物の種類と具体例	梱包容器
赤	液状・泥状のもの（血液など）	廃液などがもれない密閉容器
橙	固形状のもの（血液がついたガーゼ，汚染物がついた紙オムツなど）	丈夫なプラスチック袋を二重にして密封
黄	鋭利なもの（注射針，メスなど）	貫通しない堅い密閉容器

演習：KYT（危険予知訓練）　　**245**

KYTシート03

【状況設定】

あなたは，他の看護師が読み上げた注射指示書の薬をシリンジに吸い上げているところです．

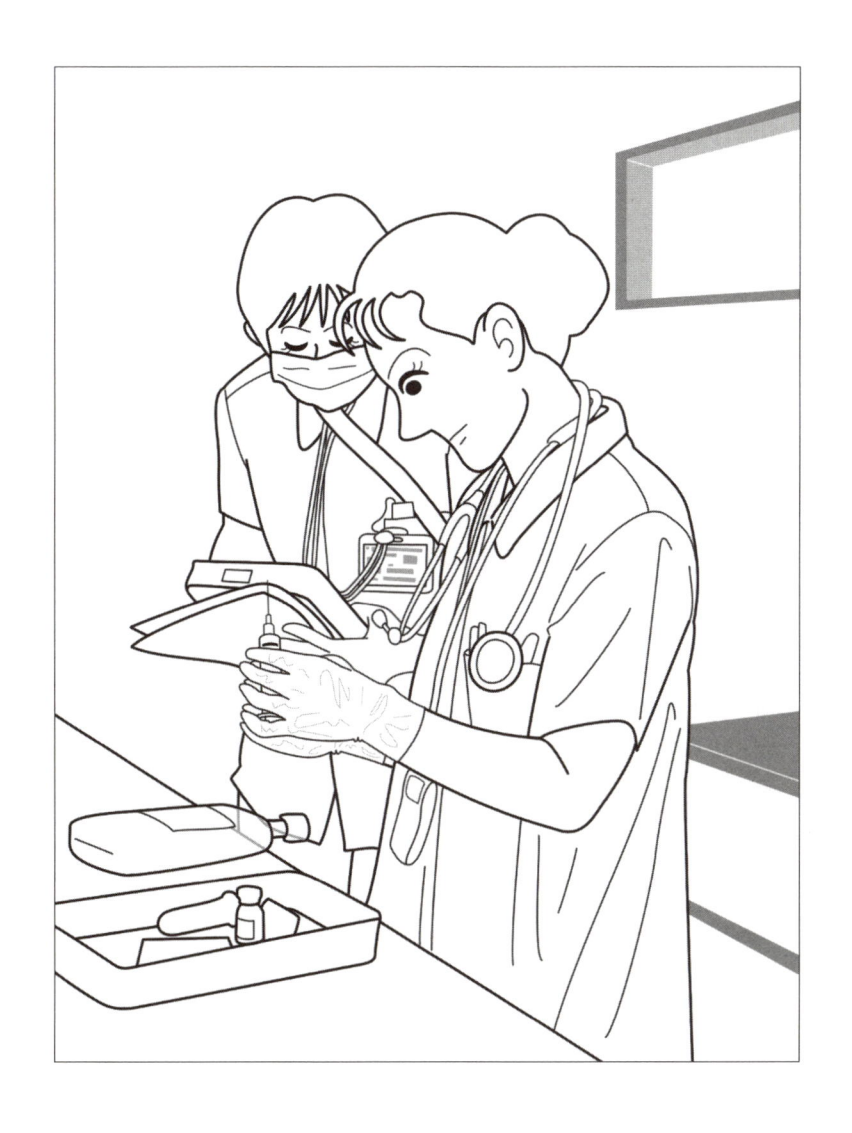

あなたは，上の場面から危険ストーリーを
いくつ考え出すことができますか？

・・・▶ 危険ストーリーの例は次のページにあります

KYTシート03

S：危険ストーリー

S①：ダブルチェックには，㋑2人が同時に同一のものを見て確認する仕方，㋺1人が指示書を読み上げ，もう1人がそれを聞きながら薬剤を見て確認する仕方，などがあるので，それが明らかになっていないと，2人がそれぞれ違うところを見たりしてダブルチェックにはならず，指示内容を間違える．➡N①

S②：点滴注射の作業行為中に話しかけると，注意力が散漫して注射作業を間違える．➡N②

S③：作業中にPHSが鳴り，それをとると作業中断となって，業務行為を間違える．➡N②

S④：点滴ボトルや使用するシリンジをトレーの中に入れていないと，他の患者のものと取り間違う．➡N③

S⑤：薬液の混注作業をしている看護師が，身体に聴診器やPHSをつけているので，それらがブラブラして作業行為が不潔になる．（中心静脈栄養の混注時であれば，不潔操作となる．）➡N④

N：この危険ストーリーから特に知ってほしいこと，気づいてほしいこと

N①：ダブルチェックの正しいやり方に慣れましょう．原則として，同時に同一のものを2人が見られる場所に置き，一方がその内容を読み上げ，他方がそれを指でなぞって，また指差し呼称をするなどして確認します．

N②：注射作業中の作業中断を，実施中の者も他者も引き起こさないように配慮していきましょう．

N③：注射作業においては，作業中の薬剤の設置や作業台の使用について，つねに整備しながら行います．乱雑に扱わないこと．

N④：薬液の調合作業（溶解したり，混注したりなど）をするときは，作業者は感染防止に配慮して，不要な不潔操作にならないようにします．

KYT シート 04

【状況設定】

あなたは，注射薬品棚から注射薬をとりだそうとしています．

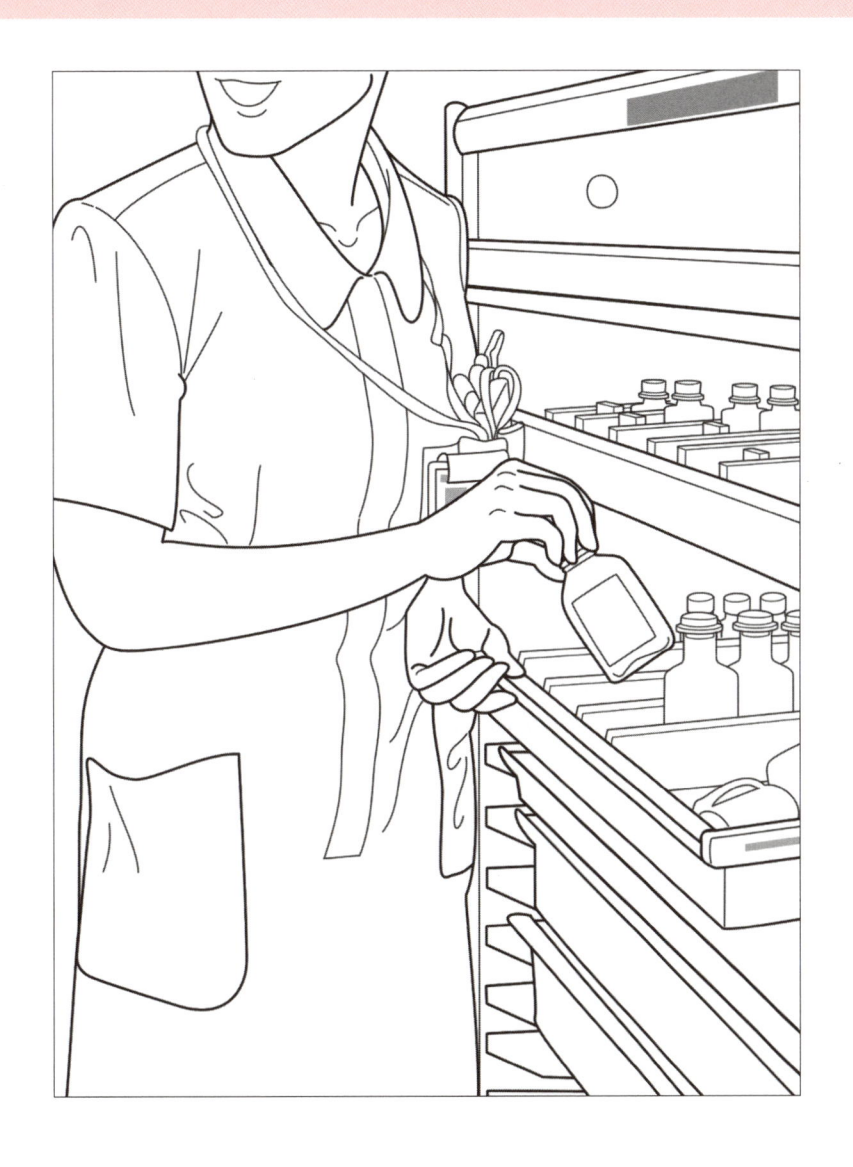

あなたは，上の場面から危険ストーリーをいくつ考え出すことができますか？

・・・▶ 危険ストーリーの例は次のページにあります

KYTシート04

S：危険ストーリー

S①：注射指示書を見ないで，また薬品を見ないで行うと，薬品を間違ってとりだしてしまう．
➡N①

S②：作業に集中せず，よそ見をしたり，しゃべりながら行うと，とりだす薬品を間違える．
➡N①

S③：1人で薬品の準備をすると，とり間違っても気づけない．➡N②

S④：看護師の胸ポケットにたくさんのもの（ペンやハサミ）が入っているので，それらが棚に引っかかったり，注射アンプルの上に落ちて破損する．➡N③

S⑤：棚が仕切られて薬品が並べられているが，薬品の並べ方や表示方法がはっきりしていないと，外形の一部分のみで判断してしまい，類似した形状の容器，類似した表示ラベルの薬品と見間違う．➡N④

N：この危険ストーリーから特に知ってほしいこと，気づいてほしいこと

N①：薬品を準備する際は，必ず注射指示書を持ってそれを見ながらとりだします．薬品の準備は棚からとりだすところから始まっています．それは「薬品の3回確認」の1回目の行為です．

N②：注射業務についてのダブルチェックシステムに習熟し，サインすることを遵守していきます．

N③：安全業務における身支度を整えましょう．

N④：類似した容器で点滴ボトルやバイアル，アンプルが薬品棚には並べられているので，外形の一部分のみで判断せず，薬品は必ず手にとってみて，表示ラベルと注射伝票の指示とを確認することが大切です．

KYTシート05

【状況設定】

あなたは，全介助で患者を車椅子からベッドへ移そうとしています．

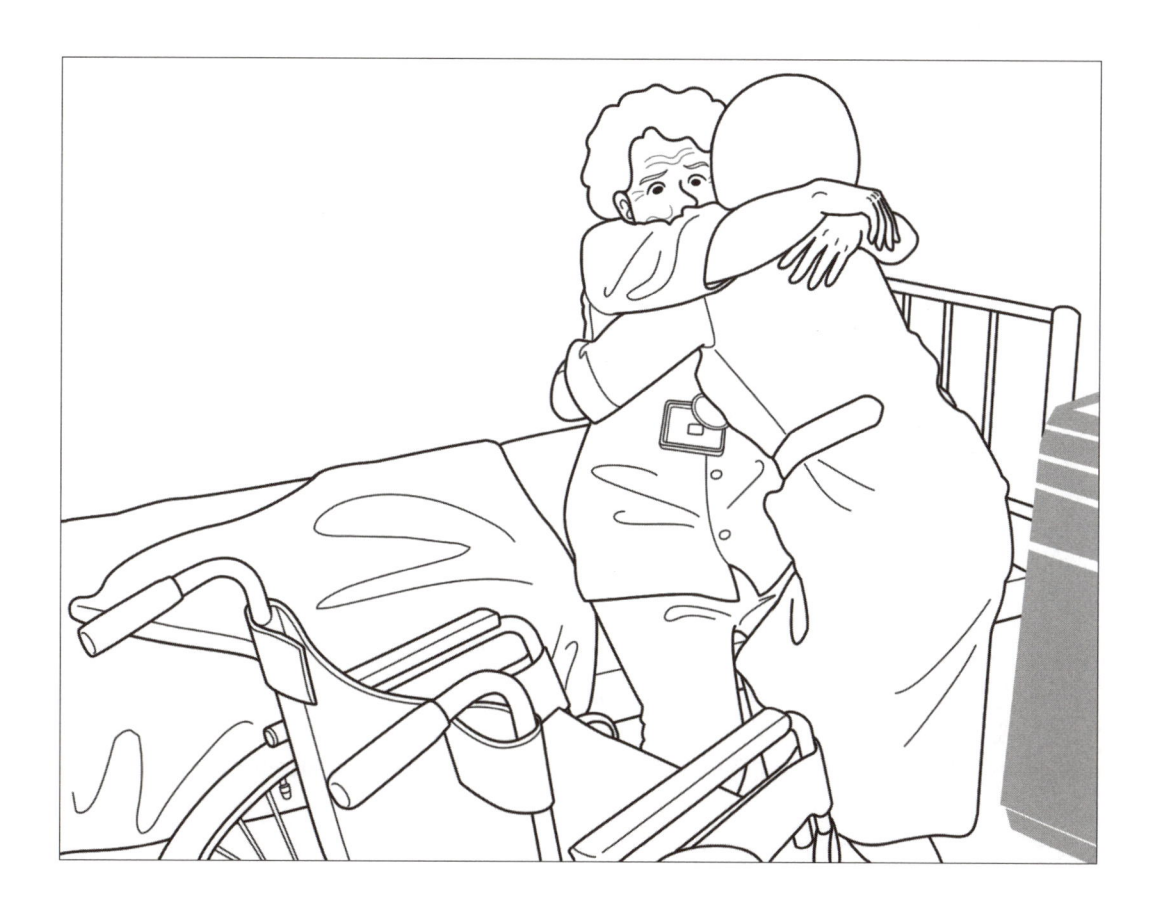

あなたは，上の場面から危険ストーリーを
いくつ考え出すことができますか？

・・・▶危険ストーリーの例は次のページにあります

KYTシート05

S：危険ストーリー

S①：介助者が適切な姿勢での移動介助をしないと，バランスを崩し，患者・介助者ともに転倒してしまう．➡N1

S②：車椅子の配置や操作が不適切であると（ストッパーがかかっていない，フットサポートが上がっていない，ベッドに近づけていない），移動介助時の障害となって転倒する．➡N2

S③：患者が靴をきちんと履いてなかったりスリッパを履いていたりすると，滑って転倒する．➡N3

S④：移動時に，足元に何かあったり，つまずきやすい環境になっていたりすると，転倒する．➡N3

S⑤：下肢の手術などで，安静度に応じた介助（加重の不可や脱臼予防など）が守られないと，脱臼や再手術を引き起こす．➡N4

S⑥：介助者の声かけがなければ，患者の不安増強につながる．➡N5

S⑦：患者の状態に合ったベッド柵の設置をしていないと，患者がベッドに移ったあとベッド柵につかまれず，バランスを崩してベッドから転倒・転落する．➡N6

S⑧：患者のADLアップをめざしているのであれば，ベッド柵を適切に設置していないと，患者がつかまって起き上がれず，また車椅子への移動もしにくいことから離床が遅れてしまう．➡N6

N：この危険ストーリーから特に知ってほしいこと，気づいてほしいこと

N1：移動時の介助技術について，介助者が適正に習熟していることが求められています．全介助なのか部分介助なのかで介助方法が異なります．また，車椅子とベッド間の移動に際しては，患者の麻痺側によって車椅子をベッドのどこに置くかが問題になります．患者の健側が，移動しようとするベッドまたは車椅子の近側になるように配置します．

N2：車椅子を安全に使用するためのポイントを覚えましょう．車輪がついているものなので，ブレーキがしっかりかかることが第一であり，安全確認，安全操作が大切です．

N3：患者自身の身支度や周囲の環境への配慮をしましょう．

N4：患者の身体状況をアセスメントし，患者に合った方法で介助します．医療者の不適切な介助で，患者に2次的な障害を与えてはなりません．

N5：誰でも身体の移動を他者に託すことには，不安が生じます．自分自身で動けないことに対する心理状態を考慮し，かつ安全を確保しているという介助者の態度や言動が重要な意味をもちます．

N6：患者の自立をめざすための配慮や工夫として，ベッド柵などの物的な環境対策は重要です．患者が動くことで転倒・転落のリスクが生じますが，そのリスクの軽減をはかり，ADLをアップし自立支援に向けてのケアこそが，専門的知識をもった医療者の実践といえるでしょう．

KYTシート06

【状況設定】

あなたは，輸液ポンプを使って，薬液の注入を開始しようとしています．

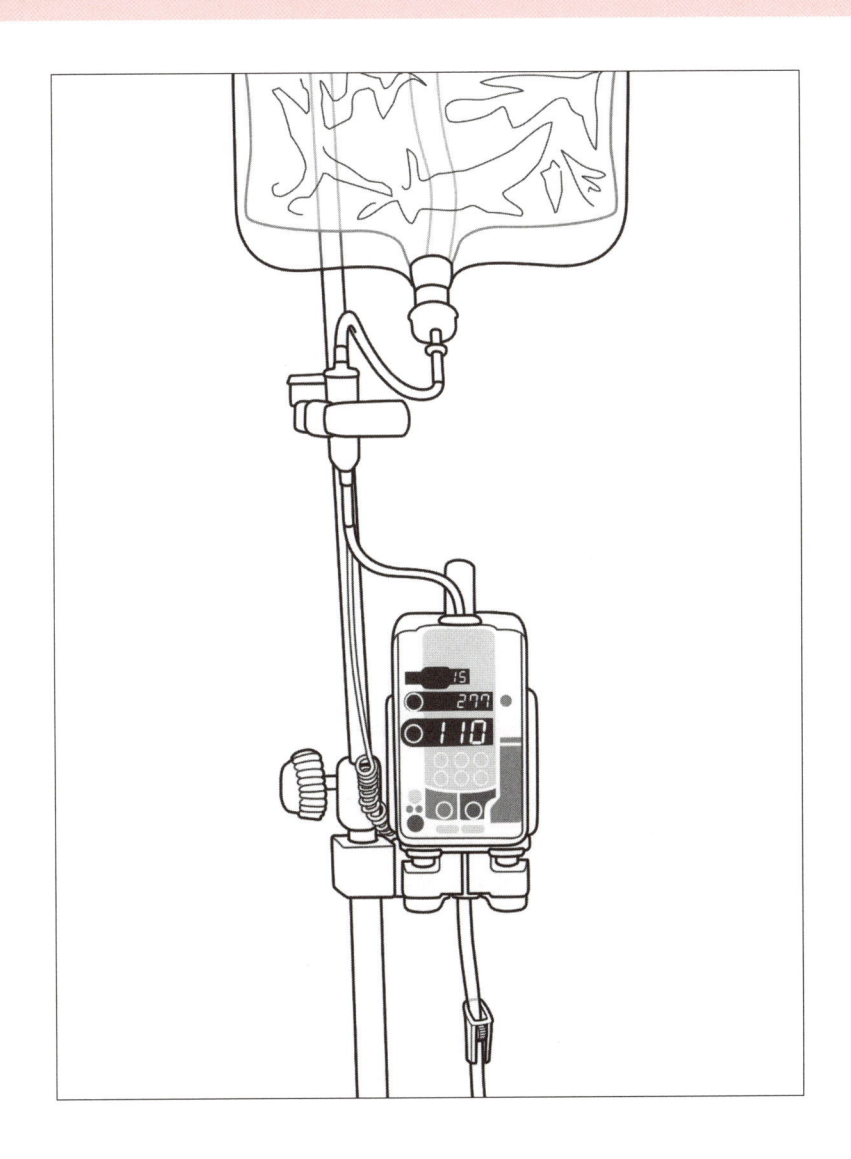

あなたは，上の場面から危険ストーリーをいくつ考え出すことができますか？

▶ 危険ストーリーの例は次のページにあります

KYTシート06

S：危険ストーリー

S①：電源コードがつながっていない場合，内蔵バッテリー量を確認していないと，バッテリー切れが起きる．　➡N①

S②：輸液ルートが屈曲しているので，閉塞する（閉塞アラームが鳴る）．➡N②

S③：何らかのルート操作やポンプ操作をした後で，点滴ルートのクレンメを開放せずにポンプをONにすると，閉塞アラームが鳴る．逆に，クレンメを閉め忘れて点滴ルートをポンプ本体から外すとフリーフロー（過量注入）となり，使用薬剤によっては生命の危険を招く．➡N②

S④：輸液セットの滴数の選択（20滴／mLまたは60滴／mL）がポンプの設定値と合っていないと，流量ミスとなる．➡N②

S⑤：点滴プローブ（滴落検知器）を正しく設置しないと，滴下状態が確認できず，流量異常が起きる．また，点滴プローブのセンサーに直射日光が当たるとセンサーが感知できない．➡N②

S⑥：輸液ポンプ固定台のネジがゆるんでいると，ポンプが落下し破損する．➡N③

⬇

N：この危険ストーリーから特に知ってほしいこと，気づいてほしいこと

N①：医療機器を使用するための作動確認は基本です．

N②：点滴治療を行うにあたって，輸液ポンプやシリンジポンプの精密医療機器の使用は必須となってきています．しかも，薬剤，輸液ポンプやシリンジポンプ，周辺医療器材（輸液セットなどのチューブ類）を一連のものとして，適正に組み合わせて使用していく必要があります．輸液ポンプは，流量制御方式と滴数制御方式に2大区分されており，それぞれの特徴をもっています．

　ここでは，具体的なポンプの取り扱い方法については述べませんが，輸液ポンプやシリンジポンプが作動する原理や，その操作方法，トラブルシューティングやアラーム対応についての知識をもち，正しい使用ができるようにトレーニングしていくことが必要です．

　特に，微量注入をする薬剤においては，ポンプの操作方法を間違うと患者の生命にかかわること（フリーフローとなった場合など）をしっかりと念頭におき，ポンプ使用時の確認チェックリストを使用するなどして，安全操作を心がけましょう．

　フリーフローとは，輸液ポンプから輸液セットを取り外す際に，輸液セットのクレンメの閉め忘れにより，輸液剤が過量投与されることをいいます．

N③：精密医療機器ですので，安全使用のための確認が必要です．点検やメンテナンスを行う臨床工学士と連携していきましょう．

KYTシート07

【状況設定】

あなたは，吸引器（メラサキューム）を設定して胸腔ドレナージを開始しようとしています．

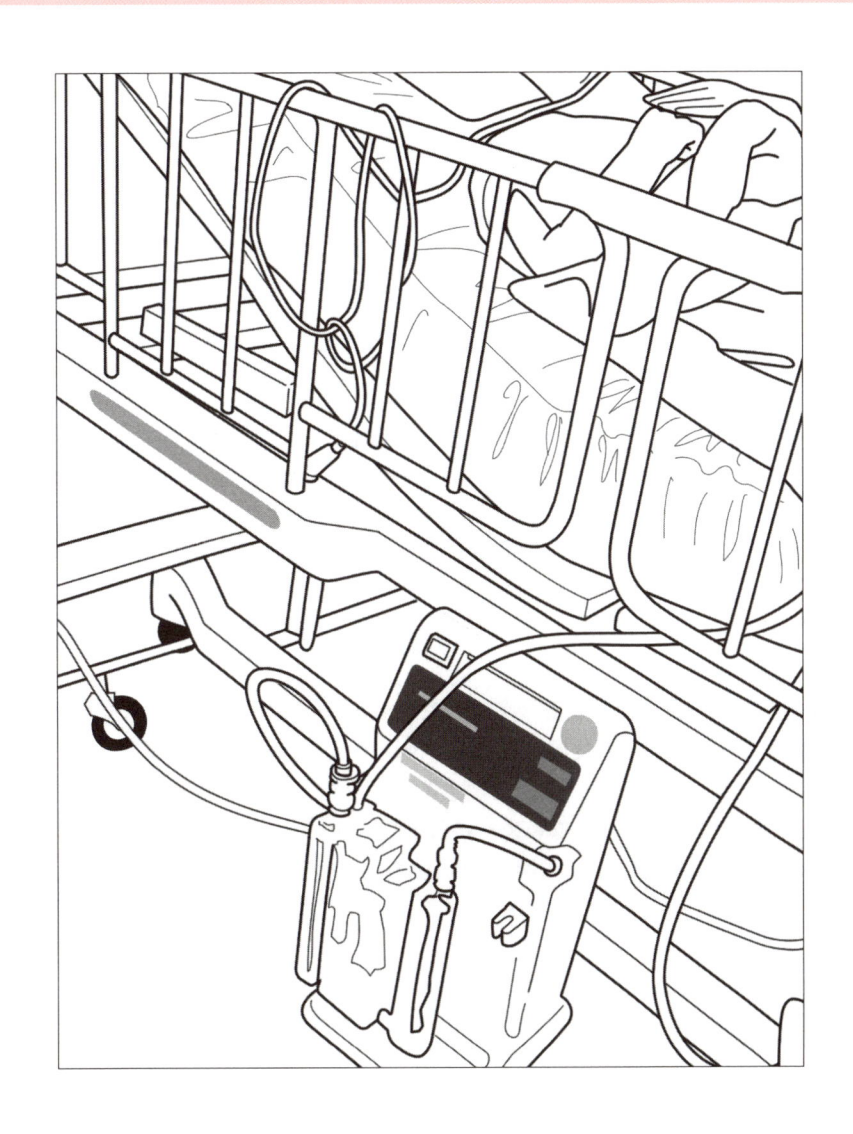

あなたは，上の場面から危険ストーリーをいくつ考え出すことができますか？

・・・▶ 危険ストーリーの例は次のページにあります

KYTシート07

S：危険ストーリー

S①：チューブ類が整理されておらず，チューブ類の側にナースコールがあるので，患者がナースコールを押そうとたぐり寄せようとしたときに，間違えて胸腔ドレーンを引っ張ると，抜けてしまう．➡N1
S②：ナースコールが患者の首をまたいでいるので，首のトラブルになる．➡N2
S③：胸腔ドレーンが屈曲していると，メラサキュームがきちんとした圧で吸引できなくなる．➡N3
S④：チューブ類が整理されてないと，ベッドアップしたときにチューブが引っ張られて，ナースコールのコードの断線やチューブの接続が外れる．➡N4
S⑤：胸腔ドレーンにゆとりがないと，患者の体位変換をする際にドレーンが引っ張られて抜けかかってしまうことがあり，有効にドレナージされない．➡N4
S⑥：医療者が床のコードを足で引っかけたり，患者が柵を外してベッドサイドに下りようとしてメラサキュームが倒れ，液がこぼれて機械トラブルが起こる．➡N5

N：この危険ストーリーから特に知ってほしいこと，気づいてほしいこと

N1：ナースコールは患者が手元ですぐに押せるようにセッティングしておく必要があります．身体にたくさんのチューブ類が設置されている場合はなおのことです．また，患者が不穏状態にある場合の不要なチューブ抜去は避けなければなりません．
N2：精神状態が不安定になっている患者の場合，自殺企図の危険性があることも十分配慮する必要があります．
N3：ドレーンチューブの管理は重要です．患者側（挿入口）からチューブをたどり観察チェックをします．固定の位置，吸引圧，排泄量などを観察しましょう．
N4：ベッドアップや患者の体位変換など患者ケアを行う際の，医療者の不注意によるドレーントラブルを引き起こさないようにしましょう．
N5：床のコード類の整理もして，思わぬ事故が起きないように環境整備をしましょう．

KYTシート08

【状況設定】

あなたは，点滴ボトルに混合薬液を入れているところです．

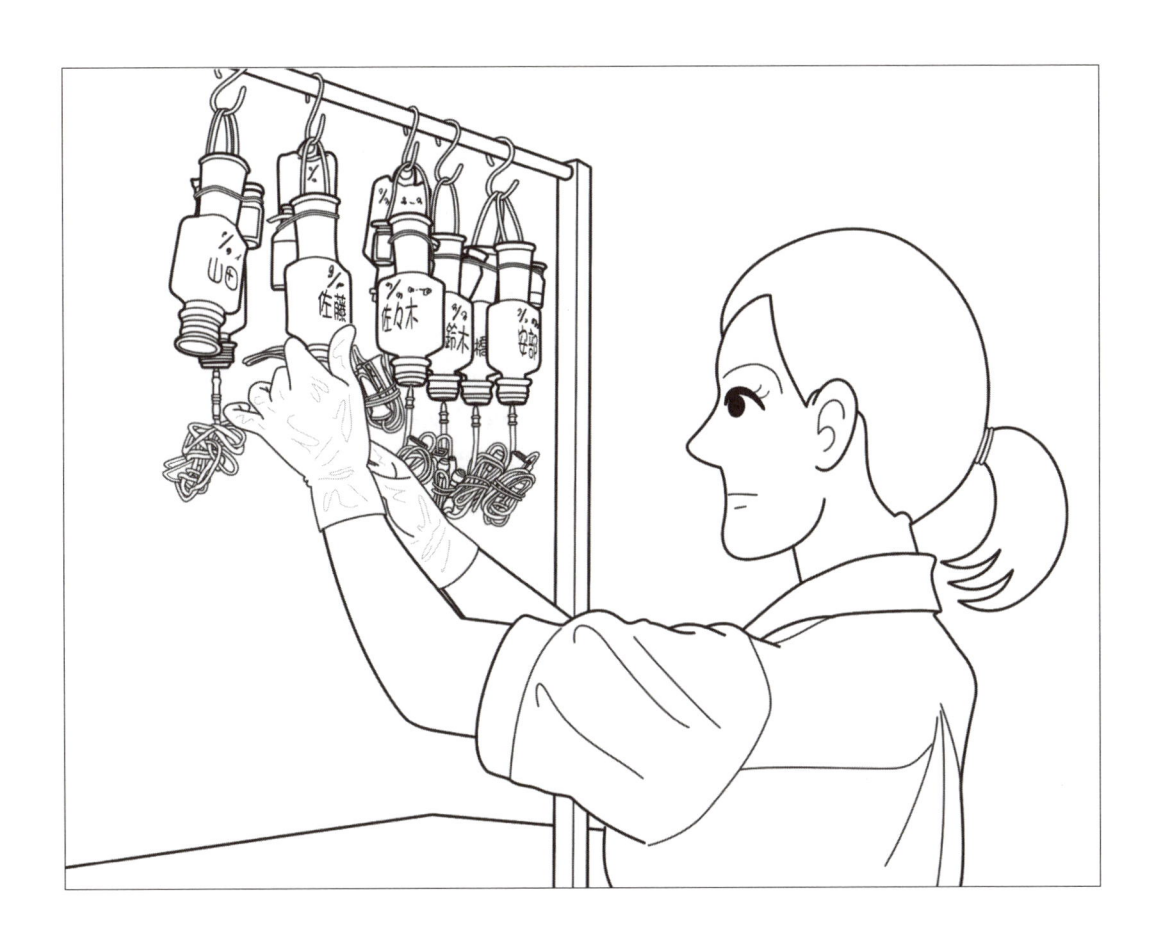

あなたは，上の場面から危険ストーリーを
いくつ考え出すことができますか？

・・・▶危険ストーリーの例は次のページにあります

KYTシート08

S：危険ストーリー

S①：1つのフックに複数のボトルをかけており，多くのボトルをぶら下げた状態で混注すると，どれに混注したのかを忘れて間違える．➡N①

S②：ボトルの患者名はフルネームで表示されていないと，患者間違いをする．➡N②

S③：混注バイアルの容量の表示がないと，キットに溶解した薬剤の容量がわからなくなり，誤薬になる．➡N③

S④：混注前に輸液セットを連結してしまっているので，混注忘れをしてしまう．➡N④

N：この危険ストーリーから特に知ってほしいこと，気づいてほしいこと

N①：1患者1トレーで準備することの必要性を理解します．

N②：同姓患者による間違いを防止します．

N③：キットで使用できるバイアルには容量が0.5gのもの，1gのもの，2gのものなどがあります．注射指示に従って混注しますが，その容量の表示をしておかないと，他の医療者にはわかりません．現物への正しい表示は，注射指示書との照合時に必要です．

N④：流れ作業の落とし穴です．先にすべてのキットに点滴セットを連結しておくのは作業効率は上がりますが，そのことにより混注作業などの大事なことを忘れてしまうことにもなりかねませんので，注意しましょう．

KYTシート09

【状況設定】

あなたは，口腔吸引をしているところです．

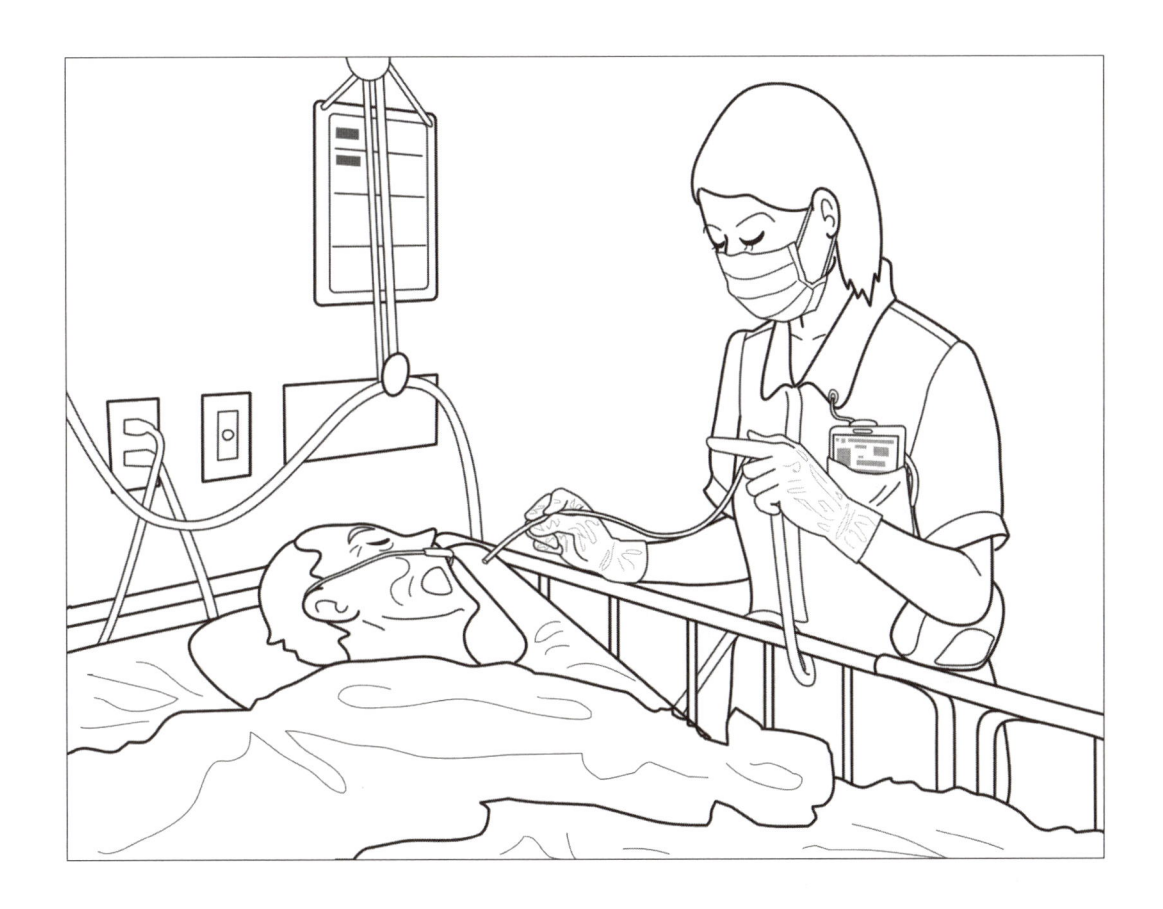

あなたは，上の場面から危険ストーリーを
いくつ考え出すことができますか？

▶ 危険ストーリーの例は次のページにあります

KYT シート 09

S：危険ストーリー

S①：長時間吸引をすると，低酸素状態をきたす．➡N①
S②：過度な吸引を行うと，口腔内の粘膜を傷つける．➡N②
S③：吸引の刺激があると，患者が嘔吐し，誤嚥をきたす．➡N③
S④：痰の飛沫が医療者の手指や着衣などに付着すると，他の患者への媒介となる．➡N④
S⑤：患者が吸引の必要性を理解できず吸引の苦痛があると，不穏状態となり，看護師や器物に危害を及ぼす行動をとる．➡N⑤

N：この危険ストーリーから特に知ってほしいこと，気づいてほしいこと

N①：呼吸状態が悪い患者によっては口腔吸引で低酸素になるので，SpO_2モニターで確認しながら吸引することも必要です．吸引圧が高すぎるのはよくありません．吸引前に適切な吸引圧の値になっていることを確認しましょう．

N②：口腔内の粘膜に強い吸引圧で吸引チューブが吸い付き，それをはがす際に吸い付いた粘膜を傷つけないよう，ていねいなテクニックでやさしく吸引をすることが必要です．

N③：N②同様ていねいなテクニックを必要としますが，痰が硬かったり，深いところに貯留したりしている場合には，吸入を施行して痰をやわらかくしたり，痰を排出しやすい体位にしたりすることも必要です．呼吸器ケアの実際を学習しましょう．

N④：痰からMRSAを検出している患者の吸引時は，感染のリスクを拡大しないように対処しましょう．

N⑤：痰を吸引することは患者の呼吸状態をよくする行為であっても，吸引それ自体は患者にとっては苦痛をもたらす行為です．吸引を患者が拒否する場面を多く見かけます．苦痛を軽減するようなテクニックをもつことと，患者への声かけを忘れないようにしましょう．

演習：KYT（危険予知訓練）　　**259**

KYT シート 10

【状況設定】

あなたは，食事介助をしているところです．（この患者は認知症があり，介助なしで食事を摂取することができません．）

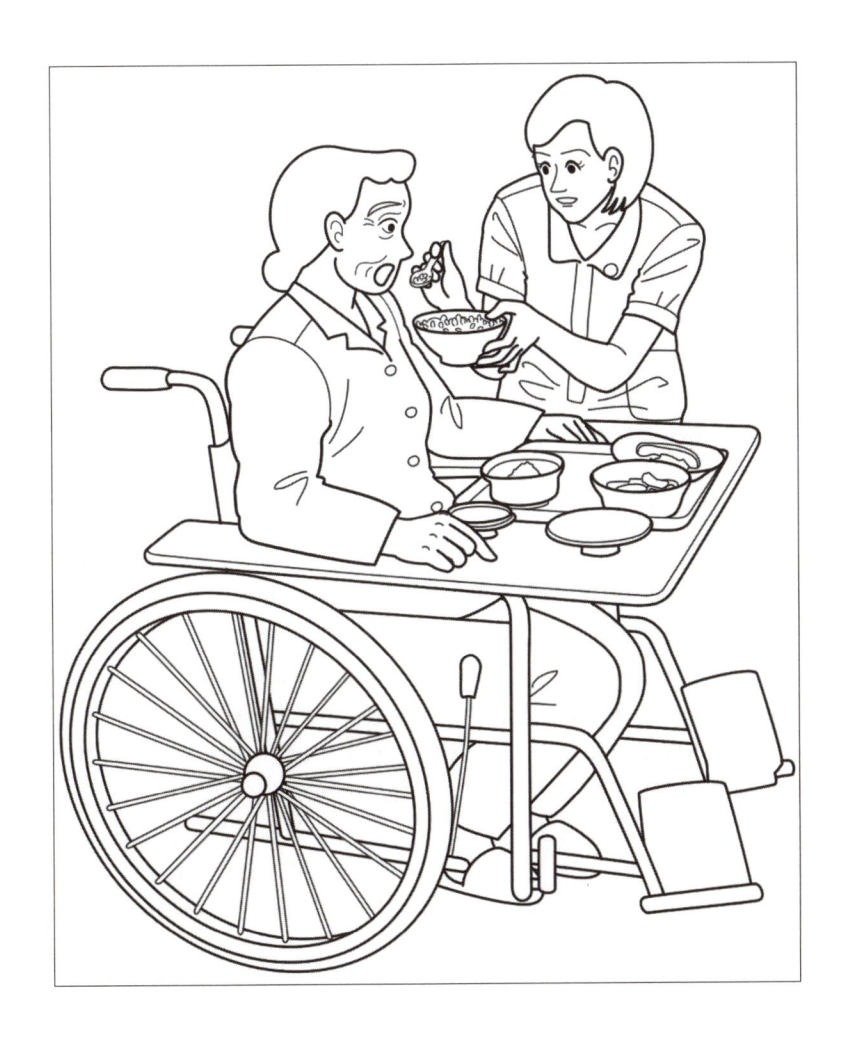

あなたは，上の場面から危険ストーリーをいくつ考え出すことができますか？

・・・▶ 危険ストーリーの例は次のページにあります

KYTシート10

S：危険ストーリー

S①：しっかりと座位姿勢を保持して嚥下しないと，むせたり誤嚥したりする．➡N①

S②：患者に半盲があると，お膳の置き方によっては認識できない部分があり，患者がわからずに触って皿をひっくり返す．➡N②

S③：患者が状況認識ができず急に立ち上がると，ストッパーをかけ忘れていた場合，車椅子の車輪が動き出して追突したり，転倒したりする．➡N③

S④：患者状態（この場合は意識障害の程度等）を考え，個々の患者の状態やペースに合わせた食べやすい環境づくりにしていないと，不穏や危険行為，拒否行為が出現する．➡N④

S⑤：患者の食事の摂取状況に合わせた調理の工夫をしていないと，誤嚥し窒息する．➡N⑤

N：この危険ストーリーから特に知ってほしいこと，気づいてほしいこと

N①：後ろに反り返った不自然な姿勢で嚥下するとむせやすくなり，誤嚥します．また，車椅子に乗車して静止しているときは深く座り，フットサポートの上に足をのせないで，フットサポートを上げて床に両足をしっかりとつけた状態にしましょう．そうすれば，背が反り返ることもありません．

N②：患者の病態を把握することは，安全なケアには必須です．

N③：車椅子の安全な操作についてはN①に記していますが，ここでは，患者自身の判断能力が低下している状況であることを考慮しなければなりません．予想しない危険性をともなう患者行動に際して，医療者が見守りをすること，また，やむを得ず見守りができない場合の，車椅子乗車時の安全ベルトの装着も考慮しましょう．

N④：患者にとって楽しく，また安全に食事ができる環境をつくることは看護上大変重要なことです．そうすることで，食事制限がなされているなかでもより食欲がアップしたり，意識レベルの低下している患者の誤嚥を防いだり，認知症の患者が不穏になることもなく食事摂取ができるようになるでしょう．また，個々の患者の摂取できるペースに合わせて介助することが大切です．当たり前のことですが，飲み込んでいないのに次々に口の中に食事を入れてしまうと，誤嚥もするし，食事介助に不信感を覚え，患者が食事を拒否してしまうこともあることを認識しておきましょう．

N⑤：食材や調理方法によっては，むせや誤嚥のもとになります．栄養士や調理師との連携をとっていきましょう．

KYT シート 11

【状況設定】

あなたは，酸素マスクを用いて患者に酸素吸入を始めたところです．

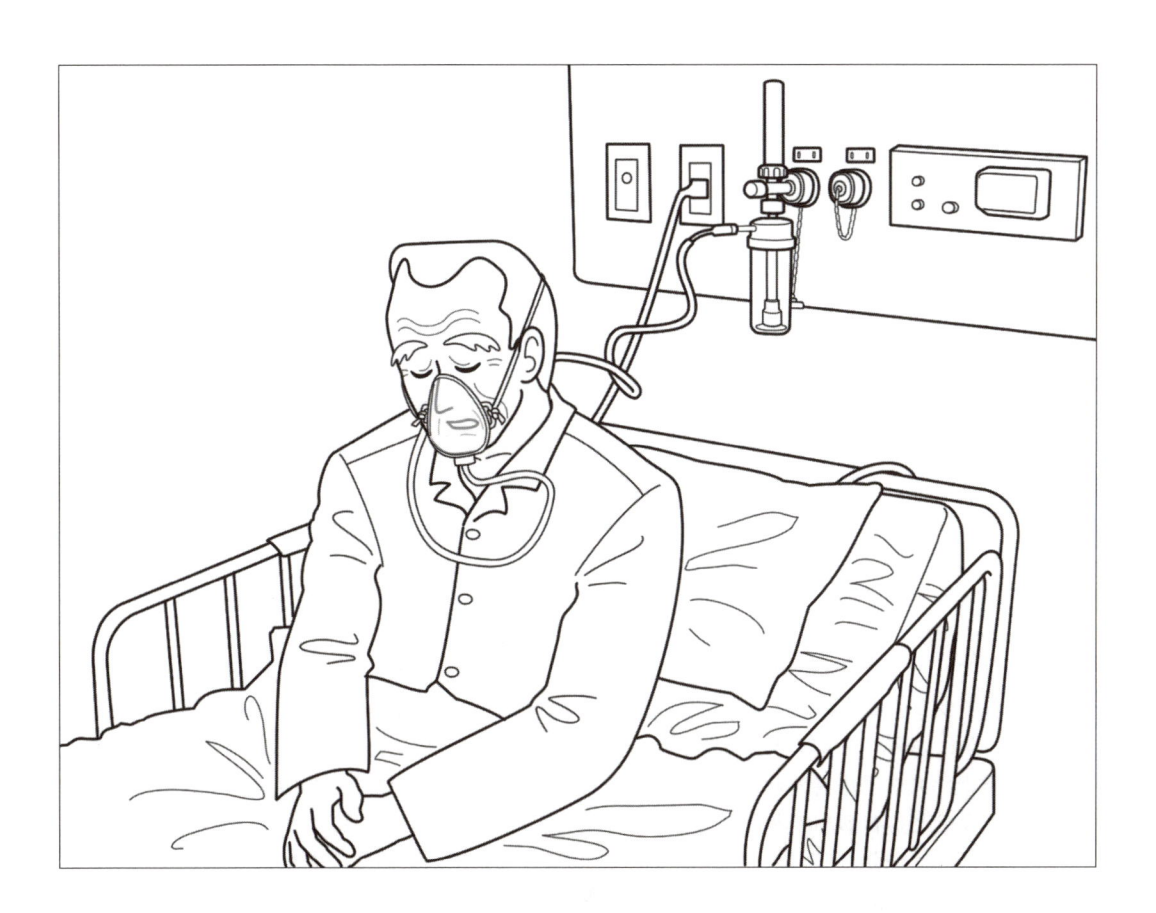

あなたは，上の場面から危険ストーリーを
いくつ考え出すことができますか？

・・・▶ 危険ストーリーの例は次のページにあります

KYTシート11

S：危険ストーリー

S①：酸素チューブがからまって患者の身体にまきつくと，酸素チューブが外れて，酸素の吸入ができない．➡N①
S②：酸素チューブが短いと，体位変換をした際，チューブが抜ける．➡N①
S③：酸素の加湿器に水が入っていないと，酸素の加湿がされない．➡N②
S④：患者の背もたれがないと，座位保持が困難となって，患者はなお息苦しくなる．➡N③
S⑤：マスクの大きさが合わないと，酸素がもれて有効な酸素量の吸入ができない．➡N④
S⑥：患者の呼気が排出されるルートを確認しておかないと，窒息する．➡N④
S⑦：患者が酸素吸入の必要性を理解できなかったり，酸素マスクによる不快感があったりすると，自らマスクを外してしまい，低酸素になってさらに病状が悪化する．➡N⑤
S⑧：加湿器の水滴が電源に落ちると，漏電する．➡N⑥

N：この危険ストーリーから特に知ってほしいこと，気づいてほしいこと

N①：酸素吸入を実施していくうえで基本となる酸素チューブの長さに関することです．患者はベッドの上で動くことを前提に，チューブが長すぎても短すぎても，からまったり抜けたりしてしまうことを念頭においてチューブの長さを調整します．

N②：酸素を吸入する際，酸素に加湿がされていないと乾燥した酸素を吸入することになり，気道粘膜に障害を与えます．ですから，水分を通して湿気のある酸素吸入をしますが，酸素3ℓ程度くらいまでは加湿は不要といわれていますので，カニューレ（鼻口用）使用では加湿はいりません．しかしマスクによる酸素吸入は，カニューレ以上の酸素を吸入する目的で使用するので，加湿が必要です．最近は加湿器を使用せず，ディスポーザブルの製品を加湿に使用しているところも増えています．

N③：息苦しさや呼吸困難の出現において酸素吸入が実施される場合，患者の体位は重要なポイントです．いわゆる横隔膜を下げて胸郭を大きくする起座位をとります．その際，いかに安楽に座位姿勢を保持できるか，背当てなどで体位の調整をはかります．

N④：酸素マスクは患者の頬に密着している必要があります．マスクの脇から酸素がもれるようだと，有効な酸素量を供給できません．しかし呼吸は吸気と呼気で成り立ちます．吸気にばかり目がいき呼気のルートを確認しないで酸素吸入を行い，呼気のルートがふさがれていたために患者が窒息したという事例も報告されています．この場合は，マスクの両側にある穴の確認が大切です．酸素がもれないようにと，この穴をふさいでしまわないようにしましょう．

N⑤：酸素マスクに慣れなかったり，病状が急に悪化した場合など，患者は現状認識ができないことが多く，不快感から酸素マスクを自分で外してしまうことがよくあります．息苦しいからこそ酸素吸入をするのですが，そのためにはマスクなどを顔につけなければならず，そのことによる不快感の方が勝ってしまうのです．患者の心身の状態をよく観察し，SpO_2モニターの活用もしながら，低酸素によってさらに引き起こされるリスクについて理解しましょう．

N⑥：水ものと，電気系統とは離れた位置に設置します．医療現場では処置を行う際，水を使用することが多いので，電気コンセントの設置場所や扱いについて留意することは重要です．

KYT シート 12

【状況設定】

あなたは，患者を検査室へ移送していくために，廊下の角を曲がろうとしています．

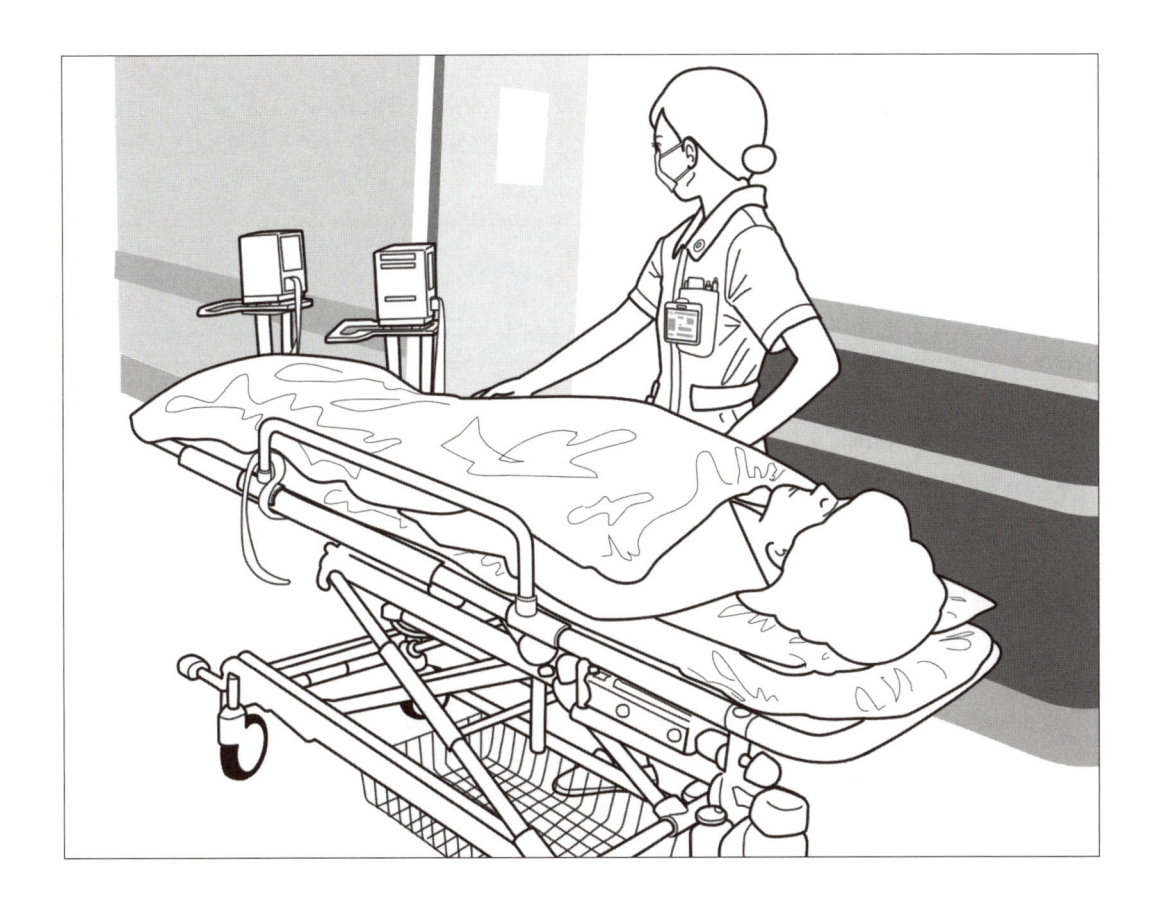

あなたは，上の場面から危険ストーリーをいくつ考え出すことができますか？

・・・▶ 危険ストーリーの例は次のページにあります

KYTシート12

S：危険ストーリー

S①：進行方向ばかりを見ていると，患者の状態変化に気づけない．➡N[1]
S②：ストレッチャーを看護師1人で操作していると，廊下の角を通るときに曲がりにくく，壁にぶつかる．➡N[1]
S③：ストレッチャーが通るときに廊下に物品（医療機器）などがあると，ぶつかってストレッチャーに乗っている患者に振動や衝撃を与える．➡N[2]
S④：ストレッチャーで患者を移送しているとき，速いスピードで廊下の角を急に曲がると，乗っている患者にめまいが起きて，気分不快になる．➡N[2]
S⑤：ストレッチャーの安全ベルトを締め忘れていると，患者がストレッチャーから転落する．➡N[3]
S⑥：患者が急に動きだすと，ストレッチャーの柵を乗り越えて転落する．➡N[3]
S⑦：ストレッチャーの車輪にごみがたまっている（整備不良がある）と，車輪がスムースに動かず壁にぶつかる．➡N[4]

N：この危険ストーリーから特に知ってほしいこと，気づいてほしいこと

N[1]：ストレッチャーは，できれば患者の頭側と足側で2人で移送することがのぞましい．このとき，頭側には必ず看護師がつき，患者の顔色などを観察しながら移送します．

N[2]：患者の病状によっては，安静に臥床していることがよいのですが，検査などのためには移動する必要がでてきます．そうした場合，寝た状態で移送する手段がストレッチャーです．寝た状態で動くので，ストレッチャーの動きの振動は全身に及びます．静かに動かすことはもちろんのこと，曲がり角はゆっくりと進みましょう．
　　ストレッチャーでスロープを移送する場合，上りは頭側を先に，下りは足側を先にして進みます．
　　ストレッチャーが通る廊下には，ストレッチャーが通りやすいように，物を置かないようにしておきます．

N[3]：移送時の安全ベルトの締め忘れや，柵の上げ方が中途半端であったりして，患者がストレッチャーから転落したという事故も起こっています．ストレッチャーの幅は狭いので，患者が体を横に向けると落ちそうにもなります．ベッド柵はしっかりと上げましょう．

N[4]：ストレッチャーは手動の四輪車です．ストッパーはしっかりとかかるように，また車輪がスムースに動くように車輪にまきついたごみをとって，整備点検が必要です．

付　録

用語の解説

医療安全管理者	各医療機関の管理者から安全管理のために必要な権限の委譲と，人材，予算およびインフラなど必要な資源を付与されて，管理者の指示に基づいて，その業務を行う者（厚生労働省「医療安全管理者の業務指針および養成のための研修プログラム作成指針」（2007）より）．
医療 ADR	ADR とは，Alternative Dispute Resolution の頭文字をとったもので，裁判外紛争処理と訳す．医療事故などを契機とした紛争に対応する裁判以外の方法の総称．特に注目されているのは，当事者（医療者，患者・家族など）同士の対話を促進させることによって，信頼関係を再構築させ，お互いが納得のいく方法を模索する対話型医療 ADR とよばれるもの．
医療過誤	医療事故の一分類．医療従事者側の過失によって起こった医療事故のこと．医療法施行規則では，「誤った医療または管理を行ったことが明らかであり，その行った医療または管理に起因して，患者が死亡し，若しくは患者に心身の障害が残った事例または予期しなかった，もしくは予期していたものを上回る処置その他の治療を要した事案」（第9条の23）と定義されている．
医療事故	医療にかかわる事故の総称．医療従事者の過失・過誤の有無を問わない．医療法第6条の10では，「医療機関に勤務する医療従事者が提供した医療に起因し，または起因すると疑われる死亡または死産であって，当該医療機関の管理者がその死亡または死産を予期しなかったもの」と定義され，医療事故が発生した場合には，病院，診療所または助産所の管理者は，遅滞なく事故の日時，場所，状況等を医療事故調査・支援センターに報告しなければならないと定められている．
医療事故防止センター	特定機能病院，臨床研修指定病院，国立病院機構の病院等には，医療事故の届け出が義務づけられている．この届け出先として，2004年7月に日本医療機能評価機構内に開設された組織．同センターでは，届けられた医療事故情報の集計・分析を行い，医療安全に役立てられるように，その分析結果を公表している．

インシデントレポート	臨床現場において，患者に直接の被害を及ぼすには至らなかったが，ヒヤリとしたり，ハッとしたりした事例（ヒヤリ・ハット事例）の報告書．実際の事故に至った場合の報告書として，アクシデントレポートがある．
看護職賠償責任保険	看護職が，業務に関連して他人の身体や物などに損害を与えたり，人格権を侵害したりした場合，法律上負担しなければならない損害賠償責任を補償する保険制度．日本看護協会の会員（開業助産師を除く）だけが加入することができる．
危険予知訓練（KYT）	Kiken Yochi Trainingの略として，KYTとも呼ばれる．医療事故を防ぐために，作業に潜む危険を予知する力を養う訓練のこと．イラストや映像などを教材として用いられることが多い．医療においては臨床現場において主に活用されてきたが，近年，看護基礎教育における医療安全教育法としても注目が集まっている．
クオリティマネジメント	リスクマネジメントやセイフティマネジメントの概念を包括するもので，医療機関の利用者の要望に配慮しつつ，医療安全を確保し，医療機関の機能と提供する医療の質を改善・向上させる取り組み．
クリニカル・ガバナンス	英国において，医療の質・安全を確保するために導入された包括的プログラム．病院管理者に対し，医療の質向上を図る責任，具体的には，情報公開と説明責任をはたし，継続的な改善を遂行することを求めていくもの．
コンフリクトマネジメント	事故やヒヤリ・ハットなどによって発生する紛争状況（コンフリクト）をマネジメントし，訴訟や不信といったマイナスの状況に発展することを防ぐ．
根本原因分析法（RCA）	RCAは，Root Cause Analysisの略で，すでに発生した事故の原因を分析する手法の一つ．個人の問題だけに帰するような表層的な原因分析ではなく，組織などシステムの原因にまで分析を進めることができる．米国退役軍人病院患者安全センターが医療事故の分析に採用し，多くの医療機関で活用されるようになった．
SHELLモデル	事故発生後に原因を分析する方法．医療事故の分析によく使われる．事故の状況を，Software（手順・指示），Hardware（機器・設備），Environment（環境・雰囲気），Liveware（人間：他の関係者），Liveware（人間：当事者）の要素に分類し，当事者（L）の周りにあるさまざまな要因（S，H，E，L）により事故を分析する．

スイスチーズモデル	医療事故の発生過程を説明したモデル．スイスチーズには穴が無数に開いており，それをシステムの不備にたとえている．いくつかのシステムの不備が重なり合ったときに医療事故が起きるが，その過程を，何枚かのスイスチーズを重ねたときに，チーズの穴が直線上に位置して，貫通状態になったときと考えると理解しやすい．
セイフティマネジメント	「リスクマネジメント」と同義の言葉として扱われることもあるが，「リスクマネジメント」が対象であるリスクを前面に出しているのに対し，セイフティマネジメントは目的である安全確保を前面に打ち出している言葉であるといえる．
日本医療機能評価機構	医療機関が質の高い医療サービスを提供していくための支援を行うことを目的に，1995年に設立された財団法人．主たる事業である「病院機能評価事業」では，申請があった医療機関の第三者評価を行う．現在では，この「病院機能評価事業」のほか，「認定病院患者安全推進事業」「医療事故情報収集等事業」「産科医療補償制度運営事業」など，わが国の医療の質向上のための事業を幅広く行っている．
ハインリッヒの法則	ハーバード・ウィリアム・ハインリッヒによって発表された，労働災害の発生確率の法則．1つの重大な事故が起きた背景には29の類似した軽微な事故があり，さらにその背景には300の異常が存在するとした．
ヒヤリ・ハット事例	臨床現場において，患者に直接の被害を及ぼすには至らなかったが，ヒヤリとしたり，ハッとしたりした事例．厚生労働省による『リスクマネージメント作成指針』によれば，ある医療行為が，①患者には実施されなかったが，仮に実施されたとすれば，何らかの被害が予測される場合，②患者には実施されたが，結果的に被害がなく，またその後の観察も不要であった場合等を指す．
ヒューマンエラー	人がおかす間違い・ミスのこと．
フールプルーフ	機器を利用する人が誤った操作をした場合でも，事故につながらないように，機器の設計段階で安全対策を施しておくこと．一方，知識をもっていない人でも操作ができるように設計することも意味する．
フェールセーフ	機械はいつか必ず故障・誤作動する．また，使用者のなかには必ず誤操作をする人がいるということを前提に，機械を設計する安全対策．

メディエーション	医療ADRの方法の一つ．中立的第三者が紛争当事者の間に立ち，当事者同士の対話を促進させる技法と理念．メディエーションを実施する人はメディエーターとよばれる．メディエーターが当事者に解決策を提案したり，対話のゴールを設定・提示したりすることはない．主体はあくまでも当事者であり，それを保ちつつメディエーターは対話を促進させ，当事者双方にとって納得のいく解決策を自律的に得られるように支援する．
4M-4E 方式	医療事故の原因分析と対策立案を行う方法．医療事故を4つの要因〈Man（人間），Machine（物，機械），Media（環境），Management（管理）〉に分けて分析し，さらにそれぞれについて，4つの対策〈Education（教育），Engineering（技術・工学），Enforcement（強化・徹底），Example（規範・事例）〉を立てる．
リスクマネジメント	不確実性や限界を伴う医療には，さまざまなリスクが伴う．そうしたリスクをシステム（組織・しくみ）としてマネジメントし，実際の医療事故に発展しないようにすること．
リスクマネジメントサイクル	リスクマネジメントにも，看護過程などと同様に，①情報の収集，②情報の分析，③対策立案，④対策実施，⑤対策の評価（フィードバック）という問題解決サイクルがある．このなかで行われる具体的内容がリスクマネジメントに特化されたもの．
リスクマネジャー	医療においては，職種・組織横断的に医療安全のために取り組んでいる医療安全管理者のこと．

索　引

ア

アサーション技能　64
アフォーダンス　31
安全行動　37
安全な医療を受ける権利　78
安全の確保　9
RCA　19, 71, 98, 114

イ

1患者1トレー　145, 256
逸脱　36
5つのRight　140, 150
違反　36
医療安全管理　52, 68, 77
医療安全管理委員会　22
医療安全管理室　22, 52, 53
医療安全管理者　11, 20, 22, 70, 72, 73, 265
医療安全支援センター　89
医療安全推進室　5
医療安全推進者　20, 22
医療安全対策加算　11
医療ADR　81, 88, 265
医療過誤　18, 81, 265
医療ガス　193
医療事故　18, 81, 83, 265
医療事故調査制度　7
医療事故防止センター　7, 265
医療訴訟　83
医療の医療提供者依存性　77
医療の患者依存性　77
医療の質確保　7, 10
医療紛争　83
医療法施行規則の改正　5, 7, 11, 18
医療法の改正　79
医療倫理の4原則　77
因果関係図　119
インシデントレポート　65, 104, 133, 266

インフォメーションマネジメント　77
ERM　70

ウ

うっかりミス　39

エ

エンタープライズ・リスクマネジメント　70
ADR　81
ASHRM　70, 71
FMEA　71, 98, 115
NPSEF　69, 73

カ

階層的カリキュラム　69, 73
ガイドライン　23, 64, 65
カテーテル・テーパー規格　223
看護職賠償責任保険　99, 266
看護の倫理　79
患者安全　13
患者安全のための世界共同行動　15
患者誤認防止策　235
患者相談窓口　23
感染性産業廃棄物マーク　244
勘違い　39
管理　76

キ

危険感受性　45
危険ストーリー　239
危険度　51
危険予知訓練　37, 45, 98, 198, 239, 266ä
行政責任　82
業務時間の推定　52

業務フロー　110

ク

クオリティマネジメント　11, 266
クリニカル・ガバナンス　13, 266

ケ

刑事責任　82
KYT　37, 45, 98, 198, 239

コ

5S　140
誤接続防止システム　223
コミュニケーション　85
コミュニケーションエラー　40
コミュニケーション技能　61
コミュニケーションの優先順位　86
コンピテンシー　68
コンフリクトマネジメント　76, 77, 81, 88, 266
根本原因　117, 123
根本原因分析　19, 71, 98, 114
根本原因分析法　266

サ

裁判外紛争解決　81

シ

CRM訓練　45
SHELLモデル　98, 266
事故の隠蔽　117
事故発生時の対応　99
事故報告の義務化　4
指差喚呼　39

事象の連鎖　28，29，237
システムエラー　123
失敗モード影響解析手法　71
"10万人の命を救え"キャンペーン　15
シリンジポンプチェックリスト　205
JCAHO　10，12，14，71，115

ス

スイスチーズモデル　144，267
スキルベースのヒューマンエラー　41，46

セ

セイフティマネジメント　7，267
セルフリスクマネジメント　77

タ

対応マニュアル　23
対策立案　120，132
ダブルチェック　39，122，140，151，246

チ

知識ベースのヒューマンエラー　45，47
注意分割　42
調停　88

テ

データベース化　110
できごと流れ図　117，122
転帰評価システム　12
電子化　65，129
転倒・転落予防対策　187
展望的記憶エラー　38，41

ト

当事者の支援　90

ニ

日本医療機能評価機構　6，21，267
人間工学　30
人間工学的対策　31

ハ

バイオハザードマーク　244
背後要因　28，29，237
ハインリッヒの法則　51，267
ハザード　102
ハザード同定　105

ヒ

非常電源　193
「人は誰でも間違える」　9，10，12，14，21
ヒヤリ・ハット事例　4，267
ヒューマンエラー　30，32，36，38，267
ヒューマンファクターエンジニアリング　190
病院の標準化　12
標準化　129，136
PSA　8

フ

不安全行動　37
フールプルーフ　32，144，267
フェールセーフ　144，224，267
分析手法　114
紛争管理　81
VA-NCPS　14，115，123

ヘ

米国医療の質委員会　9，12，14，15，21

ホ

報告制度　97
本質安全装置　144

マ

マクロショック　192
まず減らすべきリスク　127，133
マニュアル　64，65
マネジメント　76
マネジメント技能　62

ミ

ミクロショック　192
民事手続　81

メ

メディエーション　88，268
メディエーター　90

ユ

輸液ポンプチェックリスト　204

ヨ

4 M- 4 E 方式　98，268

リ

リーダーシップ技能　62
リスク　102
リスク隠蔽度　51
リスク係数　51
リスクテイキング　37，145

リスク点数　51
リスクの把握　50, 97, 102
リスクの分析　98, 114
リスクファイナンス　99
リスクへの対応　99, 126
リスクマネジメント　7, 18, 77, 80, 268
リスクマネジメントガイドライン　9, 96
リスクマネジメントサイクル　96, 268
リスクマネジャー　20, 126, 268

ル

ルールの標準化　135
ルールベースのヒューマンエラー　44, 46

レ

レイバーマネジメント　77

ワ

ワーキンググループ　61

医療安全とリスクマネジメント

編　集	嶋　森　好　子 にん　かず　こ 任　　和　子	平成20年10月1日　初版発行 © 令和元年12月10日　11刷発行
発行者	廣　川　恒　男	
印刷 製本	図書印刷株式会社	

発　行　所　ヌーヴェルヒロカワ

〒102-0083　東京都千代田区麹町3-6-5
電話 03(3237)0221　FAX 03(3237)0223
ホームページ　http://www.nouvelle-h.co.jp

NOUVELLE HIROKAWA
3-6-5, Kojimachi, Chiyoda-ku, Tokyo
ISBN978-4-86174-010-7

エンドオブライフケア看護学
― 基礎と実践 ―

小笠原 知枝 編著

多死社会を迎え重要となるエンドオブライフケアの基礎と実践，その根拠となる理論などを解説．

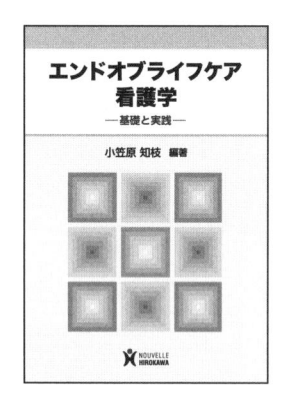

- 2018年12月出版
- B5判，400頁
- 定価（本体3,600円＋税）

ISBN 978-4-86174-074-9

★エンドオブライフケアの現状と課題をあげ，必要な基礎知識，実践の根拠となる理論や尺度，さまざまな事例を掲載しています．

● 「エンドオブライフケア看護学」を構築する必要性を提言し，エンドオブライフケアを多面的に捉え，総合的に学べるように構成しています．

● 第3部では，患者・家族，一般市民，看護職者への教育について述べ，看護基礎教育，大学院教育については具体的な教育内容をあげています．さらにエンドオブライフケア看護学研究のためのシステマティックレビュー，エビデンスの紹介をしています．

主要目次

第1部	エンドオブライフケア看護学の基礎知識
第1章	終末期医療およびケアの現状と課題
第2章	エンドオブライフとエンドオブライフケアの意味
第3章	エンドオブライフケアにおける生命倫理
第4章	患者の権利と意思決定支援
第5章	エンドオブライフの病態的特徴
第6章	エンドオブライフ期にある患者と家族の心理
第7章	エンドオブライフの生活環境
第8章	エンドオブライフケアに活かす諸理論
第2部	エンドオブライフケアにおける看護の実践
第9章	エンドオブライフケアの実際
第10章	臨死期の身体的ケア
第11章	エンドオブライフケアと看護過程
第12章	エンドオブライフケアの事例
第13章	エンドオブライフケアのアウトカム評価
第14章	エンドオブライフケアのアセスメントと評価に使う測定尺度
第3部	エンドオブライフケア看護学の教育と研究
第15章	エンドオブライフケア看護学の教育
第16章	エンドオブライフケアにかかわる看護専門職者の教育カリキュラム
第17章	看護基礎教育と大学院教育におけるエンドオブライフケア看護学の教育カリキュラム
第18章	エンドオブライフケアのシステマティックレビューと概念分析
第19章	エンドオブライフケアのエビデンスの紹介
付録：予後を予測する尺度／用語解説	

看護学・医学書出版
ヌーヴェルヒロカワ

ホームページ　http:// www.nouvelle-h.co.jp
東京都千代田区麹町 3-6-5　〒102-0083
TEL 03-3237-0221（代）　FAX 03-3237-0223